4XF Functional Training Basic

Danksagung

Ich bedanke mich bei meinen Models Annika Peter und Greta Jäger für ihr Engagement beim Fotoshooting.
Außerdem bedanke ich mich im Besonderen bei Gaby Peter für ihre mentale Unterstützung und ihre wertvollen Beiträge zum Thema Ernährung in diesem Buch. Des Weiteren richtet sich mein Dank an Christina Forcinito, Gerald Lechner, Carsten Peckmann, Steffen Giszas für die Unterstützung bei diesem Projekt und den inhaltlichen Austausch.

Der Firma Winshape®

Herzlichen Dank für die Ausstattung der Models mit funktioneller Fitnessbekleidung aus Ihrer Kollektion.
Der Firma TOGU®

Danke für die Ausstattung mit den nötigen Trainingsgeräten.

Nicht zuletzt danke ich dem DTB-Akademie-Team und dem Meyer & Meyer Verlag für die Realisierung des Buchprojekts.

WO SPORT SPASS MACHT

Martin Stengele

4XF FUNCTIONAL TRAINING BASIC

Das Grundlagenbuch für Trainer und Sportler

Mit 140 Übungen & 20 Trainingsplänen

DTB DEUTSCHER TURNER-BUND

Meyer & Meyer Verlag

4XF Functional Training Basic – **Das Grundlagenbuch für Trainer und Sportler**

Bibliografische Information der Deutschen Nationalbibliothek
Die Deutsche Nationalbibliothek verzeichnet diese Publikation in der Deutschen Nationalbibliografie; detaillierte bibliografische Details sind im Internet über <http://dnb.d-nb.de> abrufbar.

Auckland, Beirut, Dubai, Hägendorf, Hongkong, Indianapolis, Kairo, Kapstadt,
Manila, Maidenhead, Neu-Delhi, Singapur, Sydney, Teheran, Wien

Member of the World Sport Publishers' Association (WSPA)

Gesamtherstellung: Print Consult GmbH, München

MIX
Paper from responsible sources
FSC® C084279

ISBN 978-3-8403-7677-1
E-Mail: verlag@m-m-sports.com
www.dersportverlag.de

Inhalt

KAPITEL 1

Kapitel 1

4XF FUNCTIONAL TRAINING BASIC

1.1 4XF Training – die Marke

4XF Functional Training Basic ist ein Grundbestandteil der geschützten Marke „4XF Training" des Deutschen Turner-Bundes (DTB). Die Marke 4XF des DTB steht für den gesamten Bereich des Functional Trainings. In ihr sind die Angebote aus den fünf Bereichen: Functional Training Basic, Core & Stability, CrossTraining, ToughClass und Outdoor FitCamp zusammengefasst. Die DTB-Akademie bietet hierfür Instructor-Weiterbildungen an. Zusätzlich kann nach Absolvierung des Pflichtmoduls Functional Training Basic sowie weiterer Basis- und Aufbaumodule das Zertifikat als 4XF Functional Training Coach (DTB) erworben werden. Die Absolventen entsprechender Weiterbildungen können die 4XF-Marken frei nutzen sowie zur Werbung und Öffentlichkeitsarbeit verwenden. Das 4XF-Konzept versetzt Turn- und Sportvereine oder andere Sportanbieter in die Lage, die Nachfrage nach diesen Angeboten zu bedienen, ohne dabei monatliche Lizenzgebühren zu bezahlen. Nähere Informationen dazu unter **www.dtb.de** und **www.dtb-akademie.de**.

1.2 4XF Functional Training Coach (DTB)

Der *4XF Functional Training Coach* ist eine modulare Zertifikatsausbildung und setzt sich aus Basismodulen und Aufbaumodulen zusammen. Die Ausbildung befähigt Trainer, in unterschiedlichen Bereichen des vielfältigen und umfangreichen Handlungsfeldes „Functional Training" tätig zu werden.

Auf der ersten Ebene der Ausbildung müssen das Pflichtmodul und mindestens 20 Lerneinheiten (LE) mit einem oder mehreren Basismodulen absolviert werden:

- 4XF Instructor Functional Training Basic (Pflichtmodul, 15 LE)
- 4XF Instructor Core & Stability (10 LE)
- 4XF Instructor CrossTraining (20 LE)
- 4XF Instructor ToughClass (10 LE)
- 4XF Instructor Outdoor FitCamp (10 LE)

Nach Absolvierung von 35 LE-Basismodulen können auf der zweiten Ausbildungsebene die Aufbaumodule (je 8 LE) besucht werden:

- Advanced Exercises
- Athletic für Einzelpersonen & Mannschaften
- Screens und Correct Exercises
- Programming

Zur Erlangung des Zertifikats „4XF Functional Training Coach (DTB)" ist die Teilnahme an mindestens zwei Aufbaumodulen Voraussetzung.

Das Zertifikat „4XF Functional Training Coach (DTB)" ist unbegrenzt gültig und muss nicht verlängert werden.

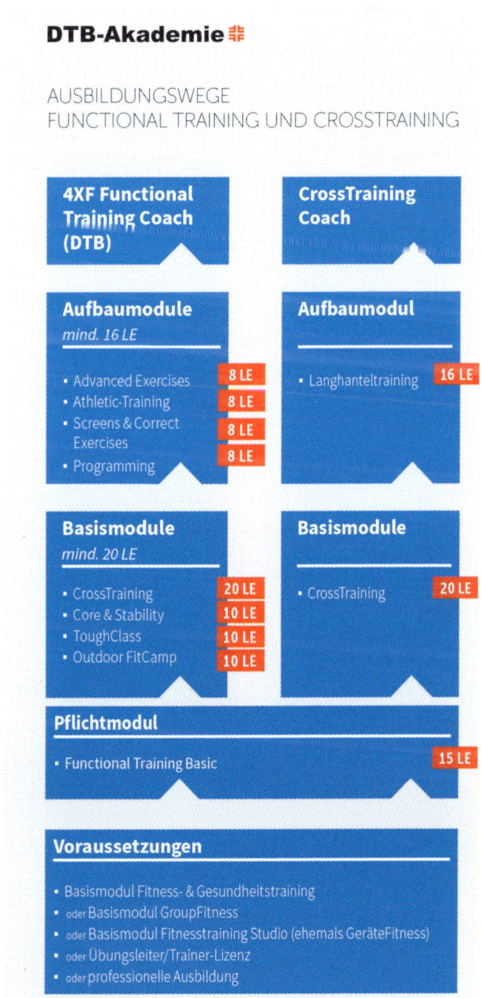

1

KAPITEL 2

Kapitel 2

DAS GRUNDLAGENBUCH FÜR JEDEN FITNESSSPORTLER UND TRAINER

Was genau bedeutet Fitness?

Unter *Fitness* wird im Allgemeinen körperliches und oft auch geistiges Wohlbefinden verstanden. Fitness drückt die Eignung aus, im Alltag leistungsfähig zu sein und Anstrengungen eher standzuhalten. Es beschreibt einen Zustand, der die körperliche Leistungsfähigkeit oder vielmehr die Entwicklung der konditionellen (motorischen und physischen Grundeigenschaften) und koordinativen Fähigkeiten umfasst.

Klassisches Modell der konditionellen und koordinativen Fähigkeiten:

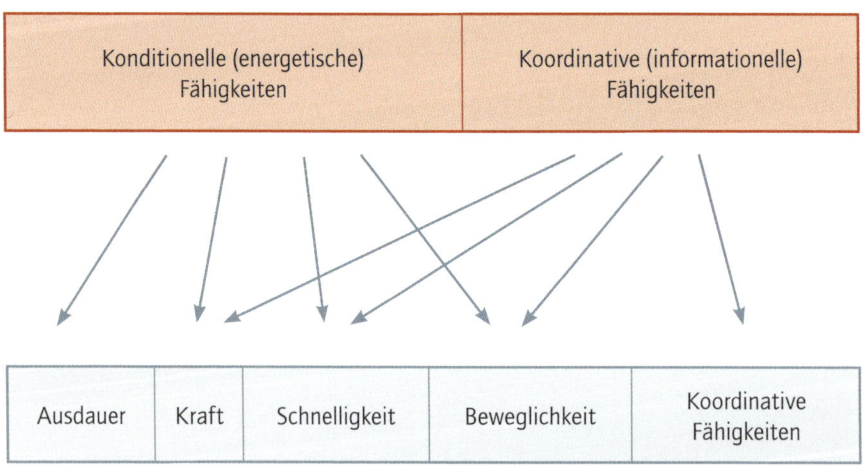

Ein Erklärungsmodell der Fitness nach den körperlichen Fähigkeiten (nach Greg Glassman, in Petrik, M. (2014), S. 10):

Die 10 körperlichen Fähigkeiten

Kardiorespiratorische Ausdauer: Sie bezieht sich auf die Fähigkeit des Athleten, die Arbeit verrichtenden Zellen über längere Zeiträume kontinuierlich mit Sauerstoff zu versorgen.

Ausdauer: Die Fähigkeit des Körpers, Energie herzustellen, zu verteilen, zu speichern und umzusetzen. „Ermüdungswiderstandsfähigkeit!"

Körperkraft/Stärke: Die Fähigkeit, in einer oder mehreren Muskelfasern Kraft zu erzeugen.

Flexibilität/Beweglichkeit: Die Fähigkeit, den physiologischen Bewegungsumfang eines Gelenks vollständig auszunutzen.

Power/Kraft: Die Fähigkeit einer oder mehrerer Muskelfasern, in möglichst kurzer Zeit enorm viel Kraft zu generieren.

Speed/Geschwindigkeit: Die Fähigkeit, die Zeitspanne für eine sich mehrmals wiederholende Bewegung zu verkürzen.

Koordination: Die Fähigkeit, verschiedene, einzelne Teilbewegungen zu einer komplexen, ganzen Bewegung zu verbinden.

Agilität/Gewandtheit: Die Fähigkeit, möglichst schnell zwischen unterschiedlichen Bewegungsmustern hin und her wechseln zu können.

Balance/Gleichgewicht: Die Fähigkeit, den Körperschwerpunkt im Verhältnis zu seiner Auflagefläche und Aufrechterhaltung im Raum zu regulieren.

Präzision: Die Fähigkeit, eine Bewegung zu kontrollieren, sowohl in ihrer Intensität und ihrem Bewegungsumfang als auch im Raum.

2

Functional Fitness verbessert diese körperlichen Fähigkeiten durch eine Übungsauswahl, orientiert an den Grundformen menschlicher Bewegungsformen:

- Kniebeuge (Squat),
- Ausfallschritt (Lunge),
- Kreuzheben (Deadlift),
- Drücken oder Stoßen (Push),
- Ziehen (Pull),
- Drehung (Rotation),
- Gehen und Laufen (Walk/Running),
- einarmiges Tragen (z. B. Farmer's Walk) sowie
- Drehen von der Bauch- in die Rückenlage und wieder zurück.

Wussten Sie, dass körperliche Aktivität unsere Gefühle und Gedanken positiv beeinflussen kann?

Die durch Bewegung unserer Muskeln entsandten biochemischen Botenstoffe (Myokine) wirken nicht nur auf die menschliche Physis, sondern auch auf das Erbgut, steigern die Wirksamkeit des Immunsystems, fördern die Leber zur Verwertung von Zuckern, helfen, Fettdepots abzubauen, vermindern Arterienverkalkung, regen die Verdauung an und fördern das Wachstum von Knochengewebe. Vor allem aber steigert körperliche Aktivität die Lebensqualität – und somit auch den Geist.

Denn wer Sport treibt, beflügelt geradezu die eigenen Kräfte seines Verstandes und stärkt seine Psyche. Die ausgeschütteten Botenstoffe setzen in unserem Denkorgan die Produktion einer Substanz in Gang, die das Wachstum der Synapsen (dem Bindeglied zwischen den einzelnen Gehirnzellen) anregt. Es reicht aus, sich dreimal pro Woche für jeweils 30 Minuten sportlich zu betätigen, um die Botenstoffproduktion anzukurbeln und damit die eigenen geistigen Leistungen zu verbessern. Wer also seinen Körper mittels regelmäßigen Trainings ausreichend beschäftigt, der tut nicht nur seinem Körper rundum Gutes, sondern bleibt auch dort beweglich und fit, wo es vielleicht am wichtigsten ist: im Kopf.

Darüber hinaus geht es aber auch um psychische und soziale Komponenten, Gesundheit und Wohlbefinden. „Richtig fit" hält sich oder wird der Mensch, indem er regelmäßig, korrekt sowie mit Maß und Spaß Sport treibt.

Aus dem Bericht *Global health risks – mortality and burden of disease attributable to selected major risks* der Weltgesundheitsorganisation (WHO) aus dem Jahr 2009 geht hervor, dass Bewegung mittlerweile zu einem der wichtigsten globalen Einflussfaktoren für die Reduktion nicht übertragbarer Erkrankungen, wie z. B. Herz-Kreislauf-Erkrankungen, Diabetes Typ 2, Depression und Krebserkrankungen, geworden ist.

Die WHO empfiehlt jedem erwachsenen Menschen, unabhängig von Alter, Geschlecht und Herkunft, mindestens 150 Minuten moderates Training pro Woche. Bevorzugt auf 3-5 Tage aufgeteilt oder 75 Minuten intensives Training, jeweils auf 3-4 Einheiten verteilt. Dazu kommen zwei Blöcke pro Woche mit Krafttraining plus regelmäßige Beweglichkeitsübungen. Idealerweise sollte die Aktivität auf möglichst viele Tage der Woche verteilt werden. Allerdings sollte jede Einheit mindestens 10 Minuten am Stück dauern.

KAPITEL 3

Kapitel 3

FÜR DEN FITNESSSPORTLER: SICH BESSER UND EFFEKTIVER BEWEGEN

Sobald wir über eine sportliche Aktivität nachdenken, verbinden wir damit den Begriff der *Bewegung*. Tanzen, springen, wandern, schwimmen – der Mensch ist dafür gemacht, sich viel zu bewegen. Schließlich wird er dafür belohnt – mit guter Laune und neuer Kraft für Körper und Seele. Bewegung macht fröhlich – vor allem in der Gemeinschaft. Hält die körperliche Aktivität länger an, bildet der Körper sogenannte *Endorphine*, morphinähnliche Botenstoffe, die die Stimmung heben. Menschen, die gemeinsam mit anderen aktiv sind, können besonders von diesem Effekt profitieren.

3.1 Bewegung – wie unsere Muskulatur für die Gesundheit arbeitet

Steckbrief Muskulatur – „Musculus":

- Sie ist von der Masse her das größte Organ des menschlichen Körpers.
- Sie nimmt ein Drittel der Gesamtkörpermasse ein.
- Sie macht 40-50 % des Körpergewichts aus, bei gut trainierten Menschen kann die Muskulatur bis zu 65 % des gesamten Körpergewichts erreichen.
- Sie besitzt mehr als 640 Skelettmuskeln in den unterschiedlichsten Größen, Formen und in ihrer Faserarchitektur.

Eine ausgeprägte Muskulatur ist nicht nur dazu da, uns muskulös aussehen zu lassen, sie übernimmt in unserem Organismus viele wichtige Funktionen und Rollen. Diese werden von uns unbemerkt erledigt und gehen weit über die reine Bewegung hinaus. Dabei erfüllt das Organ „Muskel" seine Pflichten für uns äußerst effizient und das tagtäglich (24/7):

- Die Muskulatur bestimmt unsere Haltung und unser Aussehen.
- Die Muskulatur ermöglicht es uns, dass wir uns bewegen können.
- Die Muskulatur sorgt für die notwendige Wärme-Homöostase.
- Die Muskulatur ist eine riesige Stoffwechselküche.
- Die Muskulatur verbrennt Nährstoffe und erzeugt somit die notwendige Energie für sämtliche Bewegungen.
- Die Muskulatur produziert Botenstoffe.
- Die Muskulatur reguliert die Gehirnfunktion.
- Die Muskulatur fördert die Immunabwehr.
- Die Muskulatur schützt die inneren Organe vor Verletzungen.

Schon zwei kurze Trainingseinheiten pro Woche genügen, um dem altersbedingten Muskelabbau entgegenzuwirken und den Körper in Form zu halten.

3.2 Das muskuläre System

Etwa 220 gelenkige Verbindungen des menschlichen Skeletts werden durch unsere Muskeln bewegt. Die Skelettmuskulatur agiert niemals allein, sondern in einem Team, das exakt aufeinander abgestimmt sein muss. Lediglich das komplexe Zusammenarbeiten mehrerer Muskeln ermöglicht uns die Ausführung einer sinnvollen Bewegung. Muskeln sind somit nicht nur „Beweger", sondern mit all ihren Vernetzungen ein Garant für unsere körperlichen Leistungen und unser Wohlergehen. Es existiert ein wichtiger Zusammenhang zwischen Muskeltraining und unserer Gesundheit. Durch eine muskuläre Beanspruchung (körperliche Bewegung) werden positive Empfindungen ausgelöst. Die arbeitende Muskulatur setzt Wirkstoffe frei, die gesundheitlich positiv auf den ganzen Körper, seinen Stoffwechsel, seine Gefäße und andere Organe wirken.

Die Skelettmuskulatur produziert und sekretiert bei jeder Kontraktion Proteine, die hormonähnliche Wirkungen in unserem menschlichen Organismus entfalten. Darunter sind allein Hunderte hormonähnliche Stoffe, die auf verschiedenste Weise in den Körper eingreifen. Sie steigern unter anderem die Wirksamkeit des Immunsystems, fördern in der Leber die Verwertung von Zucker, helfen, Fettdepots abzubauen, vermindern Entzündungsreaktionen sowie Arterienverkalkung und fördern das Wachstum von Knochengewebe. Selbst auf unser Gehirn wirken sich die einzelnen Kontraktionen unserer Muskeln aus. Bei sämtlichen muskulären Aktionen wird ein Füllhorn von Botenstoffen ausgeschüttet. Diese Botenstoffe setzen im Denkorgan die Produktion einer Substanz in Gang, die das Wachstum von Synapsen anregt. Bewegung könnte man als eine Art „Schutzfaktor" mit positiven Auswirkungen auf viele Organe ansehen.

3.2.1 Die Arbeitsweisen unserer Muskulatur

Unsere Muskeln arbeiten nach verschiedenen Muskelaktionsformen. Neben *statischen* (ohne Bewegung) und *dynamischen* (mit Bewegung) Aktionsformen lassen sich diese noch detaillierter unterscheiden. Eine erweiterte Differenzierung findet sich bei der dynamischen Muskelaktionsform insofern, dass in die *konzentrische* (Muskelursprung und -ansatz nähern sich an) und *exzentrische* (Muskelursprung und -ansatz entfernt sich) Muskelaktionsform unterschieden werden kann. Ein typisches Beispiel für die konzentrische Arbeitsweise der Muskulatur findet sich im Alltag: Wenn Sie auf der Fahrt nach Hause die Treppenstufen der U-Bahn hinaufgehen, wirken die entsprechenden Muskeln der Schwerkraft entgegen. Sie ziehen sich zusammen und kontrahieren somit → konzentrisch! Ein Beispiel für die exzentrische Arbeitsweise: Auf Ihrem morgendlichen Weg zur Arbeit sind Sie die gewohnte Treppe abwärts zur Bahn gegangen. Nun sind zwar dieselben Muskeln daran beteiligt, mit einem kleinen, aber feinen Unterschied allerdings. Um auf der nächsten Stufe sanft aufsetzen zu können, muss das ganze Körpergewicht entgegen der Schwerkraft langsam und dosiert abgebremst werden → exzentrisch! Wer einmal auf einer größeren Bergtour talwärts unterwegs war, weiß ganz genau, was das für die Muskulatur bedeutet! Diese Arbeitsweise, Schritt für Schritt gegen die Schwerkraft zu agieren, verlangt dem Muskel die größtmögliche Anstrengung ab. Der Vorteil daraus ist für Sie eine Steigerung der Kraftqualität und -quantität. So werden Ihre Muskeln nicht nur wachsen, sondern auch *„getunt"* und Ihre Leistungsfähigkeit wird enorm verbessert.

WISSENSBOX – MUSKULATUR

Motorische Einheiten: Die Nerven und die Muskeln bilden eine Einheit. Bei jeglicher Art von Krafttraining wird die Muskulatur, sowohl bei willkürlichen als auch bei unwillkürlichen Bewegungen oder auch bei Reflexen, über Nervenzellen aktiviert. Die jeweils zusammengehörigen Nerven- und Muskelzellen werden als *motorische Einheit* bezeichnet. Eine motorische Einheit umfasst ein einzelnes Motoneuron mitsamt allen von diesem innervierten Muskelfasern und stellt so die kleinste funktionelle Einheit dar.

Kleine motorische Einheiten haben rund 100-300 Muskelfasern und erlauben eine feine Kraftabstufung.

Große motorische Einheiten fassen bis zu 2.000 Muskelfasern zusammen und sind für die Abstufung grober Kraft geeignet (z. B. Musculus quadriceps femoris).

3.2.2 Die Muskulatur und ihre Faser-„Typen"

Wir befassen uns im Zusammenhang mit dem körperlichen Training mit der Skelettmuskulatur, ebenso bekannt unter dem Begriff *quer gestreifte Muskulatur.* So unterschiedlich unser Alltag auch geprägt ist, für jede Bewegung hat unser Körper die dazu passende Muskelfaser parat. Wuchten wir unsere Winterreifen in den Kofferraum, sprinten wir zur bereits abfahrbereiten U-Bahn, schlendern wir stundenlang durch eine Metropole Europas oder versuchen wir, eine Halskette hinter unserem Rücken einzufädeln: Für jede dieser differenzierten Aufgaben gibt es die passende Lösung mit einer dafür geeigneten Muskelfaser. Der Vorteil für uns: Wir können diese Muskeln beeinflussen – und mit unserem Körpergewicht trainieren.

Basierend auf ihrer Kontraktionsgeschwindigkeit, wird in der Sportwissenschaft üblicherweise in langsam kontrahierende Muskelfasern, *Typ-1-Fasern* (*Slow-Twitch*; ST), und schnell kontrahierende Muskelfasern, *Typ-2-Fasern* (*Fast-Twitch*; FT), unterschieden. Des Weiteren gibt es noch Zwitterfasern, die auch als Hybridfasern (FTO) bezeichnet werden. Die Einteilung in langsame und schnell zuckende Muskelfasertypen hat für das Training eine praktische Bedeutung, zumal die jeweiligen Muskelfasertypen über unterschiedliche Stoffwechsel verfügen und durch spezielle Trainingsmethoden gezielt angesprochen werden können.

„Weiße" Muskelfasern (FT) für mehr Power und Schnelligkeit

Optisch betrachtet, erscheint die Muskelfaserfärbung weiß, aufgrund ihres geringeren Anteils an Myoglobin. Die Muskeln der FT-Fasern werden nicht so gut durchblutet wie die ST-Fasern, somit ist die Versorgung mit wichtigen Nährstoffen und Sauerstoff reduziert. Der geringere Anteil an Sauerstoff im Muskel führt zu einem eher glykolytischen Stoffwechsel. Dies führt unweigerlich zu einer schnelleren Ermüdung. Die FT-Fasern imponieren durch ihren Reichtum an energiereichen Phosphaten und glykolytischen Enzymen für den anaeroben Stoffwechsel. Sie können enorme Kräfte entwickeln, allerdings nur für eine sehr begrenzte Zeit. Nehmen wir einmal an, Sie wollen noch die nächste S-Bahn erreichen oder beim Umzug von Freunden den neuen Herd schleppen. Dann werden genau diese weißen Muskelfasern/Muskulatur aktiviert. Genauso wie bei blitzschnellen Reaktionen, etwa beim Auffangen einer heruntergestoßenen Vase oder beim Ausgleichen eines Stolperns.

Diese Fähigkeit wird den FT-Fasern mittels schnell leitender Bahnen (Innervation) ermöglicht. Im Vergleich dazu steht den ST-Fasern nur eine langsam leitende Nervenbahn zur Verfügung. Allein ein gezieltes Muskeltraining ermöglicht es uns, die weißen Muskelfasern zu einer Hypertrophie in radialer und longitudinaler Richtung anzuregen. Nur auf diese Weise gelingt es uns, sie für höhere Belastungen im Alltag, in der Freizeit oder im Sport vorzubereiten. Das erreichen Sie, indem Sie die Muskulatur bewusst intensiven (mindestens 70 % F_{max}) Belastungen aussetzen (wie etwa beim Krafttraining oder dem Turnen), und zwar so gewaltig, dass Sie ein „Brennen" spüren. Unter dem Mikroskop betrachtet, würden in der Eiweißstruktur der Muskeln nun winzig kleine Risse zu erkennen sein. Sobald Ihr Körper diese Risse wieder repariert, benötigt er dazu Eiweiß aus der Nahrung. Dies erledigt er bevorzugt nachts.

WISSENSBOX ERNÄHRUNG

Eiweißshake – ja oder nein?

Letztendlich muss dies jeder für sich entscheiden. Proteine sind eine wichtige Grundlage für das Wachstum und die Entwicklung der Organe und des Gewebes.

Die Hauptfunktion liegt mehr im Anabolismus (Baustoffwechsel) als im Katabolismus (Energiestoffwechsel). 10-15 % der aufgenommenen Nahrung besteht aus Proteinen. Der tägliche Bedarf beträgt bei Breitensportlern 0,8-1,0 g/kg (Körpergewicht), bei Leistungssportlern Maximal 2 g/kg (Körpergewicht). Diese Werte werden bei einer ausgewogenen Ernährung erreicht. Selbst Kraftsportler benötigen keine größeren Mengen an Proteinen (zu viel tierisches Protein macht die Muskulatur „härter" und verletzungsanfälliger).

Achtung: Eine erhöhte Zufuhr von Proteinen kann zu einer Beeinträchtigung der Nieren führen!

Gute Eiweißlieferanten sind fettarme Milch und Milchprodukte, Hülsenfrüchte, Eier, fettarmes Fleisch, Fisch, Soja.

Werden pflanzliche Proteine mit tierischen Proteinen kombiniert, erhöht sich die Gesamtproteinqualität (z. B. Chili con Carne). Je höher die Qualität, desto besser kann der Organismus Proteine aus der Ernährung abbauen. Der erhebliche Eiweißbedarf von Kraftathleten gründet sich nicht auf einer erhöhten Energienutzung von Proteinen, sondern auf den Aufbau der weißen Muskelfasern.

Studien zeigen, dass es durch die Eiweißaufnahme von über 2,0 g/kg Körpergewicht zu keiner weiteren Unterstützung des Muskelzuwachses kommt. Somit ist keine Leistungsverbesserung zu erwarten.

Empfehlungen für den Muskelaufbau:

- **Wahl der richtigen Belastungsintensität.**
- **Ein zu hartes Training wirkt sich negativ auf den Stoffwechsel aus.**
- **Eine Trainingspause zwischen intensiven Trainingseinheiten einlegen.**
- **Das Krafttraining mit Eiweiß- und Kohlenhydrataufnahme zeitlich kombinieren.**

Unser Organismus ist ein ausgeklügeltes System und optimal ausgerichtet, um sich jeder neuen Herausforderung stets anzupassen. Denn nach so einer vorübergehenden „Überbelastung" reagiert der Muskel unmittelbar darauf, indem er ein paar Eiweißmoleküle mehr als nötig einbaut. Auf diese Weise bereitet er sich darauf vor, künftig noch größeren Belastungen standzuhalten.

Genau dieses Mehr an Proteinen führt zu einem Muskelwachstum, das wir durch gezielte Übungen erreichen wollen. Obwohl im Inneren eines Muskels bereits viel passiert, wird es dennoch einige Wochen dauern, bis ein Wachstum so richtig sichtbar wird. Die weißen Fasern sind zwar keineswegs eitel, fordert man sie aber nicht durch hohe oder gar intensive Beanspruchungen heraus, überlassen sie die Arbeit bei geringeren Belastungen gelassen anderen Muskelfasern und „chillen" weiter. Werden die weißen Fasern jedoch mit starken Belastungen und schnellen Bewegungen „gedopt", entwickeln sie sich rasch zu wahren Formel-1-Muskeln. Denn mehr und aktivere weiße Muskelfasern bedeuten auch mehr Power für die Muskeln.

„Rote" Muskelfasern (ST) für die Ausdauer

Aufgrund ihres hohen Gehalts an Myoglobin erscheint die Muskelfaserfärbung, optisch betrachtet, rot. Im direkten Vergleich mit den weißen Fasern sind die roten Muskelfasern viel besser mit Nährstoffen versorgt. Dies ist besonders wichtig für jegliche Art von Ausdauer, mit deutlich mehr Sauerstoff versorgt zu werden. Ein wichtiger Faktor für den aeroben Stoffwechsel der ST-Fasern ist ihr großes Potenzial an Glykogen und viele spezielle Enzyme für den oxidativen Stoffwechsel. Verantwortlich hierfür ist die gute Durchblutung der Muskeln. Gerade bei filigranen und lang andauernden Arbeiten, wie beim Streichen einer Wohnung oder dem Aufbau eines neuen Schranks oder anderen Tätigkeiten, für die keine große Kraft nötig ist.

Die sogenannten *roten Muskelfasern* ziehen sich langsam zusammen, daher kommt auch ihre Bezeichnung Slow-Twitch-Fasern. Ihre eher langsame Art, sich zu kontrahieren, macht sie somit ungeeignet, um hohe Kräfte zu entfalten oder gar schnell auf etwas reagieren zu können. Kein Grund, ihre Fähigkeiten zu unterschätzen, denn genau diese Kategorie der Muskeln bewältigt den überwiegenden Teil unseres Alltags.

Durch funktionelles Training können Sie die Kraftausdauer und die intermuskuläre Koordination der großen Muskelgruppen verbessern, und zwar vor allem am Rumpf und an den Beinen. Werden die roten Fasern dadurch noch besser als bisher mit Sauerstoff und Nährstoffen versorgt, ermüden sie später. Das setzt aber voraus, dass die Blutversorgung nicht wegen einer erhöhten Muskelspannung (Tonus) gedrosselt wird. Wie Ihnen das gelingt? Mit vielen Wiederholungen bei niedriger Intensität. Ein schöner Nebeneffekt – Sie verbrennen beim Kraftausdauertraining eine Menge Energie und können dadurch abnehmen (vorausgesetzt, Sie essen nicht mehr als vorher).

Die Hybridfasern (FTO)

Der dritte Muskelfasertyp ist der Intermediärtyp (FTO), der in seinen Eigenschaften zwischen Slow-Twitch- (ST) und Fast-Twitch-Muskelfasern angesiedelt ist. Die *Hybridfasern* besitzen eine größere Ausdauer als die weißen Fasern, weil sich in ihnen mehr Mitochondrien befinden.

WISSENSBOX MUSKULATUR

MITOCHONDRIEN

Mitochondrien liegen zwischen den Myofibrillen und sind die winzigen Kraftwerke, die die Energie für alle Aufbauprozesse sowie sämtliche Muskelkontraktionen im Körper bereitstellen.

Viel spricht dafür, dass der Anteil der verschiedenen Muskelfasertypen erblich vorgegeben ist. Der amerikanische Springer und Sprinter Carl Lewis soll 90 % FT-Fasern gehabt haben. Vor allem Hybridfasern, die den weißen Muskelfasern physiologisch näherstehen, können sich sehr schnell und einfach je nach Ausrichtung des Trainings und des Trainingsreizes zu weißen oder roten Muskelfasern entwickeln.

Tab. 1: Prozentualer Anteil der Typ-I-(ST) und Typ-II-(FT)-Fasern im Muskel „M. gastrocnemius" bei Männern

Athleten	Muskel	% Typ I (ST)	% Typ II (FT)
Sprinter	M. gastrocnemius	24	76
Langstreckenläufer	M. gastrocnemius	79	21
Gewichtheber	M. gastrocnemius	44	56
Nichtsportler	M. gastrocnemius	47	53

So viel steht fest: Wer seine Muskeln nicht benutzt, der verliert sie.

WISSENSBOX MUSKULATUR

Muskeln machen fast die Hälfte unseres Körpergewichts aus, bei den meisten Bewegungen sind mehrere von ihnen zugleich aktiv.

Kraft entfaltet ein Muskel dadurch, dass in seinem Inneren unzählige Molekülfäden ineinandergleiten und den Muskel damit verkürzen.

Muskeln senden molekulare Botenstoffe an viele Organe (sowie an andere Muskeln) – daher sorgt, wer Kraftsport betreibt, für zusätzliche Veränderungen im ganzen Körper.

Der Leistungszuwachs, der sich durch Training erzielen lässt, hängt maßgeblich von genetischen Faktoren ab.

3.2.3 Einflussfaktoren auf die Hypertrophie

Unter einer *Hypertrophie* eines Muskels versteht man ein vermehrtes Wachstum, welches durch Dickenwachstum der Muskelfaser hervorgerufen wird. Besonders die FT-Fasern weisen unter intensivem Krafttraining eine Hypertrophie (Muskelzuwachs) auf.

Die inter- und intramuskuläre Koordination

Positive Effekte im Krafttraining sind überwiegend zurückzuführen auf eine verbesserte *inter-* und *intramuskuläre Koordination*. Zur Verbesserung der muskulären Koordination bedarf es einem optimal abgestimmten Zusammenspiel sämtlicher Muskeln, die für eine Bewegung benötigt werden – etwa wie bei Betty Heidler (Hammerwerferin – deutscher Rekord in Halle/Saale am 21.05.2011 mit 79,42 m). 3

Bei einem funktionellen Training liegt der Schwerpunkt auf der Verbesserung der Zusammenarbeit der Muskeln untereinander. Beim Werfen eines Medizinballs, beim Bewegen von ein paar TOGU Brasils®, beim Ausführen eines Burpees oder gar beim „Köpfen" des Frühstückseis muss der Krafteinsatz in der zeitlichen Abfolge optimal abgestimmt sein.

Fasziniert betrachten wir z. B. im Fernsehen die sehr harmonisch ineinanderfließenden Bewegungen bei Tänzern oder beim Golf den Abschlag mit dem Driver. Diese sportlichen Leistungen können nur abgerufen werden, wenn alle einzelnen Muskeln in ihrer Arbeit und Leistung optimal aufeinander abgestimmt sind. Nur so ist es uns möglich, z. B. hohe oder weite Sprünge bei verhältnismäßig geringem Kraftaufwand zu vollbringen. Gelingt es uns, Muskeln, die nicht unmittelbar für eine Bewegung benötigt werden, „abzuschalten", können wir die somit eingesparte Energie direkt für die eigentlichen Akteure verwenden. Das macht uns dadurch leistungsfähiger!

Intermuskulare Koordination

So wird die Zusammenarbeit mehrerer Muskeln bei einer Bewegung bezeichnet. Eine Verbesserung der *intermuskulären Koordination* ist zurückzuführen auf eine verbesserte Zusammenarbeit zwischen Agonisten, Synergisten und dem jeweiligen Antagonisten.

Intramuskuläre Koordination

Sie bezeichnet das Zusammenspiel der Muskelfasern innerhalb eines Muskels. Eine Verbesserung der *intramuskulären Koordination* wird durch drei Mechanismen bewirkt.

WISSENSBOX MUSKULATUR

Grundverständnis der Muskelkoordination am symbolischen Beispiel eines Achters (8+ Ruderboot):

Wenn es den acht Ruderern gelingt, die rechte und linke Seite so synchron wie möglich zu bewegen, wird das Boot exakt geradlinig im Wasser laufen – vergleichbar mit der intermuskulären Koordination.

Sobald es den Ruderern gelingt, ihre 16 Ruderblätter für die anstehende Ruderbewegung zu rekrutieren (Rekrutierung) und alle die identische Ruderfrequenz (Frequenzierung) erlangt haben, dabei im Wasser sämtliche „Blätter" absolut synchron (Synchronisation) miteinander arbeiten, dann wird die aufgewendete Energie auf einen Punkt gebracht. Dies bewirkt somit die größtmögliche Kraftentfaltung – vergleichbar mit der intramuskulären Koordination.

Der Mechanismus – Rekrutierung

Bei einer willkürlichen Muskelkontraktion werden zunächst nicht alle Fasern eines Muskels aktiviert. Bei geringer Kraftanforderung werden zuerst die kleinsten motorischen Einheiten mit einer niedrigen Rekrutierungsschwelle aktiviert (ST-Fasertyp), die durch den aeroben Stoffwechsel besonders ökonomisch arbeiten. Je mehr Kräfte für eine Bewegung aufgebracht werden müssen, desto intensiver werden die Signale, die das zentrale Nervensystem (ZNS) aussendet, und desto mehr motorische Einheiten werden zugeschaltet. Diesen Vorgang nennt man eine *zunehmende Re-*

krutierung der motorischen Einheiten, bekannt auch als *Größenordnungsprinzip*. Erst bei über ca. 70-90 % der Maximalkraft werden die größten motorischen Einheiten (FT-Fasern) aktiviert. Sie leisten zwar den höchsten Kraftbeitrag, verbrauchen zur Krafterzeugung aber auch sehr viel Energie und arbeiten sehr unökonomisch.

Der Mechanismus – Frequenzierung

Unter dem Begriff *Frequenzierung* ist die Anzahl der Nervenimpulse pro Sekunde, die die motorischen Einheiten aktivieren, gemeint. Mit der Frequenzierung gelingt es dem ZNS, in enger Abstimmung mit dem Mechanismus der Rekrutierung, die benötigte Muskelkraft noch präziser abzustufen. Nehmen wir noch einmal den Achter zum Vergleich: Dem Steuermann ist es zwar gelungen, alle acht Ruderpaare in einem Rennen zu aktivieren (Rekrutierung), möchte er jedoch die Kraft bzw. die Geschwindigkeit weiter steigern, bleibt ihm als nächster Schritt noch die Möglichkeit, die „Ruder"-Schlagzahl (Frequenzierung) weiter zu erhöhen.

Der Mechanismus – Synchronisation

Befindet sich ein Muskel im Ruhezustand oder muss er nur einen geringen Kraftaufwand leisten, werden die motorischen Einheiten abwechselnd eingesetzt. Die eine arbeitet, während die andere pausiert. Bei einem maximalen Krafteinsatz wird diese abwechselnde Reihenfolge unterbrochen und kurzfristig werden vermehrt motorische Einheiten dazugeschaltet. Dieser Vorgang wird als *Synchronisation* bezeichnet.

Setzen wir uns gedanklich noch einmal in unseren bewährten Achter. Nachdem der Steuermann alle Ruderer aktiviert (Rekrutierung) hat und die sogenannte *Schlagzahl* (Frequenzierung) merklich erhöhen konnte, gibt er einen deutlichen Takt vor. So können nun sämtliche Ruderblätter synchron *(Synchronisation)* durchs Wasser gezogen werden. Durch diese optimierte Synchronisation kommt es zu einem besser koordinierten und höheren Krafteinsatz. Insbesondere für eine explosive Kraftentwicklung, wie etwa beim Start oder auch beim finalen Einlauf der Ruderer, ist dies von großer Bedeutung. 3

WISSENSBOX MUSKULATUR

Durch Kraftanforderungen, u. a. durch ein adäquates Krafttraining, wird die Muskelmasse erhalten oder erhöht; durch Inaktivität nimmt die Muskelmasse ab!

3.3 Die unterschätzte Dimension: Faszien

Eine Art Füllmasse ohne höhere Funktion – so wurde noch bis vor Kurzem von vielen Wissenschaftlern das menschliche Bindegewebe (*Faszien*, von lat. Fascial – Band) eingestuft. Gerade diese winzigen Fasern übernehmen viele wichtige Aufgaben in unserem gesamten Organismus.

Die Faszien stützen – fast unsichtbar – unseren Körper, schützen die inneren Organe, leiten die Kraft der Muskeln auf die Knochen, speichern Wasser, Fett und Nährstoffe, dienen der Immunabwehr und lassen Wunden heilen. Wie ein Korsett umgibt das Bindegewebe sämtliche Muskeln und Organe. Zum Bindegewebe zählen auch Bänder, Kapseln und Sehnen. Erst dessen Fasern verleihen unserem Körper seine Form – und ermöglichen es, etwa bei einem Burpee, dass sich unsere inneren Organe anschließend noch am rechten Platz wiederfinden und der gesamte Leib unter Spannung bleibt.

WISSENSBOX – FASZIEN

Faszien ziehen durch den gesamten Körper, durch die Faszien ist alles mit allem verbunden. Diese myofaszialen Strukturen verlaufen in anatomischen Bahnen durch den ganzen Körper. Einige der längsten Bahnen erstrecken sich im wahrsten Sinn des Wortes von Kopf bis Fuß.

3.3.1 Die Kraft der filigranen Fasern

Laut dem Wissenschaftler Dr. Robert Schleip besitzen die Faszien aktive Strukturen, die sich zusammenziehen (kontrahieren) können. Richtig trainiert, stärkt es langfristig unsere Gesundheit und vermag sogar chronische Schmerzen zu lindern – nicht nur im Rücken. Das Bindegewebe ist das größte Sinnesorgan – sozusagen der sechste Sinn unseres Körpers. Es ist verantwortlich dafür, dass wir unsere Beine, Arme und Hände koordiniert und zielgenau zu bewegen vermögen.

Wer leicht hüpft (beim Tanzen oder auf dem Trampolin) oder seinen Oberkörper schwingen lässt, fördert die Elastizität der Sehnen und Muskelfasern. Beim Dehnen sollte man möglichst ganze Faszienzugbahnen (Muskelketten) dehnen, etwa entlang des Rückens (der Thorakolumbalfaszie) oder der Körperseiten. Das Bindegewebe ist trainierbar und „wächst" langfristig – dies kann jedoch bis zu sechs Monaten oder länger dauern – mit seinen Aufgaben! Das Ziel der Faszienübungen sollte sein, sich wiegen, biegen und beugen zu können wie der Baum im Wind! Aus diesem Grund sollten Sie Ihre Muskeln immer ganzheitlich und mehrdimensional trainieren.

3.3.2 Wenn Faszien zum „Störfaktor" werden

Unsere Faszien sind sprichwörtlich hochsensibel – im Besonderen die tiefen Schichten –, denn im direkten Vergleich zum reinen Muskelgewebe ist die Anzahl der in den Faszien liegenden Rezeptoren etwa 10-mal höher. Je mehr solcher Rezeptoren vorhanden sind, die sich ihrerseits auf die unterschiedlichsten „Fachgebiete" – Bewegung, Schwingungen, Druck, Schmerzen, chemische und thermische Veränderungen – spezialisiert haben, desto leichter können wir solche Einflüsse erfassen.

Doch gerade, weil so viele empfindliche Sensoren die Faszien durchziehen, können die einzelnen Faserstränge uns auch Unannehmlichkeiten bereiten. So führen Fehlhaltungen im Alltag – ein überstreckter Hals beim Squat, ein leichter Buckel bei der Arbeit vor dem PC oder beim Schreiben einer WhatsApp®-Nachricht am Smartphone – dazu, dass die Faszien verfilzen wie die Wollfäden eines zu heiß gewaschenen Wollpullovers. Somit verlieren sie ihre Geschmeidigkeit und Elastizität. Diese Prozesse beginnen bereits nach ca. 20 Minuten! Fast jeder kennt die Steifheit, wenn man länger in einer Position gesessen hat. Mehr noch: Selbst psychischer Druck scheint sich auf die Faszien auszuwirken.

So fanden Forscher heraus, dass Stresshormone sie dazu bringen, sich zusammenzuziehen und zu verhärten. Wer sich nicht bewegt, tut seinem Bindegewebe ebenfalls nichts Gutes. Am wichtigsten ist die regelmäßige Bewegung, wodurch die Regeneration der Faszien gefördert wird. Spezifisches Faszientraining kann eine höhere Leistungsfähigkeit des Körpers (Kraftübertragung, Bereitstellung von Kraft), einen schnelleren Heilungsprozess und einen besseren präventiven Schutz des Körpers (Gelenke und Organe) bewirken. Das Faszientraining zahlt sich eher langfristig aus.

Fazit: Übungen für die Faszien sollten das gewohnte Workoutprogramm nicht ersetzen, sondern ergänzen. Die Erkenntnisse im Bereich der Faszienforschung zeigen uns vor allem eines: Der menschliche Körper ist ein komplexes Wunderwerk. Trainer müssen ganzheitlich denken und Zusammenhänge nachvollziehen.

KAPITEL 4

Kapitel 4

DIE BASICS DES FUNCTIONAL TRAININGS

Functional Training ist heutzutage ein fester Bestandteil der aktuellen Trainingslehre. Funktionelles Training zielt darauf ab, das jeweilige Leistungsniveau des Sportlers zu steigern. Grundlagen dafür sind die wissenschaftlich neuesten Erkenntnisse aus den Fachgebieten der Sport- und Trainingswissenschaft. Functional Training wird zu einer Trainingsmethode der Zukunft und im Bereich der Leistungssteigerung Bestandteil des *State of the Art* werden. Sie dient dazu, die momentan vorhandene Leistung des einzelnen Sportlers stets zu verbessern. Nicht die rohe Muskelkraft steht hierbei im Vordergrund, sondern die bestmögliche funktionelle Kraftentfaltung. Beim Functional Training wird unter anderem sehr viel Wert auf ein Training des Rumpfs bzw. des Körperkerns gelegt. Der Körperkern, sprich unsere Rumpfmuskulatur, die gerne auch nur als „Core" bezeichnet wird, nimmt bei fast allen Bewegungen eine tragende Schlüsselrolle ein. Wir benötigen eine qualitativ starke Rumpf- und Hüftmuskulatur, um entstehende Kräfte möglichst effektiv auf die Gliedmaßen übertragen zu können. Functional Training ist ein ganzheitliches, umfassendes Trainingsprogramm für alle Sportarten und jedes Leistungsniveau.

4.1 Die Geschichte und Entwicklung im Functional Training

Die Ursprünge des funktionellen Trainings sind in der Rehabilitation von Verletzungen und Erkrankungen zu finden. Bereits in den 1980er-Jahren war es Physiotherapeuten möglich, bei Susanne Klein-Vogelbach (Schweiz) Weiterbildungskurse zum Thema aktive und ganzheitliche funktionelle Bewegungstherapie zu besuchen. Darüber hinaus wurde Functional Training in den USA schon lange Zeit erfolgreich im Spitzensport eingesetzt. Mark Verstegen war einer der Ersten, der zu diesem Thema 1996 ein neues Trainingskonzept namens *Core-Training* entwickelte. Auch Vern Gambetta und Gary Gray waren mit ihren zahlreichen Veröffentlichungen auf diesem Themengebiet Wegbereiter für den Erfolg des funktionellen Trainings (Wikipedia).

4.2 Philosophie und Background des Functional Trainings

Es wäre zu einseitig, würde man nur die sportlichen Aspekte von Functional Training in Betracht ziehen. Ein funktionelles Workout kann mehr bewirken als eine reine Konzentration auf die perfekte Leistungsoptimierung unserer physischen Ressourcen (Kraft, Ausdauer, Schnelligkeit, Beweglichkeit) mit der einhergehenden Hypertrophie zu einem supertrainierten Körper. Funktionales Training bewirkt vielmehr etwas, von dem der Mensch noch wesentlich nachhaltiger profitieren kann.

Wir fühlen uns besser in unserer Haut, werden stärker und respektieren unseren eigenen Körper mit seinen Stärken und Schwächen. Gerade weil wir aktiver sind und genau spüren, wie unsere körperliche Leistungsfähigkeit, ja, unser Wohlbefinden neue, unbekannte Höhen erreicht hat. In wenigen Wochen wird sich Ihre Gesundheit zum Positiven verändern, was auch einen starken Einfluss auf Ihre Psyche hat.

Somit werden Sie nicht nur rein körperlich stärker, sondern selbstbewusster, widerstandsfähiger und willensstärker von innen heraus. Sie werden das Gefühl erleben, „effizient" zu sein und effektiv zu trainieren. Ihr eigener Körper entwickelt sich so zu Ihrem maßgeschneiderten Outfit: wohl der beste Ort, in dem ein gesunder Körper/Geist leben kann.

Ihr selbstgestecktes Ziel lautet ab sofort, „funktionell" zu trainieren.

4.3 Was heißt „Functional" Training?

Zu lesen bekommen wir den Begriff *Functional* heutzutage in zahllosen Büchern oder Zeitschriften, von *Fit For Fun* über *Men's Health* bis hin zu *Shape*, mit teilweise sehr unterschiedlichen Interpretationen. Aber wie lautet aus heutiger Sicht die wissenschaftliche Definition von „Functional", aus der wir eine Trainingsmethodik entwickeln können?

Definition laut Wikipedia

„Funktionelles Training ist eine alltagsrelevante und sportartenübergreifende Trainingsform. Sie beinhaltet komplexe Bewegungsabläufe, die mehrere Gelenke und Muskelgruppen gleichzeitig beanspruchen. Es hat seinen Einzug in unterschiedliche Handlungsfelder gehalten."

Begriffsdefinition (Auszug aus Wikipedia)

„Bewegungen, die nur einen einzigen Muskel isoliert beanspruchen, sind als unfunktionell zu bezeichnen. Funktionelle Bewegungsformen integrieren immer mehrere Muskeln und Muskelgruppen gleichzeitig." (Gambetta & Gray, 2002, vgl. Boyle 2012, S. 11). Im Grunde genommen werden Bewegungen anstelle einzelner Muskeln trainiert. Somit steht es im Gegensatz zum traditionellen Krafttraining, bei dem oft ein Großteil der Übungen an Geräten absolviert wird, um die anzusprechenden Muskeln oder Muskelgruppen gezielt zu isolieren. Betrachtet man die Bewegungen des Menschen im (Sport-)Alltag, so fällt auf, dass so gut wie keine Bewegung auf nur ein Gelenk beschränkt ist. Somit wäre es vor dem Hintergrund des funktionellen Trainings unzweckmäßig, nur eine bestimmte Muskelgruppe gezielt anzusprechen, wenn doch eine ganze Muskelkette aus einer Vielzahl von Muskeln involviert ist. Dieser Überlegung trägt auch der bekannte amerikanische Physiotherapeut Gary Gray Rechnung, der mit seiner Anschauung zu Muskelfunktionsweisen während des Bewegungsvollzugs die Denkweise über funktionelles Training revolutionierte. Auch Verfechter des Core-Trainings, als wesentlicher Bestandteil des funktionellen Trainings, gehen davon aus, dass nur über eine stabile Rumpfmuskulatur effektiv Kraft auf die Extremitäten und damit auf die gesamte aktivierte Muskelkette übertragen werden kann (vgl. Döhnert, 2014).

Definition laut Duden

„die Funktion betreffend, auf die Funktion bezogen, der Funktion entsprechend".

Definition laut Guido Bruscias *Handbuch Functional Training*, S. 71

„Funktionales Training ist eine Trainingsform, die sich auf die Funktion bezieht, aufgrund der ein Muskel oder vielmehr eine kinematische Kette überhaupt existiert und aufgrund der sich auf eine bestimmte Weise entwickelt hat."

Die evolutionäre Entwicklung unseres Bewegungsapparats hat über viele Millionen von Jahren das aus uns gemacht, was wir heute sind. Diese Wahlmöglichkeit, unseren aktiven und passiven Bewegungsapparat genauso zu benutzen, wie wir es bisher gewohnt sind, erklärt die Funktion der einzelnen Muskeln, kinematischen Ketten und Gelenksysteme in unserem Körper. Funktionales Training allein auf ein „Training in Bezug auf die Funktion der Muskeln des normalen Alltagslebens" zu beschränken, wäre ungenügend. Ein ausschlaggebender Parameter jedoch fehlt: Um wessen Alltagsleben geht es hier? Das eines Leistungssportlers? Eines Büroangestellten? Oder eines Bauarbeiters? So individuell jede Person mit ihren unterschiedlichen körperlichen Voraussetzungen ist, so vielschichtig gestaltet sich auch das

Alltagsleben von Person zu Person. Nicht zu vernachlässigen ist der Einfluss aus unserem sozialen und kulturellen Umfeld auf unser Verhalten und unsere Lebensweise. Jeder von uns besitzt dennoch die gleichen kinematischen Ketten. Funktionelles Training beinhaltet Bewegungen, die spezifisch – in der Mechanik, Koordination und/oder energetisch – für die Aktivitäten des täglichen Lebens der betreffenden Person erforderlich sind.

WISSENSBOX MUSKULATUR

AKTIONS-FUNKTIONS-PRINZIP

„Das Training jeder motorischen Eigenschaft oder Fertigkeit muss auf der Grundlage der Aktion und Funktion der kinematischen Kette, auf die es wirkt, programmiert werden" (Bruscia, 2017, S. 72).

Auf einen Nenner gebracht: funktionales Training = Aktion + Funktion.

Dürfen wir eine Übung als funktional einstufen, die sich lediglich auf einen Trainingsaspekt, nämlich die Aktion, konzentriert? Dann würden wir uns wohl in einem klassischen Fitnessstudio wiederfinden. In diesem können wir dann munter drauflostrainieren, indem wir den Bizeps isoliert in seiner Aktion als Beugemuskel, den Rückenstrecker in seiner Aktion als Strecker und die ischiokruralen Muskeln als Beinbeuger trainieren.

Gewiss gibt es einzelne Phasen im Leben, in denen dieses Training durchaus Sinn
ergibt. Ich nenne hier nur als Beispiel die Rehabilitation nach einer Verletzung. Aus 4
funktioneller Sicht hingegen wäre eine möglichst umfangreiche Arbeit an kinematischen Ketten unter Einsatz großer Muskelbereiche viel sinniger, auch wenn der eine oder andere Muskel dabei dominiert. Ist es wirklich sinnvoll bzw. funktionell, seine Bauchfaszien zu trainieren, indem man auf dem Rücken liegt und dutzende Wiederholungen von Crunches in hunderten Varianten ausführt? Sommer, Sonne, Strand und dazu einen ausgeprägten „Sixpack"! Um eben dies zu erreichen, quälen nicht wenige Menschen ihren „Musculus rectus abdominis" (gerader Bauchmuskel), bis es ordentlich brennt. Ja, anatomisch gesehen, kann der Bauchmuskel den Oberkörper nach vorne beugen oder den vorderen Beckenrand anheben. Seine Hauptfunktion nach Jahrmillionen (ca. 3,6 Millionen Jahre) der Evolution hin zu einem aufrechten Gang ist die eines direkten Gegenspielers zu unserer Rückenmuskulatur. Er ermöglicht uns so eine aufrechte Körperhaltung. Wichtig: Eine gut trainierte Bauchmuskulatur erleichtert eine gesunde Körperhaltung. So gesehen, ist der Bauchmuskel eine Halte- und Stützmuskulatur und muss in seiner ursprünglichen Aktion/Funktion auch entsprechend trainiert werden.

Der Zweck eines funktionalen Trainings sollte jedoch die Weiterentwicklung der gesamten konditionellen Fähigkeiten sowie der motorischen Eigenschaften sein. Einfach gesagt, ist es nicht unser Ziel, einen Athleten zu kreieren, der zwar rein ästhetisch ein „Sahneschnittchen" ist, mit dieser reinen Muskelmasse aber nichts Vernünftiges vollbringen (arbeiten) kann.

Finden folgende Punkte im Training Beachtung, wird es insgesamt funktioneller:

- Wenn wir überwiegend im Stehen unser Workout durchführen. (Ein Sportler sollte stets im Stehen trainieren!)
- Wenn wir dabei lange kinematische Ketten aktivieren.
- Wenn wir die Muskelketten gemäß den Regeln der Aktions-Funktions-Kombination trainieren.
- Sobald wir alle koordinativen Fähigkeiten trainieren.
- Insofern es unserer evolutionären Geschichte entspricht.

Das Leitmotiv im Functional Training beruht auf dem Grundsatz: „Qualität steht immer vor Quantität." Lassen Sie uns einmal das Krafttraining an traditionellen Geräten, ob im Fitnessstudio oder zu Hause, mit den freien Workouts unter Anwendung des besten Tools der Welt – nämlich des eigenen Körper-(Gewichts) – auf ihre Funktionalität hin überprüfen.

Das Besondere am Functional Training ist, dass mehrere Trainingsaspekte innerhalb einer Übung kombiniert werden. Während Steigerungen beim klassischen Gerätetraining nur durch höheres Gewicht erreicht werden können, bietet das funktionelle Training mehrere Optionen der Variation an (wie etwa die Möglichkeit der Fortbewegung „Farmers Walk" oder Sprünge mit einzubauen – Jump Squat).

Beim traditionellen Krafttraining an Geräten werden Muskeln in der Regel isoliert aufgebaut. Dies bedeutet nur ein sehr geringes Maß an Funktionalität, da bei der Bewegungsausführung maßgeblich die Maschine die Stabilisierung für den Sportler übernimmt. Das Gewicht wird ausschließlich in einer vom Gerät festgelegten Bahn bewegt. Außerdem werden die Übungen auf eine „Aktion" reduziert, der eingeschränkten Beanspruchung eines einzelnen Gelenks. Im Sportalltag, und selbst im alltäglichen Leben, gibt es aber nur wenige Bewegungen, die auf ein Gelenk oder eine Muskelgruppe beschränkt sind. „Experten" (u. a. Michael Boyle) betonen; dass funktionelles Training in erster Linie Bewegungsabläufe und nicht isoliert einzelne Muskeln trainiert.

Tab. 2: Vergleich isoliertes und funktionelles Training

Vergleich isoliertes und funktionelles Training	
Isoliertes Training	**Funktionelles Training**
▪ Belastung reduziert auf einen Muskel bzw. ein Gelenk → Aktion. ▪ In einer Bewegungsebene ▪ Nur eine geringe Rumpfbeteiligung → „Core" ist eher inaktiv. ▪ Notwendigkeit von Gewichten ▪ Nur wenige Variationsmöglichkeiten pro zu trainierendem Muskel ▪ Keine direkten Kombinationsmöglichkeiten (rechte/linke Körperhälfte, Kraft/Koordination, lineare/laterale Bewegungen, u. a.)	▪ Belastung verteilt auf mehrere Muskeln bzw. Gelenke → Muskelschlingen (Aktion + Funktion). ▪ Mehrere Bewegungsebenen ▪ Krafttraining ohne Zusatzgewicht möglich ▪ Zunehmende Rumpfbeteiligung (posturale Muskulatur) → „Core" wird aktiviert. ▪ Große Variationsmöglichkeit pro zu trainierendem Muskel ▪ Zusätzliches Training für Stabilität, Haltung und Koordination

Deswegen beinhalten die Workouts im Functional Training weitgehend komplexe Bewegungsmuster, die mehrere Gelenke und Muskelgruppen gleichzeitig beanspruchen. Funktionelles Training dient der Entwicklung von spezifischer Kraft und der Gleichgewichtsfähigkeit, die der Athlet benötigt, um sich auch auf instabilem Untergrund schnell und sicher zu bewegen.

4

Functional Training besteht überwiegend aus Übungen, bei denen der Sportler mit beiden Füßen auf dem Boden steht und dabei nicht von einem Kraftgerät unterstützt wird. Dazu dient als Widerstand häufig „nur" das eigene Körpergewicht. Diese Übungen verbessern die Kraft, Schnelligkeit, Balance und Stabilität der Athleten und mindern somit die Verletzungsanfälligkeit. „Funktionelle" Trainingsprogramme versetzen den Athleten bewusst in eine instabile Lage. Der Sportler sollte reagieren können und mit gezielten Bewegungen seine eigene Stabilität wiederaufbauen.

Functional Training basiert auf Übungen wie Kniebeugen und Ausfallschritten für die Beinmuskulatur sowie Zieh- und Stoßbewegungen für den Oberkörper. Funktionelles Training lässt sich am besten als ein Kontinuum von Übungen beschreiben, die den Sportler lehren, sein eigenes Körpergewicht auf allen Bewegungsebenen gezielt zu kontrollieren. Mit dem Training komplexer Bewegungsabläufe wird häufig der Begriff Muskelkette(n) oder Muskelschlingen in Verbindung gebracht. Dieser stützt sich nicht mehr auf die herkömmlichen Begriffe der Beugung und Streckung,

Adduktion und Abduktion, sondern betrachtet die Muskelfunktionen als kinetische Kettenreaktion (Gary Gray). Das Konzept der kinetischen Kettenreaktion betrachtet alle an einer Bewegung beteiligten Gelenke und Muskeln.

Diese fünf bedeutenden kinematischen Muskelschlingen des Körpers sind für das Training besonders wichtig:

Die **ventrale Kette**, die sich auf der Vorderseite des Körpers vom Kopf bis zu den Zehenspitzen erstreckt (Beugeschlinge – u. a. M. rectus abdominis, M. quadriceps femoris, M. iliopsoas).

Die **dorsale Kette**, welche die gesamte rückwärtige Muskulatur vom Kopf bis zu den Fersen umfasst (Streckerschlinge – u. a. M. erector spinae, M. glutaeus maximus, M. biceps femoris).

Die **laterale Kette**, die sich entlang der Körperseite erstreckt (seitliche Beugerschlinge – u. a. M. obliquus externus und internus abdominis, M. erector spinae [einseitig], M. quadratus lumborum (einseitig)).

Drückende Muskelschlinge des Oberkörpers (u. a. M. pectoralis, M. triceps brachii).

Ziehende Muskelschlinge des Oberkörpers (u. a. M. trapezius, M. latissimus, Mm. rhomboideis, M. biceps brachii).

Zu diesen fünf Muskelketten gibt es viele weitere, die dann zusätzlich bei Rotations- und Drehbewegungen ihren Beitrag leisten.

Funktionalität, abhängig vom jeweiligen Trainingsziel

Stabilisierende Übungen bedürfen anderer Ausführungen, als Übungen, die die Beweglichkeit/Bewegungsamplitude verbessern sollen. Athleten aus dynamischen Sportarten, etwa dem Handball, benötigen auch gezielt plyometrische Workouts und nicht nur rein statische. Dennoch ist die Hauptaufgabe vieler Muskelgruppen im menschlichen Körper eine eher stabilisierende. Übungen für solche Muskelgruppen (zur Stabilisation) beinhalten oft einfache Bewegungen. Diese werden mit einer kleinen Bewegungsamplitude ausgeführt. Die so gekräftigte Muskulatur wirkt sich positiv auf unsere Gelenkstabilität aus. Es sollten Übungen ausgeführt werden, welche die Muskeln genauso trainieren, wie sie im sportlichen Kontext tatsächlich gebraucht werden. Das ist das Ziel eines jeden funktionellen Trainings.

Gewiss könnte man in einer „Muckibude" an diversen Kraftmaschinen, unterstützt mit reichlich Eiweißpräparaten, seinen Trizeps so puschen (Aktion), dass selbst Arnold Schwarzenegger vor Neid erblassen würde. Wäre das Ziel hingegen, beim Speerwurf glänzende Weiten zu erzielen, würde ein funktionelles Training durchweg anders aussehen. Wie etwa bei Thomas Röhler (Olympia 2016 in Rio: Gold im Speerwerfen) ist die Basis für seinen 90,30-m-Wurf eine enorme Maximalkraft. Diese würde aber ohne das nötige Handling (Aktion-Funktions-Prinzip) des Speers nicht zu einem solchen Erfolg führen – von der Zielfokussierung, intrinsischen Motivation und einer gehörigen Portion Disziplin mal ganz abgesehen.

Aus der Körpermitte entsteht die Kraft

Jede (Alltags-)Bewegung wird durch den Rumpf geführt, stabilisiert und korrigiert. Das „Core"-Training, was nichts anderes bedeutet als Rumpfstabilisationstraining, stellt daher eine wesentliche Komponente des funktionellen Trainings dar. Der Rumpf nimmt bei fast allen Bewegungen eine Schlüsselrolle ein. Wir benötigen eine starke rumpf- und hüftumgebende Muskulatur, um Kräfte möglichst effektiv auf die Gliedmaßen übertragen zu können. Wenn wir also über „Core"-Training sprechen, meinen wir somit das Training tiefer liegender und stabilisierender Rumpfmuskulatur.

Ziele des funktionellen Core-Trainings:

- Körperwahrnehmung;
- Stabilität des Rumpfs (auch während der Bewegung) durch ein gutes Zusammenspiel der segmentalen (tief liegenden) und oberflächlichen Muskulatur;
- der Rumpf als Ausgangspunkt sämtlicher Bewegungen;
- Gelenkstabilität in den Extremitäten;
- langfristig Vermeidung von Verletzungen;
- Haltungstraining;
- Verbesserung des Gleichgewichtsvermögens.

Prinzipien im Core-Training:

- eine Aufrichtung gegen die Schwerkraft;
- mehrgelenkige Bewegungsausführung (Training in kinetischen Ketten);
- sensomotorisches Training mit stabilen Ausgangs- und Grundpositionen;
- die Aufrechterhaltung der bestmöglichen Übungsposition entscheidet über die Dauer und den Anfang einer Übung.
- Gleichgewichtsimpulse (von außen):
  - mit komplexen statischen Muskelanspannungen,
  - oder dynamischen Bewegungen,
  - oder einer rotatorische Komponente.
- Vom Einfachen zum Komplexen.

Trainingseffekte im Core-Training:

- Perfektionierung von Bewegungsabläufen;
- Steigerung der koordinativen Fähigkeiten;
- Optimierung der Muskel- und Gelenkstabilität;
- ausgewogeneres Verhältnis zwischen Mobilität und Stabilität;
- verbesserte Bewegungssymmetrie;
- erhöhte Konzentration macht das Training interessanter, anregender und kreativer;
- Vorbeugung von Verletzungen.

WISSENSBOX ZUR „CORE"-MUSKULATUR

Folgende „Basis"-Muskeln gehören dazu:

- **M. transversus abdominis,**
- **M. multifidius (tiefliegendste Schicht des Rückenstreckers),**
- **oberflächliche Schicht der Beckenbodenmuskulatur,**
- **Anteile des Zwerchfells.**

„Beherrsche deinen Körper und sei ihm nicht ausgeliefert." (Joseph H. Pilates)

Ein Argument von unschätzbarem Wert für nicht wenige Sportler ist ebenso, dass man mit einer sehr durchtrainierten Körpermitte auch optisch eine gute „Figur" macht.

4.4 Der direkte Weg zur Leistungssteigerung

Schauen wir uns einmal an, welche Regeln man befolgen muss, damit das Training im Verlauf der Zeit zu den gewünschten Ergebnissen führt. Sie bestimmen, ob Ihre Muskeln nur stärker oder etwa größer werden sollen. Denken Sie daran, dass jede Muskelstruktur ihren eigenen, spezifischen Reiz hat. Entdecken Sie die vielfältigen Möglichkeiten, mit denen Sie Ihre Muskeln beeinflussen können. Daher stellt ein Trainingsplan die geplante Belastung dar, der eine Person ihre organischen Systeme aussetzen muss, um physiologische Veränderungen und die damit verbundene Anpassung zu erreichen. Denn in Kombination mit den Trainingsgrundsätzen zur Anzahl der Wiederholungen, Pausen und Sätzen schaffen Sie es, die Muskeln so zu tunen, dass sie sich anpassen, wie es Ihr Trainingsplan vorsieht.

Trainingsverstärkung

Konkret bietet ein funktionelles Krafttraining dem Sportler vor allem folgende Vorteile und Trainingseffekte:

- Leistungssteigerung durch Verbesserung von:
  - komplexen Bewegungsmustern,
  - der Muskelansteuerung durch das zentrale Nervensystem,
  - der Beweglichkeit,
  - der Schnelligkeit,
  - der Kraft.
- Erhalt und Verbesserung der Leistungsfähigkeit und der Belastbarkeit des Stütz- und Bewegungsapparats.
- Verletzungsprophylaxe durch:
  - Vermeidung einseitiger Muskelentwicklung,
  - Verbesserung der Gelenkstabilität.
- Psychische Effekte durch:
  - Steigerung des Selbstbewusstseins und Selbstwertgefühls,
  - Entwicklung von Körperbewusstsein und Verbesserung der Körperwahrnehmung.

Damit trägt funktionelles Krafttraining dazu bei, dass Sportler über eine **größere Belastungsverträglichkeit** verfügen sowie **weniger verletzungsanfällig** und damit generell **leistungsfähiger** ist.

4.5 Die Kernbereiche im Functional Training

Die Verwirklichung der mit einem funktionellen Krafttraining verbundenen Ziele ist vor allem von den individuellen genetischen Voraussetzungen und in hohem Maße von einem angemessenen Training abhängig. Schauen wir uns einmal an, welche Regeln man befolgen muss, sodass das Training im Verlauf der Zeit zu den gewünschten Ergebnissen führt.

> **TRAINING – EINE DEFINITION**
>
> **Ein Training ist ein zielgerichteter, planmäßiger und systematischer Prozess zur Leistungsoptimierung. Dieser sollte so *effektiv*, *funktionell* und *individuell* wie möglich gestaltet werden.**

Prinzipien der Trainingslehre

Grundlage und Eckpfeiler für ein effektives funktionelles Training sind die *Trainingsprinzipien*. Im Folgenden werden die wichtigsten Trainingsprinzipien in Bezug auf das Functional Training dargestellt, die die trainingsmethodischen Richtlinien festlegen. Hierzu gehören:

- Prinzip der optimalen Relation von Belastung und Erholung,
- Prinzip der biologischen Anpassung (Superkompensation),
- Prinzip der progressiven Belastungssteigerung,
- Prinzip der Regelmäßigkeit des Trainings,
- Prinzip der Belastungsvariation sowie
- Prinzip der Individualisierung.

Trainingswirksamer Reiz

Um physiologische Veränderungen auf den Körper, die zu einer Adaption (Leistungsverbesserung) führen, zu bewirken, muss ein trainingswirksamer Reiz gesetzt werden, der zumindest höher als die Reize im normalen Alltagsleben ist. Dies hat die Folge, dass man im Training mit stetig zunehmenden Intensitäten trainieren muss, wenn man bestimmte Anpassungen erreichen möchte. Denn nur so gelingt uns eine Verbesserung körperlicher Leistungsfähigkeit.

4.5.1 Prinzip der Superkompensation

Eine Definition

Die *Superkompensation* ist eine überschießende Anpassungsreaktion des Organismus infolge einer belastungsinduzierten Auslenkung aus der Homöostase. Die ausgelösten Wiederherstellungsvorgänge verbessern die Leistungsfähigkeit über das Ausgangsniveau hinaus. Die Superkompensationsphase tritt infolge der Belastung erst im Anschluss an eine Erholungsphase ein und ist zeitlich reversibel.

Erklärung des Superkompensationsmodells

Zwischen der Belastung und der Anpassungsreaktion des Körpers besteht ein dynamisches Gleichgewicht *(Homöostase)*. Würde kein besonderer Reiz auf den Organismus einwirken, würde das Leistungsniveau nur leicht, in Abhängigkeit von der Tagesform, schwanken.

Trainingsreize bewirken eine Auslenkung aus der Homöostase. Um dieses Gleichgewicht wiederherzustellen und damit der Körper für spätere Trainingsreize derselben Art besser gewappnet ist, kommt es zur Anpassung von Funktionen und Strukturen. Diese Wiederherstellungsvorgänge steigern das Leistungsniveau für einen beschränkten Zeitraum über den Ausgangswert hinaus. Diese Phase, in der die Leistungsfähigkeit über dem Ausgangslevel liegt, ist die Superkompensationsphase.

Würde kein weiterer Reiz erfolgen, kehrt die Leistungskurve wieder auf das Ausgangsniveau zurück.

Demnach kann man das schematische Modell der Superkompensation in fünf Phasen einteilen:

1. Ausgangszustand ist eine Selbstregulation (Homöostase).
2. Die Störung der Homöostase durch ein sportliches Training unter Einbußen der Leistungsfähigkeit.
3. Die Erholungsphase, der Organismus erreicht wieder sein Ausgangsniveau.
4. Die Phase der überschießenden Wiederherstellung. In dieser Phase erreicht der Organismus sein Maximum.
5. Da Adaptionen (Leistungsverbesserungen) des Körpers reversibel sind, nimmt die Leistungsfähigkeit in der letzten Phase nach Erreichen des Maximums wieder langsam ab, sofern kein weiteres Training stattfindet.

Einflussfaktoren auf die Superkompensation

4

Zu den Faktoren, die die Höhe und Dauer der Superkompensation beeinflussen, gehören:

- aktuelles Leistungsniveau,
- Höhe des Trainingsreizes,
- Art des Trainingsreizes,
- Art der Erholung (aktiv oder passiv),
- Erholungspotenzial (hängt wiederum mit der Leistungsfähigkeit zusammen),
- betrachtetes Organ oder System (Es gilt aber zu beachten, dass unterschiedliche Organsysteme auch verschiedene Anpassungszeiträume für die Regeneration benötigen.).

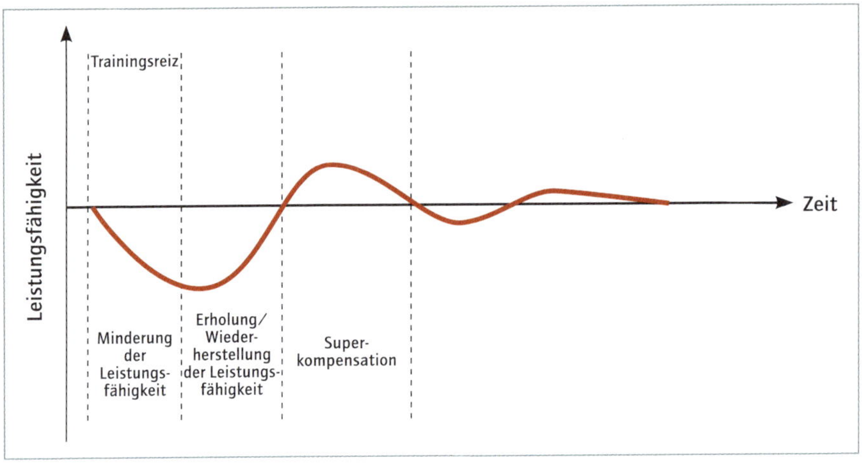

Die Superkompensation

Zusammenfassung zur Superkompensation

Das Prinzip der Superkompensation ist im Grunde auf nahezu alle Anpassungsmechanismen von Organen und Systemen des menschlichen Körpers anwendbar. Das Prinzip verdeutlicht auf einfache Weise die Reaktion des Körpers auf Training und verhilft somit zu einem besseren Verständnis.

Die lineare Progression

Die *lineare Progression* beschreibt die konstante Steigerung der Trainingsgewichte bei jeder Trainingseinheit. „Linear" bedeutet „geradlinig". Du kannst eine Gerade durch eine grafische Repräsentation deiner Trainingsgewichte ziehen. Progression im funktionellen Krafttraining ist der wahrscheinlich wichtigste Faktor, wenn es darum geht, Muskeln und Kraft aufzubauen. Konstanter Muskelaufbau kann nur stattfinden, wenn sich die Trainingsbelastung progressiv erhöht.

4.5.2 Prinzipien der Trainingsgestaltung

Das Erlernen der Basisübungen! Erlernen Sie zuerst die Basisübungen, wie Kniebeugen, Ausfallschritte, Klimmzüge und Liegestütze mit dem eigenen Körpergewicht, bevor Sie die Aufbauübungen trainieren. → Qualität steht vor Quantität!

Die Übungen mit dem eigenen Körpergewicht beginnen! Sobald der Bewegungsablauf unter dem zusätzlichen Gewicht leidet, sollte man das Gewicht weglassen. In der Anfangsphase müssen gegebenenfalls Hilfsmittel wie Geräte mit Gewichtsunterstützung eingesetzt werden.

Ein Training sollte das **Schwache stärken**, ohne die Stärken zu schwächen!

Koordination sollte vor Schnelligkeit, Schnelligkeit vor Kraft, Kraft vor Ausdauer trainiert werden! (Diese Reihenfolge entstammt der Erkenntnis, dass auch das Nervensystem ermüden kann.)

Ein ausgewogenes Verhältnis von Druck- und Schubübungen zu Zugübungen! Hat ein Training Druck- und Schubübungen, dann sollte es ebenso viele Zugübungen beinhalten.

Ausgleichende Bewegungen trainieren! Enthält der Beruf oder Alltag bestimmte Haltungen oder Bewegungsabläufe, sollte ein Training auch Bewegungen anbieten, die der entsprechende Beruf/Alltag nicht bietet.

Konzentration! Die permanente Aufmerksamkeit in jeder Bewegungsphase ist ein entscheidendes Kriterium für die Schulung von Koordination und Eigenwahrnehmung. Daher steht die **Qualität der Bewegung vor der Quantität der Wiederholungszahlen!**

Bewegungsfluss! Der Körper ist ein zusammenhängendes Gebilde. **Wir trainieren Bewegungen** und nicht die Muskulatur einzelner Körperteile.

Ein **Trainingsprogramm** sollte auf den trainierenden **Sportler abgestimmt sein**, unter Berücksichtigung seiner physischen, strukturellen und metabolischen Eigenschaften.

Bereits nach 10-14 Tagen Pause kommt es zu einem Rückgang des Trainingszustandes, der mehrere motorische Komponenten betreffen kann.

4.5.3 Belastungsnormative im funktionellen Krafttraining

Belastungsintensität

Die *Belastungsintensität* (Trainingsintensität) wird durch den Anstrengungsgrad bei einer Übung bestimmt. Höhe der Belastung in % der Maximalkraft (Maximalkraft = 100 %).

Belastungsdauer

Die *Belastungsdauer* (Reizdauer) im Krafttraining gibt an, wie lange eine einzelne Kraftübung als Bewegungsreiz auf die Muskulatur wirkt. Begrenzung durch Zeit oder Anzahl der Wiederholungen je Satz/Übung.

Belastungsumfang oder Trainingsumfang

Der *Belastungsumfang* (Reizumfang) stellt die Gesamtmenge an Belastungsreizen bzw. der bewältigten Last in Kilogramm oder Anzahl der absolvierten Wiederholungen bei einer einzelnen Übung dar. Man kann auch sagen die Summe (Übungen x Serien x Wiederholungen x Last) der Belastungen je Trainingseinheit.

Belastungsdichte

Die *Belastungsdichte* (Reizdichte) ergibt sich aus dem zeitlichen Verhältnis von Belastung und Erholung in einer Trainingseinheit = Erholungszeit zwischen den Serien.

Kontraktionsgeschwindigkeit

Willentlich realisierte Form der Anspannung: explosiv, zügig oder langsam.

Trainingshäufigkeit

Die *Trainingshäufigkeit* gibt die Anzahl der Trainingseinheiten pro Woche an.

Trainingsmethoden im Krafttraining

In der Trainingspraxis unterscheiden wir zwischen den Kraftfähigkeiten in Maximalkraft, Schnellkraft und Kraftausdauer. Diese drei Kraftfähigkeiten stehen jedoch nicht unabhängig voneinander da und sind nicht gleichrangig einzuordnen. Die Maximalkraft bildet die Basisfähigkeit für die Kraftausdauer sowie für die Schnellkraft mit ihren speziellen Ausprägungen Explosivkraft und Reaktivkraft.

Krafttrainingsmethoden

- Maximalkrafttraining (die Maximalkraft bildet die Grundlage für alle anderen Krafteigenschaften).
- Hypertrophietraining (die muskelhypertrophie beschreibt die Vergrößerung des Muskulaturquerschnitts).
- Kraftausdauertraining.
- Schnellkrafttraining:
  - Explosivkraft,
  - Reaktivkraft.

Tab. 3: Trainingsmethoden im funktionellen Krafttraining

Trainings-methoden	Strategien	Wdh.	Sätze	Pause/ Dichte	Bewegungs-tempo
Maximalkraft-training (IK-Training)	Vergrößerung des Muskelquerschnitts Verbesserung der intra- und intermus-kulären Koordination	1-6	1-5	3-6 min	Maximal 1:1:1
Hypertrophie-training	Vergrößerung des Muskelquerschnitts/ -länge Verbesserung der intermuskulären Koordination	8-15	1-5 (Anfänger) 3-10 (Fortge-schrittene)	1-2 min	Moderat 2:1:2
Kraftausdauer	Erhöhung der Ermüdungs-widerstandsfähigkeit Gesundheitsorientiertes Krafttraining/Fitness Verbessert die aerobe und anaerobe Energiebereitstellung	15-25	1-5	Minimal	Zügig 1:0:1
Schnell-krafttraining	Schnelle Kontraktions-fähigkeit Intensität: Muskelleistungs-schwelle	8-12	3-5	5-8 min	Explosiv
Reaktiv-krafttraining	Erhöhung reaktiver Spannungsfähigkeit Sprungkraft bei reaktivem Bewegungsverhalten	10-12	3-5	2-3 min	Explosiv

4.5.4 Verbesserung der Muskelkoordination

Der Mensch vermag immer wieder neue Bewegungsabfolgen zu erlernen. Dabei legt das Gehirn zusätzliche Verknüpfungen zwischen den einzelnen Nervenzellen an. Haben sich die einmal gefestigt, vergisst man sie sein Leben lang nicht mehr.

Für eine Bewegung, wie etwa einen Tanzschritt, den Anlauf zum Sprungwurf im Handball oder auch nur für einen harmonischen Bewegungsablauf beim Joggen, bedarf es eines optimalen Zusammenspiels der dafür benötigten Muskeln. Der Schwerpunkt sollte daher auf der Verbesserung der zusammenarbeitenden Muskeln untereinander sowie innerhalb desselben Muskels im Training liegen. Erst eine optimale, zeitlich miteinander abgestimmte Abfolge einzelner Muskelkontraktionen versetzt uns in die Lage, beim Radfahren einen „runden" Tritt zu erlangen, beim Skifahren einen koordinierten Schwung oder einen gezielten Schlag mit dem Badmintonschläger zu erzielen. Das ist das Geheimnis der perfekten Bewegung!

Bei diesen und allen anderen körperlichen Aktivitäten müssen Muskeln ihre Arbeit und Leistung genauso aufeinander abstimmen, dass die Kräfte jedes einzelnen Muskels zusammen eine fließende und harmonische Bewegung ergeben. Ein außenstehender Beobachter würde dann wohl sagen: „Das sieht so leicht aus!"

Erreichen können Sie eine verbesserte Muskelkoordination durch alle haltenden, stabilisierenden Übungen oder Ganzkörperübungen, mit denen Sie Ihre Core-Muskeln trainieren.

Eine gute Koordination hat viele Effekte. Hierzu zählen:

- Ein späterer Ermüdungseintritt, bedingt durch einen optimierten Krafteinsatz der Muskulatur, dank der „Präzisierung, Optimierung und Effektivierung sportlicher Bewegungsabläufe (Weineck, 2009).
- Perfektionierung des Bewegungsablaufs (Weineck, 2009).
- Freisetzung von Arealen der Hirnrinde → die Konzentration kann auf weitere wichtige, sportartbezogene Aufgaben gelenkt werden.
- Zunahme der sensomotorischen Aufnahmefähigkeit → unbekannte oder kniffige Bewegungen werden rascher einstudiert.

4.5.5 Steigerung der lokalen Muskelausdauer

Sie planen, mit dem Mountainbike die Alpen zu überqueren, vielleicht einen Berglauf, mit Freunden zusammen eine fünftägige Kanufahrt auf dem Main oder gar eine Klettersteigtour in den bayrischen Alpen? Alle Aktivitäten benötigen als Voraussetzung eine gute Kraftausdauerfähigkeit. Um dies so effizient wie möglich ausführen zu können, bedarf es Muskeln mit einer hohen Durchblutung. Denn je stärker ein Muskel mit dem notwendigen Blut versorgt wird, desto schneller und effizienter können auch die biochemischen Stoffwechselprozesse ablaufen. Nur so ist im Muskel die Aktivierung jeder einzelnen Muskelzelle zu bewerkstelligen, um die dafür benötigten neuen Blutgefäße (Kapillare) zu erschließen. Diese Prozesse schaffen es nicht nur, die Leistungsfähigkeit unserer Muskeln zu optimieren, sondern dienen als eine unabdingbare Voraussetzung für deren Stoffwechsel und Energieverbrauch – wichtige Grundlagen für eine Gewichtsreduktion.

Beim Training der Kraftausdauer kommt es auf die richtige Belastungsdosierung mit relativ vielen Wiederholungen an. Je nach Literatur, die hierfür zugrunde gelegt wird, veranschlagt man beim Kraftausdauertraining zwischen 15 und 40 Wiederholungen pro Satz, bei einer Pausenlänge von 30-60 Sekunden. Alternativ gibt es noch eine rein zeitliche Vorgabe: Sie liegt dann zwischen 60 bis maximal 120 Sekunden pro Satz. Diese Zeiten sind sinnvoll, sollte man ein statisches Kraftausdauertraining durchführen wollen. Es wird deutlich, dass Kraftausdauertraining zahlreiche Vorteile mit sich bringt und Veränderungen im Organismus herbeiführt, die den Muskelaufbau während des anschließenden Hypertrophie- und Maximalkrafttrainings zu begünstigen vermögen. Es lohnt sich jedoch, immer wieder ein Kraftausdauertraining einzuschieben, um von den genannten Vorteilen profitieren und zudem auch neue Reize setzen zu können.

Die Vorteile auf einen Blick:

- Verbesserung der Säuretoleranz;
- verbesserte Kapillarisierung (durch Aktivierung der kleinsten Blutgefäße; Kapillare);
- verbesserte Erholungsfähigkeit (aufgrund einer besseren Durchblutung);
- Erhöhung des muskulären Glykogenspeichers (→ es stehen mehr Nährstoffe zur direkten Verfügung bereit);
- kann sich positiv auf Bluthochdruck durch die vermehrte Kapillarisierung auswirken.

WISSENSBOX MUSKULATUR

Durch Kraftausdauertraining werden Ihre Muskeln besser ernährt, sind leistungsfähiger und erholen sich schneller. All diese Faktoren kommen Ihrem üblichen Muskelaufbautraining zugute und können es noch effektiver werden lassen! Daher ist eine gute Muskelkraftausdauer eine wichtige Voraussetzung für den Stoffwechsel und Energieverbrauch.

Die Belastungsnormative für ein Kraftausdauertraining:

- Intensität: 30-65 % F_{max};
- Wiederholungszahl: 15-25 (< 4-6 Sekunden pro Wdh.);
- Sätze: 1-5;
- Time under Tension (TuT): 45-120 Sekunden;
- Pause: minimal.

4.5.6 Verbesserung der Kraftqualität

Bei den wenigsten Menschen wird das ganze Potenzial ihrer Muskeln völlig ausgeschöpft! Dass sie viel mehr Kraft aus den Muskeln rausholen könnten, ist den meisten eher unbekannt. Von den möglichen 100 % werden in der Regel im Schnitt nur bis zu 60 % unserer Muskelfasern eingesetzt. Die anderen ca. 40 % oder teilweise mehr werden wir nie nutzen und schlummern als riesige Reserve. Gelingt es uns, an diese „stillen" Reserven heranzukommen, wird der Muskel nicht wachsen, sondern seine Leistungsfähigkeit enorm verbessert, „getunt". Nur mit einer speziellen Trainingsform gelingt es uns, dieses ungenutzte Potenzial zu aktivieren.

Die übrigen etwa 40 % bestehen aus weißen Muskelfasern. Sie sind absolute Spezialisten für schwere Lasten oder auch schnelle Bewegungen. Nur mit einer Verbesserung der Muskelkoordination und der lokalen Muskelausdauer erreichen wir diesen speziellen Fasertyp leider nicht. Allein mit maximalen Belastungen erhöht sich das Nerv-Muskel-Zusammenspiel und die Reizfrequenz. Für diese Bemühungen werden Sie mit enorm starken und leistungsfähigen Muskeln belohnt. Gerade Workouts nach dem High-Intensity-Trainingsprinzip erzeugen diesen Effekt. Zuerst muss man den ganzen Körper auspowern (Vorermüdung) und anschließend folgt ein spezifisches Training, wie etwa des Rückens oder der Beine. Durch diese sehr intensive Trainingsform werden Ihre Muskeln zu richtigen Formel-1-Muskeln. Der große Vorteil hierbei ist, sie bleiben grazil und lang, definiert und profiliert. Und was im Gegenzug nicht eintritt, ist die Zunahme an Muskelmasse (Gewicht).

Durch Workouts nach dem High-Intensity-Trainingsprinzip (die HIT-Methodenvariante gilt als „State of the Art") betätigen Sie den absoluten Turbobooster hinsichtlich der Leistungsoptimierung. Voraussetzung ist, dass Sie bereits erfahren sind und „fitte" Muskeln haben, denn die Belastungen, denen Sie Ihren Körper aussetzen, sind hierbei deutlich härter. Bei dieser Trainingsform, auch als intramuskuläres Krafttraining bekannt, arbeiten Sie bewusst mit einer sehr hohen Intensität (Widerstand). Es werden maximal bis zu sechs Wiederholungen pro Satz durchgeführt! Die Vorteile dieses Trainings sind folgende:

- Optimierung des Nerv-Muskel-Zusammenspiels;
- auch die großen Muskelfasern kommen nun „mit ins Boot" – jene, die sonst nie beansprucht werden;
- exzellentes Muskeltuning für ein sportliches Aussehen;
- Ihre Muskeln werden so schnell zu „Formel-1-Krachern";
- keine Gewichtszunahme.

WISSENSBOX – TRAININGSLEHRE

Eine Wiederholung ist die einmalige Durchführung einer Übung. Eine Serie oder ein Satz nennt man eine bestimmte Anzahl von Wiederholungen. Zwischen den Sätzen sollten Sie bitte immer eine angemessene Pause einlegen.

Das bedeutet für uns in der Praxis: Jede einzelne Wiederholung wird **betont langsam** und **technisch sauber** ausgeführt. Auf diese Weise können Sie am besten vermeiden, dass die Übungen mit zu viel Schwung ausgeführt werden, und es wird sichergestellt, dass auch tatsächlich der gerade trainierte Muskel die Arbeit verrichtet. Eine ideale Zeitspanne für eine Bewegungswiederholung liegt bei etwa 5-7 Sekunden, womit ausgeschlossen wird, dass Sie mit zu viel Schwung arbeiten.

Die Belastungsnormative für ein Maximalkrafttraining/IK-Training (intramuskuläres Koordinationstraining) sind die folgenden

- Intensität: 90-100 % F_{max};
- Wiederholungszahl: 1-6;
- Sätze: 1-5; 4
- Time under Tension (TuT): 5-20 Sekunden;
- Pause: 3-6 Minuten.

4.5.7 Mit der richtigen Dosis zum Erfolg

Die Intensität ist einer der wichtigsten Faktoren, um ein Training gezielt zu steuern. Dabei reagieren unsere Muskelfasern auf zwei verschiedene Hauptmechanismen: die Bewegungsgeschwindigkeit und die Belastungsintensität. Jedoch ist es nicht möglich, jede Übung beliebig schnell auszuführen, um nachhaltig sämtliche weißen Muskelfasern zu erreichen und zu trainieren. Bei geringen Trainingsanforderungen kontrahiert daher fortwährend nur eine geringe Anzahl an Muskelfasern (meist die roten, gut durchbluteten und somit eher ausdauernden Muskelfasern) – und zwar jene Muskelfasern mit einer niedrigen Reizschwelle, die bei den entsprechenden Bewegungen stets zuerst aktiviert werden.

Wenn Sie jedoch, wie beim High-Intensity-Training, bis zum Punkt des momentanen Muskelversagens trainieren, müssen zwangsweise nach und nach immer neue Muskelfasern zugeschaltet werden, um die Bewegung überhaupt aufrechterhalten zu können. Über diese Trainingsform gelingt es Ihnen sogar, jene weißen Muskelfasern zu aktivieren, die eine hohe Reizschwelle besitzen und daher bei geringen Belastungen gar nicht kontrahieren. Aber es lohnt sich, denn diese besondere Gattung der oxidativ arbeitenden weißen Fasern macht Ihre Muskeln erst so richtig fit und äußerst leistungsfähig, ohne dass das Volumen (Gewicht) der Muskeln konstant weiter anwächst.

Ein Hypertrophietraining hingegen ist eine bestimmte Trainingsmethode, bei der gewollt der Muskel an Masse zunimmt. Diese auch als Muskelzuwachstraining bezeichnete Form sollte als Grundlagentraining angewandt werden. Insbesondere, wenn man eine neue Übung absolviert und die Bewegungsausführung für den Muskel nicht „bekannt" ist. Zuallererst sollte der Bewegungsablauf beherrscht werden, bevor man den Muskel einer zu intensiven Belastung aussetzt → erhöhtes Verletzungsrisiko!

Die Belastungsnormative für ein Hypertrophietraining sind die folgenden

- Intensität: 70-85 % F_{max};
- Wiederholungszahl: 8-15 (4-6 Sekunden pro Wiederholung);
- Sätze: 1-5 (Anfänger) – 3-10 Sätze (Fortgeschrittene);
- Time under Tension (TuT): 20-45 Sekunden;
- Pause: 1-2 Minuten.

Sofern Sie Ihren Muskeln in möglichst kurzer Zeit gezielt Volumen antrainieren möchten, führen Sie ein HOCH-VOLUMEN-TRAINING nach folgendem Schema durch:

- 4-6 Sätze/Serien pro Übung;
- Serie 1-3: 15 Wiederholungen;
- Serie 4-6: 10 Wiederholungen;
- Mit einer Pausenlänge von lediglich 30 Sekunden zwischen den Sätzen.

Achten Sie besonders darauf, dass Ihre Intensität so gewählt wurde, damit Sie bei den letzten 2-3 Wiederholungen je Satz die Muskeln wirklich auspowern. Wer dabei eine betont langsame Bewegungsausführung durchzieht – besonders in der nachgebenden Bewegungsphase –, erhöht obendrein seinen Energieverbrauch. Ein gutes Beispiel: Sie führen einen Liegestütz aus, Ihre Ausgangslage ist die Bauchlage, Sie drücken sich zunächst mit normalem Tempo vom Boden hoch, um dann betont langsam Ihren Körper wieder abzusenken.

WISSENSBOX TRAININGSLEHRE

KRAFTTRAINING

Ziel des Krafttrainings ist es nicht, durch Kraft Gelenke zu entlasten, sondern die Gelenke für hohe Kräfte belastbar zu machen.

Die Ziele eines Hypertrophietrainings sind:

- Muskelwachstum (Hypertrophie);
- Adaption des passiven Bewegungsapparats an die steigende Belastung;
- Vergrößerung der Kreatinphosphat- und Glykogenspeicher;
- Vermehrung der Kreatinphosphatenzyme und der anaerob-laktaziden Kohlenhydratenzyme → förderlich für einen gesteigerten Energieverbrauch;
- Rekrutierung der ST- und bedingt der FTO-Fasern.

WISSEN ZUM THEMA „REIZSCHWELLE"

Nehmen wir einmal an, wir wollen ein Lagerfeuer entfachen und versuchen, mit Streichhölzern ein trockenes Blatt Papier zu entzünden. Vermutlich wird sich das Blatt sehr schnell entzünden, da es bereits bei geringen Temperaturen entflammt („geringe Reizschwelle"). Ein anderes Mal steht uns jedoch nur ein nasses Blatt zur Verfügung. Hier wird nun eine stärkere Feuerquelle benötigt, um das nasse Papier zu entzünden („hohe Reizschwelle").

Variationen verschiedener Intensivierungsmethoden

Das Bewegungstempo verlangsamen

Führen Sie die Workouts mit einem betont langsamen Tempo durch. So haben Sie mehr Zeit, auf eine korrekte Bewegungsausführung zu achten. Diese Art der Bewegungsgestaltung schont nebenbei auch Ihre Gelenke!

Ein Maximum an Wiederholungen pro Zeitintervall ausführen

Hohes Tempo während der Ausführung bei gleichbleibender Bewegungsqualität und das mit jeder erneuten Wiederholung. Ein sofortiges Abstoppen ist erforderlich, sobald eine gewisse Fehlertoleranzgrenze überschritten wurde. Die hierfür ausgewählten Übungen dürfen für diese Art des Trainings nicht zu komplex sein.

Gestalten komplexerer Bewegungsabläufe

Erhöhen Sie die Intensität und Funktionalität; dadurch steigern Sie den möglichen Benefit in einem Workout. Fügen Sie dazu Übungen für den Oberkörper mit Übungen für die Beine zusammen (z. B. Burpee). So komplex auch unsere Bewegungen im Alltag sind, es bedarf derselben Komplexität für unser Training.

Kleine, „endgradige" Muskelkontraktionen

Führen Sie zunächst Ihre Übung wie gewohnt in ihrem vollen Bewegungsradius durch. Nun Ergänzen Sie Ihre Übung mit minimalen Endkontraktionen; diese sollten nur am Ende der konzentrischen Bewegungsphase gemacht werden.

Die Stakkatomethode

Unterbrechen Sie Ihren Bewegungsfluss an 1-2 Positionen innerhalb Ihrer ganzen Bewegungsamplitude, halten Sie dort kurz inne (etwa 1-2 Sekunden) und führen Sie anschließend die Bewegung weiter durch.

Prinzip der Vorermüdung

Beginnen Sie zuerst Ihr Training mit „anstrengenden" Ganzkörperübungen und führen Sie anschließend die gewünschten Trainingsübungen für einzelne Muskelpartien, wie etwa die einbeinige Kniebeuge, durch.

Das Reduzierungsprinzip

Führen Sie eine Übung mit der von Ihnen gewählten Intensität bis zum Punkt des momentanen Muskelversagens durch. Beim nächsten Satz erleichtern (einen geringeren Widerstand wählen!) Sie dieselbe Übung und führen diese erneut aus, bis Sie keine weitere Wiederholung mehr schaffen können. Ein weiteres Mal erleichtern (→ Intensität) Sie Ihre Übung und absolvieren so viele Wiederholungen, bis Sie den Punkt des momentanen Muskelversagens erreicht haben.

Das Gesetz der Hebelwirkung

Verlängern oder reduzieren Sie die Hebelwirkung einzelner Körperteile. Das heißt, eine gedachte Übung entweder mit angewinkeltem Arm/Bein oder mit gestrecktem Arm/Bein vollführen.

Nimm eins statt zwei

Bewältigen Sie ausgewählte Übungen jedes Mal nur mit einem Arm oder einem Bein. Das ist leichter gesagt (geschrieben), als getan! Eine Kniebeuge nur auf einem Bein ist meist noch gut zu handeln. Wenden wir dieses Prinzip hingegen bei einem Liegestütz an, sieht es für die meisten Sportler schon anders aus.

Holen Sie all Ihre Sinne mit ins Boot

Fordern Sie Ihre sämtlichen Sinnesorgane (das visuelle und auditive System, die Tiefensensibilität) heraus, indem Sie Ihre Workouts entweder auf labilen oder unebenen Untergründen, mittels kinästhetischer Wahrnehmungsschulung, mit labilen Tools (Slashpipe®, Redondo® Ball Plus), bei geöffneten oder geschlossenen Augen absolvieren.

Ein perfektes Workout für Ihre Muskeln sollte idealerweise folgende Eigenschaften in sich vereinen:

Es sollte...

...koordinativ anspruchsvoll sein: Machen Sie möglichst viele frei geführte Bewegungen, die nach Möglichkeit viele Muskeln miteinbeziehen.

...harmonisch sein: Trainieren Sie alle auf ein Gelenk einwirkenden Muskeln (damit ist gemeint, die Agonisten sowie den Antagonisten miteinzubeziehen) und harmonieren Sie dadurch positiv den Muskeleinfluss auf das jeweilige Gelenk.

...intelligent sein: Maximieren Sie Ihre Bewegungsintelligenz mit einem abwechslungsreichen Training. Integrieren Sie regelmäßig neue und noch unbekannte Übungsvarianten für ein und denselben Muskel in Ihr bekanntes Repertoire. 4

...kombinierfreudig sein: Seien Sie kreativ und verknüpfen Sie Übungen für die Beine mit einer Core-Übung oder ein Workout für die Armstützkraft mit einer Beinkräftigung („Burpee"). Nehmen Sie zwei verschiedene Übungen, setzen Sie beide aneinander und gestalten so nebenbei eine komplett neue Übung. → Ein Deck Squat mit einem Dunking (Basketball) als Beispiel!

...intensiv sein: Ist Ihr langfristiges Ziel, athletisch definierte Muskeln zu bekommen, dann ist ein Workout mit hohen Belastungen und wenigen Wiederholungen notwendig.

...brennend sein: Die Muskeln sollen wachsen? Dann lassen Sie sie brennen!

4.5.8 Mehr bedeutet nicht automatisch besser

Wer zu häufig trainiert und dabei immer wieder die gleichen Muskeln beansprucht, nimmt seinen Muskeln die Chance, sich zu erholen. Ohne die benötigte Zeit für eine Trainingsanpassung wird es Ihnen nicht gelingen, stärker, geschweige denn leistungsfähiger zu werden. Die beste Devise auch beim Krafttraining ist also maßhalten. Bei niedrigen Belastungen können Sie fast täglich trainieren. Bei sehr intensiven Belastungen sieht es anders aus. Dann empfiehlt es sich, dies für eine Muskelgruppe maximal 2-3-mal pro Woche durchzuführen.

„Muskeln wachsen womöglich dann am effektivsten, wenn die Athleten ihr Training für einige Tage vollständig unterbrechen" (GEOkompakt Nr. 46/2016).

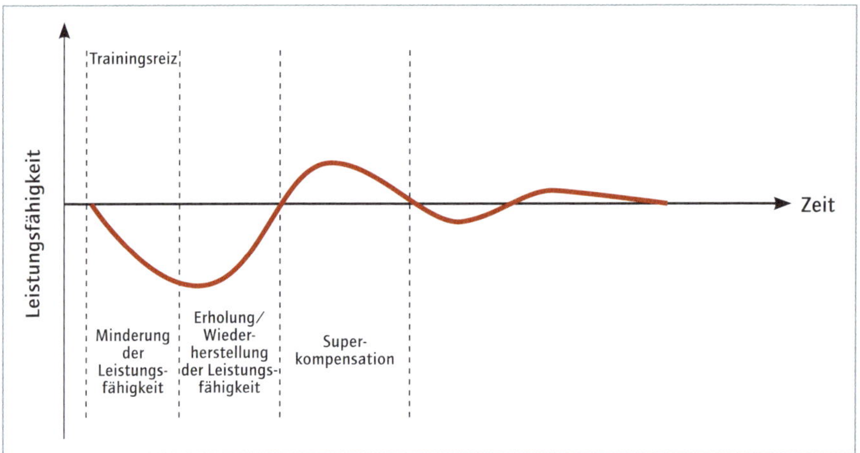

Die Superkompensation

4.5.9 Von anderen Disziplinen lernen

Damit meine ich, dass es immer lohnenswert ist, sich bei anderen Disziplinen umzuschauen, um von ihren Erfahrungen zu lernen. Mal zuzusehen, oder besser noch am eigenen Leib zu erspüren, wie sich ein gutes Training draußen im Freien bei der Leichtathletik, Fechten, Boxen, Sportklettern oder vielleicht auch beim Tai-Chi anfühlt. Wer offen für Neues ist und dabei mit all seinen Sinnen aktiv spürt, kann so viel für sich und sein eigenes Training mitnehmen. Nutzen wir doch die einmalige Chance im Functional Training, in alle Richtungen voranzuschreiten und die damit verbundene Vielzahl von Reizen sehr bewusst in unser tägliches Training einfließen zu lassen.

Einer der wichtigsten Bausteine im Verbessern unserer körperlichen und nicht weniger unserer psychischen Leistungsfähigkeit ist das Schlüsselprinzip der Bewegungsvariation. Eintönige Routine in unserem täglichen Training führt auf Dauer eher zu einer Stagnation. Um unsere Motivation hochzuhalten, dem zentralen Nervensystem (ZNS) neue Impulse zu geben, bedarf es manchmal auch unkonventioneller Übungen.

WISSENSBOX – ZENTRALNERVENSYSTEM

Das zentrale Nervensystem oder Zentralnervensystem (kurz ZNS) ist ein Teilsystem des Nervensystems. Seine Strukturen und Steuerungen werden auch als zentralnervös bezeichnet.

Funktionen:
***Integration* aller sensiblen Reize, die ihm von innerhalb oder außerhalb des Organismus zugeleitet werden (sogenannte *Afferenzen*).**

***Koordination* sämtlicher motorischer Eigenleistungen des Gesamtorganismus.**

(Auszug aus Wikipedia)

Jedes Mal, wenn wir unser zentrales Nervensystem (damit ist auch unser Bewegungsapparat gemeint) mit einer neuartigen Bewegung konfrontieren, setzen wir es einem gewollten Stress aus. Zu diesem Zeitpunkt ist das ZNS aufgrund der Kontinuität und Wiederholung der Bewegung gezwungen, sich immer wieder neu anzupassen und somit alle beteiligten Systeme zu verbessern. Erst wenn wir unseren Körper mit all seinen Organsystemen aus seinem Gleichgewicht (Homöostase) brin- 4
gen, indem wir ihn ungewohnten Reizen aussetzen, wird er proaktiv reagieren. Er wird dadurch in die Lage versetzt, viel schneller zu reagieren und sich um einiges schneller anzupassen.

„Die Bewegungsvariabilität ist das Öl des zentralen Nervensystems" (Veestagen, 2014, zitiert nach Bruscia, 2017, S. 83).

Übertragen wir dieses Wissen über die Bewegungsvariabilität in unsere „normale" Freizeitgestaltung. Wie leicht könnten wir uns in unserer Freizeit fit halten, indem wir sie äußerst abwechslungsreich gestalten. Badminton, Frisbee, Mountainbike, Beachvolleyball, Bouldern, Bergwandern oder auf der Slackline im Park mit dem Gleichgewicht ringen, um nur ein paar motivierende Bewegungsformen zu benennen.

So, wie ein Läufer davon profitieren kann, seine Laufeinheiten auf regelmäßig wechselndem Terrain (Asphalt, Feld- und Waldwegen, querfeldein, Strand, Tartanbahn, Wiese) zu absolvieren und infolgedessen seine propriozeptorischen Fähigkeiten pusht. Genauso empfiehlt es sich auch für den Fitnesssportler, sein Workout derart zu gestalten, dass sein Körper stets mit wechselnden Reizen konfrontiert wird.

Deswegen ist es denkbar, seine gewohnten Liegestütze entweder in der Wohnung auf dem Teppichboden, hinter dem Haus auf der Wiese, mitten im Stadtpark, in Verbindung mit dem Slingtrainer, auf der Bank vor der Grillhütte, am Seeufer, im Schlafzimmer auf dem weichen Bett, gar auf einem Stand-up-Paddling-Board (SUP-Board) oder im Fitnesszimmer mit den Händen auf einer zusammengerollten Gymnastikmatte aufgestützt zu machen. Je vielseitiger Sie trainieren, umso flexibler bleibt nicht nur Ihr Körper, sondern auch Ihr Geist. Wichtig hierbei, finde ich, ist in erster Linie, dass es Ihnen Freude bereitet, dass Sie dabei Spaß haben können, auch wenn Sie nicht gleich zu einem Weltmeister werden.

4.5.10 Die Zehnkampfmethode

Olympiagladiatoren nannte man sie gerne, die Zehnkämpfer mit ihrem ästhetischen Körperbau wie der 21-jährige Mainzer Niklas Kaul (Zehnkampf-Gold bei der Leichtathletik-WM 2019 in Doha). Von heute auf morgen kommt so ein ausgeprägter Körperbau sicher nicht zustande. Dieses Resultat kommt auch nicht von ungefähr.

Profitieren wir vom Erfahrungsschatz einer der vielseitigsten Sportarten der Welt, denn ein Zehnkampf besteht aus sehr unterschiedlichen Disziplinen: 100-m-Lauf, Weitsprung, Kugelstoßen, Hochsprung, 400-m-Lauf, 110-m-Hürdenlauf, Diskuswerfen, Stabhochsprung, Speerwerfen, 1.500-m-Lauf.

Gewiss hat jeder Zehnkämpfer seine eigenen Vorlieben und Stärken hinsichtlich einer dieser vielen Disziplinen, im Grunde sind sie jedoch alle Allrounder. So vielschichtig ihr Training strukturiert ist, so vielseitig hat sich ihre Muskulatur, eben ihr athletischer Körperbau, entwickelt. Dazu müssen Sie nicht unbedingt einer von ihnen werden. Wieso machen wir uns nicht ihre Vielfältigkeit für das eigene funktionelle Training zunutze? Dies gelingt am besten, indem wir unser eigenes Fitnesstraining so variabel und facettenreich wie möglich gestalten. Die grundlegendsten Punkte, die Sie jederzeit selbst modifizieren können, sind:

- die Trainingstage variieren (Montag/Mittwoch/Samstag oder Dienstag/Donnerstag/Sonntag), ebenso die Tageszeit (Wahlweise: morgens/vormittags/nachmittags/abends);
- den Trainingsort wechseln (indoor/outdoor, eventuell sogar im Wasser);
- die zeitliche Dauer einer Workouteinheit variieren (20/30/45 Minuten);
- Variation der Trainingsgestaltung (zeitorientiert, aufgabenorientiert, Zirkeltraining, Stationstraining);
- die Anzahl der Wiederholungen oder Sätze bei einer Übung verändern;

- die Trainingsmethoden variieren (Maximalkraft-, Hypertrophie-, Kraftausdauer-, Schnellkraft- oder Reaktivkrafttraining);
- Übungen auf instabilen Untergründen (z. B. Balanza® Freeride, TOGU Jumper®, Aero-Step® oder auf einer Gymnastikmatte) ausführen;
- Übungsvariationen für denselben Muskel nutzen. Hierzu ein Beispiel: Sie wollen die Bauchmuskeln trainieren? Nahe liegend und sehr effektiv wäre die Übung „Käfer", aber auch mit weiteren Variationen lassen sich Ihre Bauchmuskeln stählen: Windmühle, Planke, Side-Crunch, Becken heben, Beine absenken in Rückenlage u. a.

4.5.11 Atmung – ohne geht es nicht!

Auch wenn man ja eigentlich immer atmet, kann jedes Training mit der passenden Atmung positiv unterstützt oder sogar blockiert werden. Ein Phänomen, welches einem Sportlehrer oft begegnet, ist das „Luftanhalten", sobald die Belastung zu groß wird. Dabei könnte die richtige Atmung vieles leichter machen. Die große Gefahr beim „Dicke-Backen-Machen", sprich dem Luftanhalten, ist, dass der Blutdruck in gefährliche Höhen steigen kann.

Die gängigste Regel beim Atmen im Krafttraining ist folgende: Beim Anspannen, „Kontrahieren", eines Muskels, sollte man ausatmen und beim Nachgehen einer Last wieder einatmen. Hierzu ein Beispiel aus der Praxis: Aus der Liegestützposition geben Sie der Schwerkraft langsam kontrolliert nach und kommen mit der Einatmung allmählich nach unten in Richtung Boden. Anschließend überwinden Sie die Schwerkraft wieder und drücken sich mit der Ausatmung nach oben in die Stützposition.

Problematisch: Nicht jede Übung kann so gleichmäßig mit der Atmung einhergehen, dann ist das Allerwichtigste, dass Sie ruhig und beständig in Ihrem eigenen Rhythmus weiteratmen. Sicher spricht auch einiges dafür, über die Nase ein- und über den Mund auszuatmen, jedoch achte ich als Trainer in allererster Linie darauf, dass meine Kunden die Atmung mit der Übung harmonisieren können. Ach ja, wer bei seinen Übungen noch lächeln kann, der atmet „automatisch" weiter.

KAPITEL 5

Kapitel 5

SPORTVERLETZUNGEN … WAS NUN?

„Wo gehobelt wird, da fallen Späne", lautet ein altes deutsches Sprichwort. Anders gesagt: „Nur wer selbst überhaupt Sport treibt, kann sich eventuell eine Verletzung oder Überbelastung zuziehen."

Angefangen vom klassischen Muskelkater, über den verstauchten Knöchel, zum überdehnten Band oder der Platzwunde nach einem Sturz mit dem Mountainbike. Meistens sind es keine lebensbedrohlichen Sportunfälle, dennoch hilft bei fast jeder Art von körperlichen Verletzungen folgender Ablauf:

Es gibt drei Phasen, die bei der Wundheilung beachtet werden sollten.

5.1 Entzündungsphase

In dieser Phase sollte der Körper mit wichtigen Nährstoffen versorgt werden. Eine Einnahme von natürlichen, entzündungshemmenden Lebensmitteln hilft, den entzündlichen Prozess zu stoppen und wieder ein gesundes Niveau zu erreichen. Dies können wertvolle **Fette** wie Olivenöl, Avocados, Leinsamen, Nüsse oder Fisch (am besten Lachs oder Makrelen) sein. Hierbei kommt es auf den hohen Gehalt an sogenannten *Omega-3-Fettsäuren* an!

WISSENSBOX ERNÄHRUNG

LEINÖL – EIN WAHRES LEBENSELIXIER

Leinöl ist eine der besten Quellen für Omega-3-Fettsäuren, die für den menschlichen Organismus unverzichtbar sind. Omega-3-Fettsäuren wirken sich positiv auf unser Herz-Kreislauf-System, auf unsere Sehkraft und auf unser Nervensystem aus – um nur einige Aspekte zu nennen. Des Weiteren wirken sie stabilisierend auf Diabetes und senken die Blutfettwerte. Die in Leinöl enthaltenen Lignane zeigen eine antikarzinogene Wirkung und können somit einen präventiven Schutz vor Krebs bieten.

1 EL Leinöl sollte täglich eingenommen werden. Es kann ins Müsli oder über das Obst gegeben werden (falls der direkte Verzehr nicht klappt). Es ist ratsam, Leinöl in kleinen Flaschen zu kaufen (100 ml oder 250 ml), da es nicht sehr lange haltbar ist.

Tipp: Es lässt sich jedoch prima einfrieren.

Auch einige Gewürze, Kräuter, Enzyme und Tees besitzen entzündungshemmende Eigenschaften und unterstützen den Heilungsprozess. Unter anderem sind besonders geeignet: Kurkuma, Knoblauch (frischer Knoblauch wirkt stark entzündungshemmend, blutreinigend und stärkt das Immunsystem). 5

Tipp: Eine frische Knoblauchzehe zerdrücken und jeden Morgen auf nüchternen Magen mit einem Glas warmen Zitronenwasser trinken), das Enzym Bromelain in Ananas, grüner Tee (pro Tag können 2-3 Tassen Tee getrunken werden, grüner Tee liefert entzündungshemmende Antioxidantien und unterstützt zusätzlich den Entgiftungsprozess im Körper) und Heidelbeeren.

5.2 Proliferationsphase

Diese Phase beginnt etwa am dritten Tag nach der Verletzung. Beschädigtes Gewebe wird entfernt und neue Blutgefäße werden gebildet, um den Heilungsprozess anzuregen. Dies erhöht die Stoffwechselrate um 15-50 %, daher benötigt der Körper mehr Energie. Die täglichen Mahlzeiten sollten aus ausreichend Proteinen, gesunden Fetten, hochwertigen Kohlenhydraten und außerdem reichlich Obst und Gemüse bestehen.

Lebensmittel mit einem von Natur aus hohem Gehalt an Proteinen sind zum Beispiel: Hülsenfrüchte, Eier, Quinoa, braunes Reisprotein.

Wertvolle Fette: Fette dienen dem Körper als Energiequelle, helfen, wichtige Vitamine (A, D, E, K) aufzunehmen und schützen vor Entzündungen. Zu diesen Fettquellen zählen Kokosöl, Olivenöl, Avocados, Chia-Samen und Lachs.

Hochwertige Kohlenhydrate: Kohlenhydrate aus Hülsenfrüchten, Obst und Gemüse sind während der Proliferationsphase sehr sinnvoll. Fehlen dem Körper Kohlenhydrate, werden Proteine als Energiereserve genutzt und dadurch der Heilungsprozess verlangsamt.

Frisches Obst und Gemüse bestehen zu einem Großteil aus Wasser und liefern entzündungshemmende Antioxidantien. Sie verbessern den Blutfluss und unterstützen dadurch den Heilungsprozess. Hierzu gehören Obst- und Gemüsesorten, wie zum Beispiel Möhren, Brokkoli, Ananas, Erdbeeren, Granatäpfel und Sauerkirschen.

5.3 Remodellierungsphase (Wundheilungsphase)

Während dieser Phase werden Kollagenfasern gebildet, um das beschädigte Gewebe zu verfestigen und zu stabilisieren. Diese Phase kann bis zu einem Jahr andauern. Vitamin A und C, Kupfer, Zink, Arginin und Glutamin sind während dieser Phase sehr hilfreich. Vitamin A und C unterstützen die Produktion von Kollagenfasern. Infolgedessen wird das Bindegewebe und das Immunsystem gestärkt. Vitamin A und C sind besonders in Kohl, Brokkoli, Paprika, Beeren, Petersilie und Hagebutten enthalten.

Kupfer unterstützt die Bildung der roten Blutkörperchen und stärkt mit Vitamin C zusammen das Bindegewebe. Zink spielt eine wichtige Rolle bei der Proteinsynthese und ist an der Geweberegeneration beteiligt. Kupfer und Zink sind in Sonnenblumenkernen, Cashewkernen, Sesam und Haselnüssen enthalten.

Arginin und Glutamin sind zwei Aminosäuren. Das Arginin hilft, durch die Produktion von Stickstoffmonoxid im Gewebe, den Blutfluss zum verletzten Bereich zu erhöhen. Glutamin regt den Stoffwechsel an und unterstützt die Regeneration des Gewebes. Beide Aminosäuren sind in braunem Reisprotein und Erbsenprotein enthalten und können auch als Shake getrunken werden.

Mit den natürlichen Nährstoffen in Lebensmitteln kann der Heilungsprozess einer Verletzung nicht nur unterstützt, sondern darüber hinaus auch beschleunigt werden. Neben einer nährstoffreichen Ernährung ist es außerdem wichtig, ausreichend Wasser zu trinken. Das Wasser unterstützt sämtliche Zellprozesse, verbessert den Blutfluss und dadurch die Regeneration des beschädigten Gewebes.

KAPITEL 6

Kapitel 6

PHILOSOPHIE UND RAHMENBEDINGUNGEN

6.1 Zielgruppe

4XF Functional Training ist für alle gesunden Menschen geeignet, die ihre Fitness verbessern wollen – Männer und Frauen, Junge und Ältere, Anfänger wie Fortgeschrittene. Das moderne Functional Training hat längst nichts mehr mit der „Turnstunde" von Tante Erna zu tun. Mit der Erkenntnis, dass Sport im „Schonwaschgang" nichts Wesentliches zur Verbesserung unserer Fitness beigetragen hat, wird heutzutage umso intensiver Sport betreiben.

Folgende Aspekte sind für die Zielgruppen besonders bedeutend:

- 4XF Functional Training bietet jungen Erwachsenen, die z. B. aus dem Leistungsbereich einer Sportart ausscheiden, ein interessantes und herausforderndes Folgeangebot.
- Im Gegensatz zu anderen bekannten Fitnesstrends, die überwiegend von Frauen angenommen wurden, werden mit 4XF Functional Training verstärkt auch Männer angesprochen.
- Wer sich mit dem klassischen Gerätetraining in modernen Fitnessanlagen bisher nicht anfreunden konnte, findet beim 4XF Functional Training eine echte Alternative.
- Wer nicht gerne alleine trainiert, sich aber für bisherige Group-Fitness-Formate nicht begeistern konnte, findet mit 4XF Functional Training ein einfaches, bodenständiges und forderndes Training.

6.2 Philosophie

Was hebt uns von anderen Trainingsformen ab und macht das Functional Training so einzigartig? Functional Fitness ist der Aufbruch in die Bewegungskultur *4.0, the Spirit of a new Generation*! Lassen wir endlich das „Schubladendenken" von gestern zu Hause, in dem Männer zum Fußball und Frauen zur Aerobicstunde gegangen sind. Selbst in moderne Kursstunden der „neuen Rückenschule" fließen heutzutage wesentliche Elemente aus dem Functional Training mit ein. Aus Teilbereichen des Functional Trainings entwickelten sich begehrte Trainingsformate, ich nenne hier nur: Core-Training, HIT-Training, Faszien-Training, Bodyweight-Training, Boot Camp und vieles mehr.

Sicherlich, das Rad wurde auch durch den Trend Functional Training nicht neu erfunden. Ein Rückblick: Als die jungen Männer auf der Hasenheide in Berlin (1811) unter der Aufsicht von Turnvater Jahn geturnt haben, war deren Alltag wesentlich körperbetonter im Vergleich zu einem „ITler" heutzutage in seinem klimatisierten Büro. Diese Bewegungsvielfalt von früher machen wir uns, gespickt mit den neuesten Erkenntnissen aus der Sportwissenschaft und -medizin, wieder zu eigen.

Jetzt ist endlich Powern für alle angesagt – jedoch mit Wissen und Verstand. Sobald wir wieder ein Gefühl für unseren Körper – der ein wahres Wunderwerk der Natur darstellt – entwickelt haben, werden wir mit der drittschönsten Nebensache der Welt, dem Functional Training, ein neues Kapitel in unserem Leben aufschlagen. Man könnte sagen: „Es läuft." 6

6.3 Hilfsmittel (Materialien) für das Functional Training

Das wichtigste Hilfsmittel ist sinnvollerweise das eigene Körpergewicht. Mit diesem zu arbeiten, ist für viele schon anspruchsvoll genug. Erst wenn die Basisübungen beherrscht werden, sollte der Sportler zusätzliche Trainingsgeräte einbeziehen. Die Anzahl der Geräte, die beim 4XF Functional Training eingesetzt werden, ist überschaubar. Dennoch ist ein Geräteeinsatz beim 4XF Functional Training aus mehreren Gründen unerlässlich: Zum einen lassen sich bestimmte Übungen (z. B. ziehende Übungen, Läufe oder Sprünge) ohne Hilfsmittel nicht oder nur in wenig anspruchsvoller Form durchführen, zum anderen gestalten Geräte das Training deutlich abwechslungsreicher und motivierender.

Folgende Geräte können während eines 4XF Functional Trainings zum Einsatz gelangen:

Fausthanteln

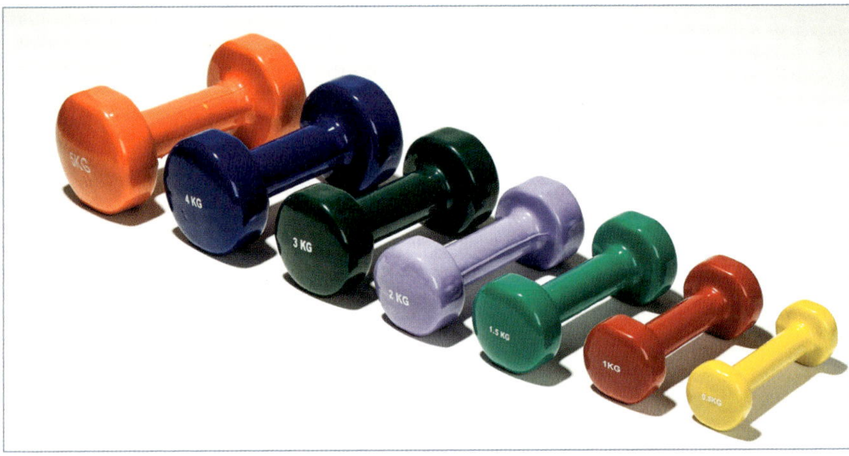

Die Fausthanteln für Functional Fitness bestehen aus Gusseisen und sind mit farbigem Vinyl überzogen. Dadurch liegen die Hanteln sehr angenehm in der Hand, nehmen keinen Schweiß auf und sind nach dem Training gut zu reinigen. Die Fausthanteln von 0,5-5 kg sind farblich differenziert und werden sehr gerne in Vereinen und Fitnessstudios eingesetzt. Die kleinen Kugelhanteln sind sehr robust und langlebig.

- Gewicht: 0,5-5 kg

Gewichtsball (Stonies®)

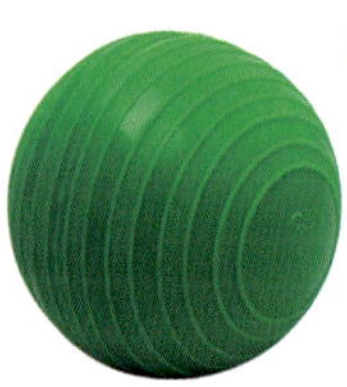

Der kompakte Gewichtsball mit Gewichtsfüllung passt in jede Handfläche und wird mit den Gewichten 500 g, 1.000 g, 1.500 g, 2.000 g und 2.500 g angeboten. Dabei variiert der Durchmesser je nach Gewicht von 7 cm (500 g und 1.000 g) bis 9,5 cm (2.000 g und 2.500 g). Bewegungen sind in allen Dimensionen möglich, da durch die zentrale Lagerung des Stonies® in der Handfläche belastende Momente vermieden werden. Mit der Verfügbarkeit unterschiedlicher Gewichte kann auch die Herausforderung bei allen Übungen erhöht werden.

Gymnastikball, groß

Der Vorteil des großen Gymnastikballs ist seine Vielseitigkeit; man kann stehend, sitzend, liegend oder kniend fast sämtliche bekannten Übungen auf ihm ausführen. Er eignet sich auch für alle Altersklassen, ob Sportler und Leistungssportler darauf funktionell trainieren, ob er im Alltag als Sitzalternative genutzt wird, Athleten im Studio oder zu Hause ihre Stabilität verbessern, jeder kann auf seine Art individuellen Nutzen aus dem Training mit dem großen Ball ziehen.

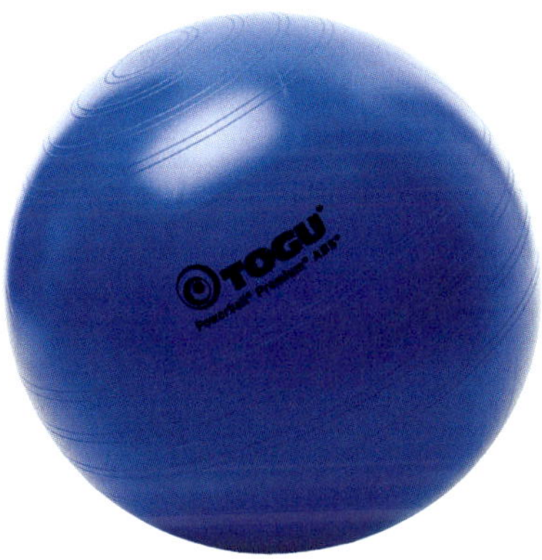

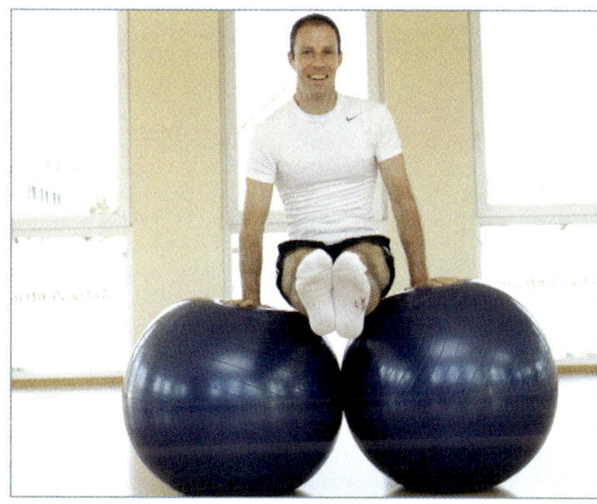

Gymnastikmatten

Die Gymnastikmatte TOGU® JumpYone® ist ideal einsetzbar im Functional Training. Mit den Maßen von ca. 180 x 66 x 0,5 cm ist die Fitnessmatte für viele Übungen wie Ausfallschritte, Squat, Liegestütze, Plank einsetzbar. Die Matte ist beidseitig mit funktionellen Markierungen bedruckt. Damit werden Übungen mit vielen Sprung- und Laufvariationen möglich. Das elastische Material sorgt für eine optimale Dämpfung und für eine rutschhemmende Ober- und Unterseite.

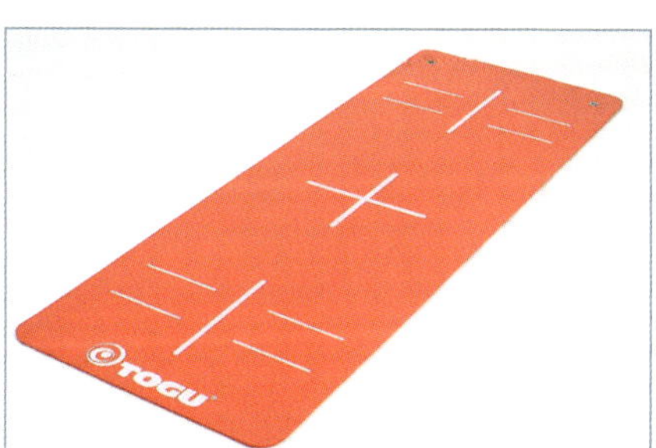

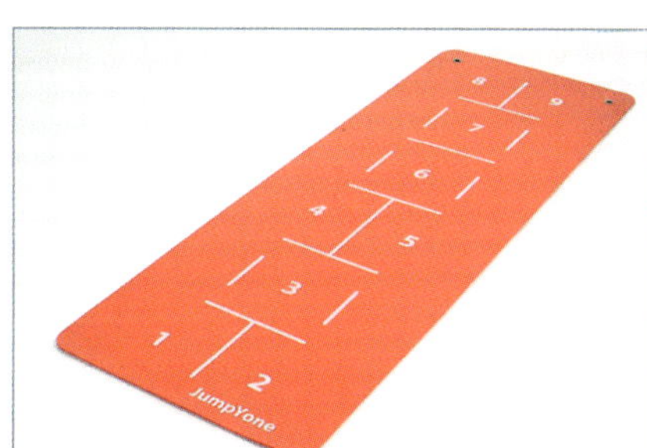

Gymnastikstab

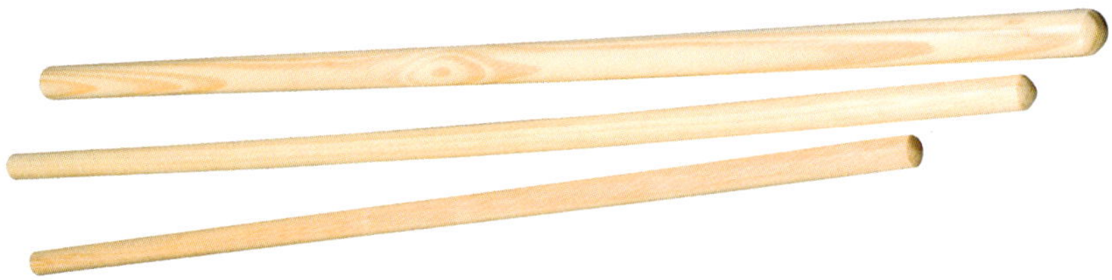

Turnstäbe sind in vielen verschiedenen Sportarten einsetzbar. Der Gymnastikstab aus Holz ist 1 m lang bei einem Durchmesser von 30 mm. Es gibt weitere Gymnastikstäbe aus Kunststoff in zwei bzw. drei Größen und vier Farben.

Kleiner Turnkasten

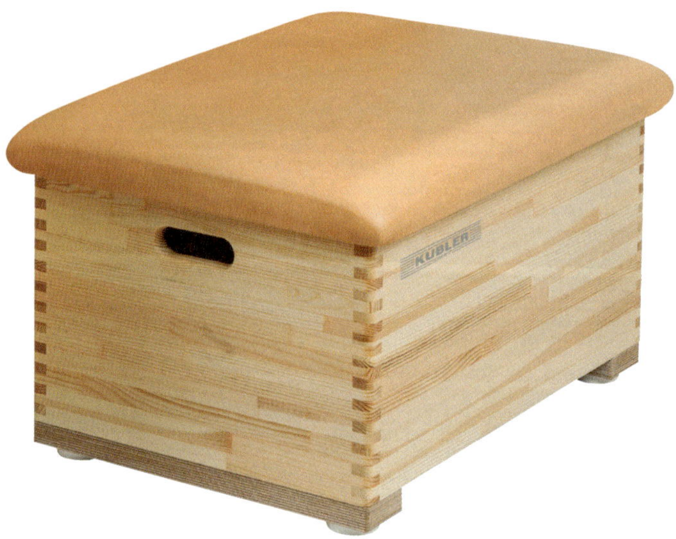

Seit Jahren für eine Vielzahl von Übungen, z. B. Sprünge, bewährt und bei den unterschiedlichsten Sportarten, wie etwa beim Functional Training, etabliert – die kleinen Turnkästen.

- L: 70 cm, B: 50 cm, H: 40 cm

Kettlebells

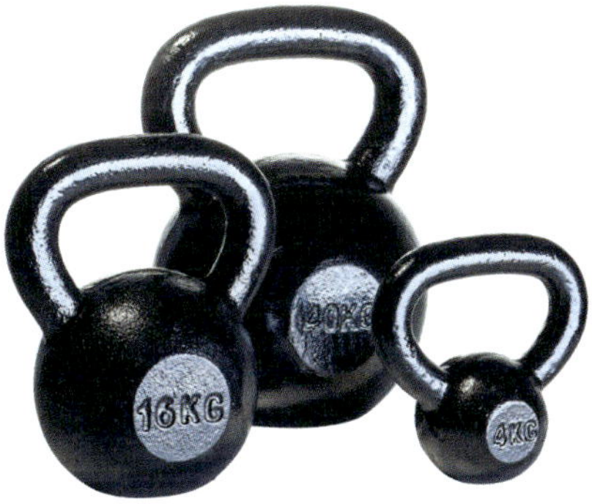

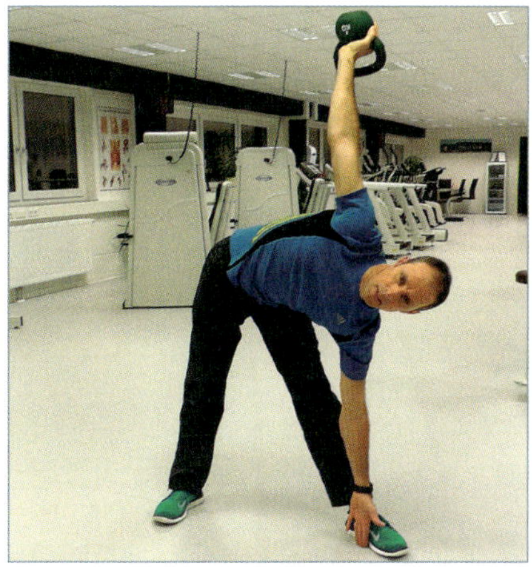

Kettlebells – auch als Rundhanteln bekannt – wurden in Russland bereits vor mehr als 100 Jahren zum Gewichthebetraining eingesetzt. Im Rahmen des funktionellen Fitnesstrainings werden Kettlebells als Ganzkörper-Trainingsgerät heutzutage gerne wieder eingesetzt. Das „freie", nicht „geführte" Training wie bei Kraftmaschinen trainiert komplette Muskelgruppen und sorgt für eine starke Rumpf- und Oberkörpermuskulatur. Der Einstieg in das Training mit der Kettlebell sollte mit nicht zu großen Gewichten erfolgen, damit der Fokus zunächst auf dem Erlernen von Technik und Koordination liegen kann! Das anspruchsvolle Training mit Kettlebells sollte auf entsprechenden Trainingsflächen stattfinden, um den Boden zu schonen.

- Ausführungen von 4-40 kg
- Abgeflachte Standfläche
- Eingeprägte kg-Angabe

Koordinationsleiter

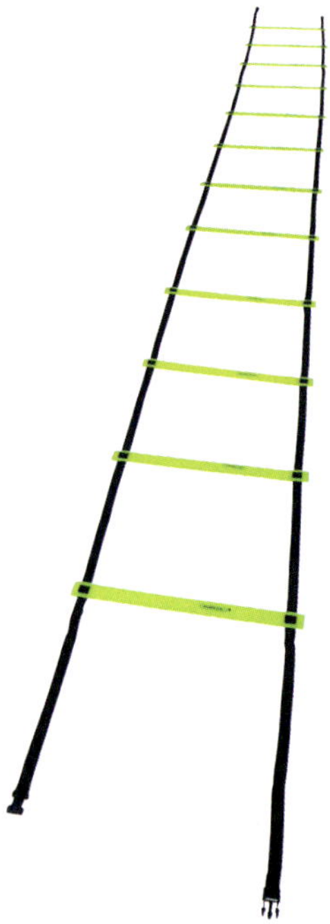

Die Koordinationsleiter ist ein ideales Instrument, um die Laufkoordination und Schnelligkeitsübungen zu trainieren. Sie findet ihren Einsatz daher im Functional Training wieder. Koordinationsleitern sind wichtige Helfer, um die Grundschnelligkeit und die Auge-Fuß-/Bein-Koordination zu schulen. Die Anzahl der verschiedenen Übungen und Schrittfolgen, die man mit der Koordinationsleiter durchführen kann, ist unendlich: Die Schrittfolgen können dabei sehr variieren. Die Übungen können als Einzeltraining, als Partnerübungen oder als Staffelformen organisiert sein. Hinzu kommt, dass dieses Trainingsgerät nicht nur effektives Schnelligkeitstraining ermöglicht, sondern auch der Auf- und Abbau schnell und problemlos geht und das Trainingsgerät kaum Platz benötigt.

Markierungshauben und Markierungskegel

Die kleinen Trainingspylonen sind für den Einsatz in der Halle sowie auf dem Sportplatz im Freien gleichsam gut geeignet. Markierhütchen sind für ein ambitioniertes Training im Functional Training, Ballsport, in der Leichtathletik und vielen weiteren Sportarten heutzutage unverzichtbar. Die kleinen Trainingshütchen können als Markierung von kleinen Spiel- oder Trainingsfeldern dienen. Mit den Markierkegeln lassen sich aber auch Slalomparcours für Dribblings oder Laufübungen bauen. Die praktische Spiel- und Trainingserleichterung für den Vereins- und Freizeitsport.

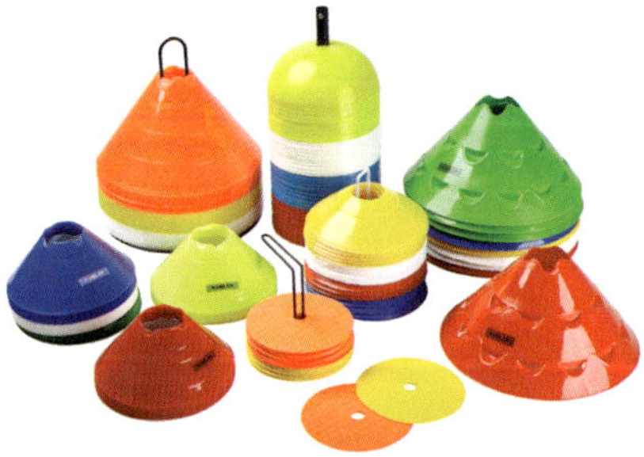

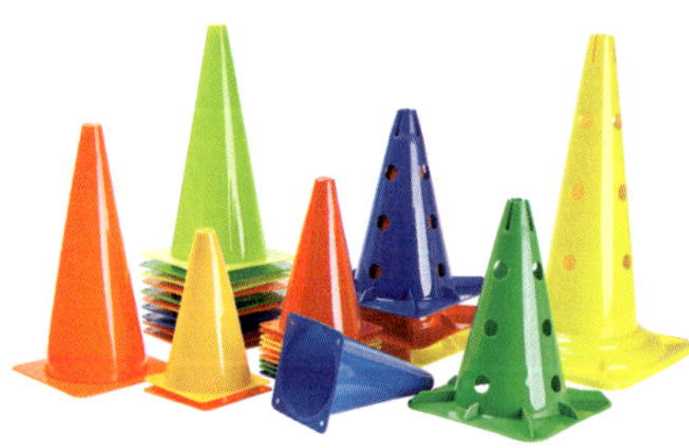

Medizinball (mit oder ohne „Griff")

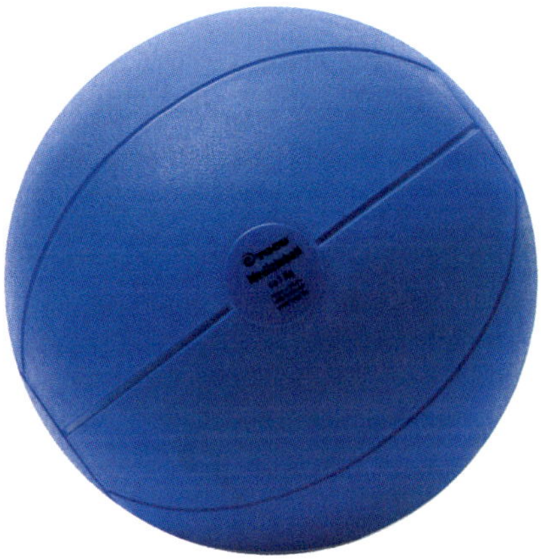

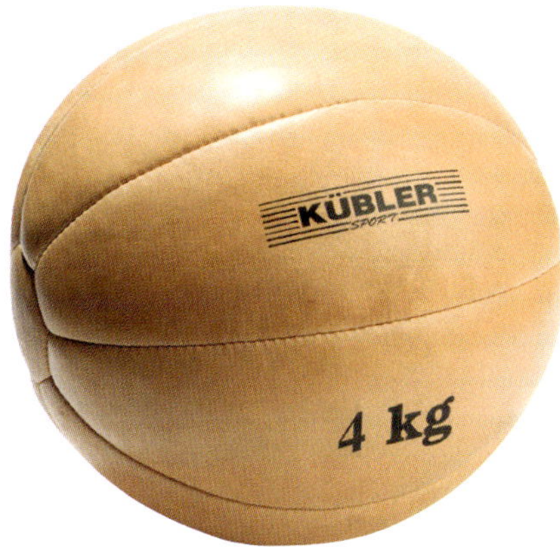

Medizinbälle gehören zu den klassischen Trainingsgeräten im Functional-Fitness-Sport. Mit ihrer Hilfe können viele verschiedene Körperpartien trainiert werden und die verschiedensten Trainingsziele erreicht werden. In einem abwechslungsreichen Fitnesstraining sind diese klassischen Trainingsgeräte nicht mehr wegzudenken – die Medizinbälle aus Leder. Das Training mit dem Medizinball eignet sich sehr gut zum Kraftausdauertraining. Die gängigen Medizinbälle aus Leder wurden bereits Mitte des 19. Jahrhunderts in Amerika zur Steigerung der körperlichen Fitness eingesetzt. Anfang des 20. Jahrhunderts kam der Ball nach Deutschland und wird seither mit großem Erfolg im Training eingesetzt.

Eigenschaften des Medizinballs:

- Ball aus echtem Leder
- Ball erhältlich in sechs Größen/Gewichten

Mikrohürden oder Minihürden

Mikrohürde für das Training von Agility, Sprint und plyometrischen Übungen im Sport, gleichgültig ob Leichtathletik, Handball, Basketball, Functional Fitness und vieles mehr.

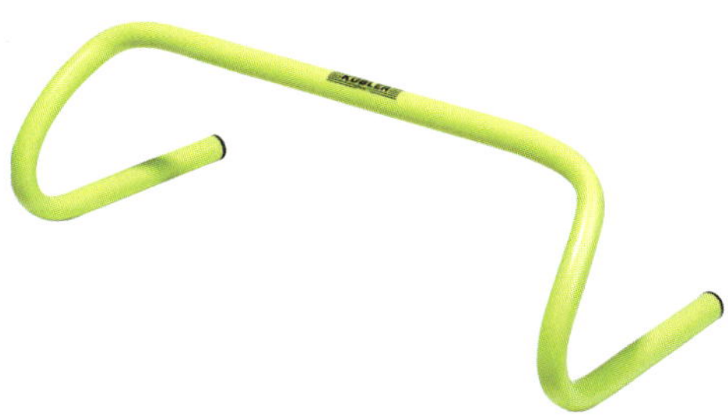

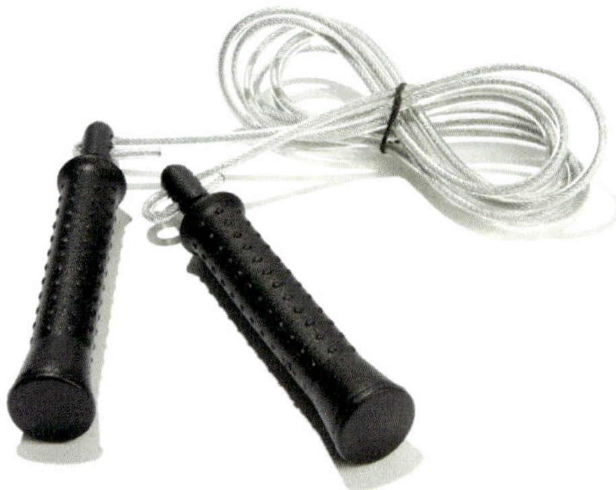

Springseile

Seilspringen ist in vielen Kampfsportarten, vor allem beim Boxen, bedeutungsvoll. Es verbessert nicht nur nachhaltig die Beinarbeit und Beweglichkeit, es trainiert die Balance und Koordination, Kondition und Ausdauer und die Schnellkraft. Springseile werden in verschiedenen Materialien angeboten: PVC, Leder, Stahlseil, Polypropylen u. a.

Powerbänder

Ergänzend für viele funktionelle Zugübungen im Functional Training nutzbar. Die extra dicke und robuste Latexschicht sorgt für eine deutlich höhere Widerstandskraft als bei herkömmlichen Übungsbändern. Dank ihrer Schlaufenform eignen sich die Powerbänder u. a. für Workouts im Bereich des Sprintkraft- oder Plyometrietrainings. Zum Beispiel ist die Theragym® Loop von TOGU® mit folgenden Widerständen erhältlich:

Widerstand:

- gelb = leicht
- grün = mittel
- blau = stark
- schwarz = extra stark

Technische Daten:

- Material: Latex
- Größe: 1/2 Umfang x Breite
- gelb = ca. 30 x 5 cm
- grün = ca. 29 x 5 cm
- blau = ca. 28 x 5 cm
- schwarz = ca. 27 x 5 cm

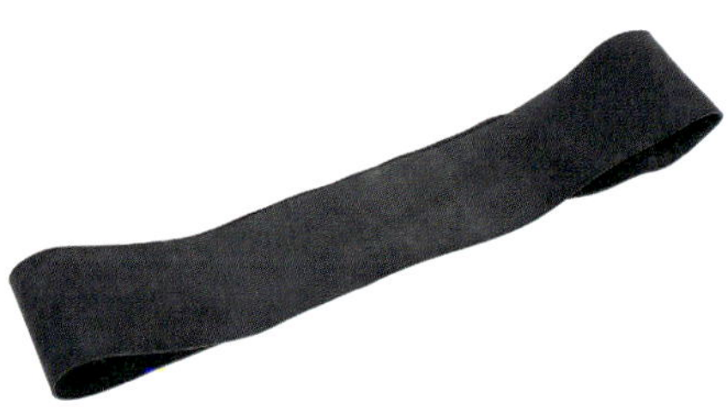

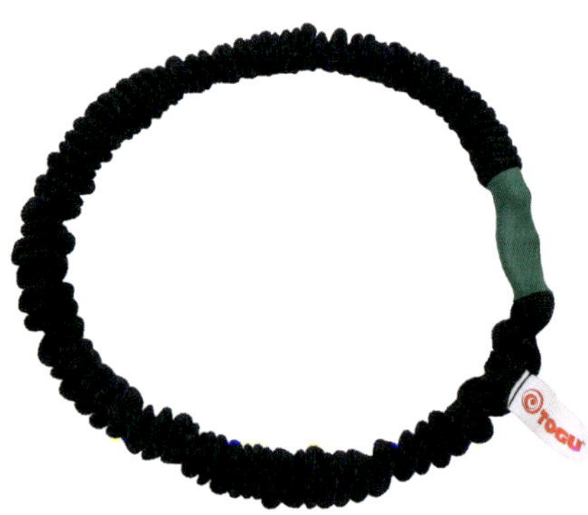

Stoppuhr (für Intervalltraining)

Die Stoppuhr gewährleistet eine Vielzahl von Einsatz- und Auswertungsmöglichkeiten.

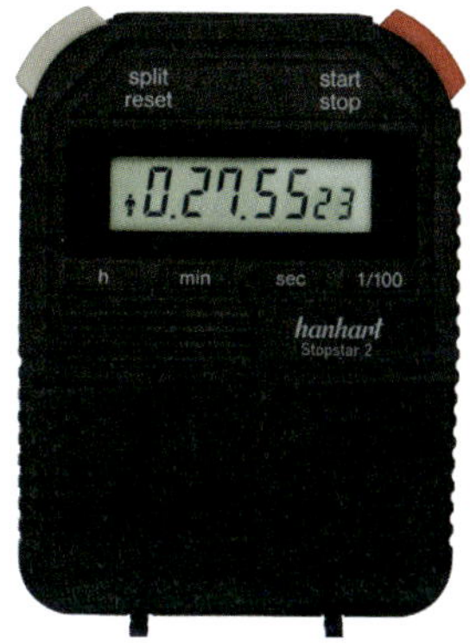

Sensomotorisches Training

Mit einem funktionellen sensomotorischen Training auf einem instabilen Fitnessgerät, wie etwa dem Ballstep® von TOGU®, können ganz neue Trainingsreize gesetzt werden. Das Training geht intensiver in die Tiefe, Wahrnehmung, Reizverarbeitung und Stabilität wird geschult und verbessert. Unter der speziell entwickelten Platte befinden sich vier extrem robuste, luftgefüllte Bälle. Im Unterschied zu herkömmli- 6
chen Balance Boards oder Steppern ist die Standfläche durch diese spezielle Konstruktion schwimmend instabil gelagert.

Technische Daten:

- Maße: ca. 89 x 43 x 14 cm
- Gewicht: ca. 5.150 g
- Belastbarkeit: ca. 200 kg

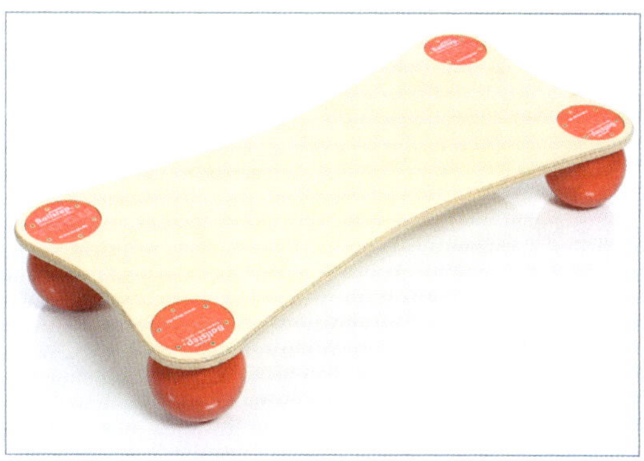

Theragym® Tube

Optimal für das Functional Training im Bereich Rumpf-, Arm- und Beinkraft mit mehr Komfort und Haltbarkeit. In vier verschiedenen Schwierigkeitsstufen erhältlich.

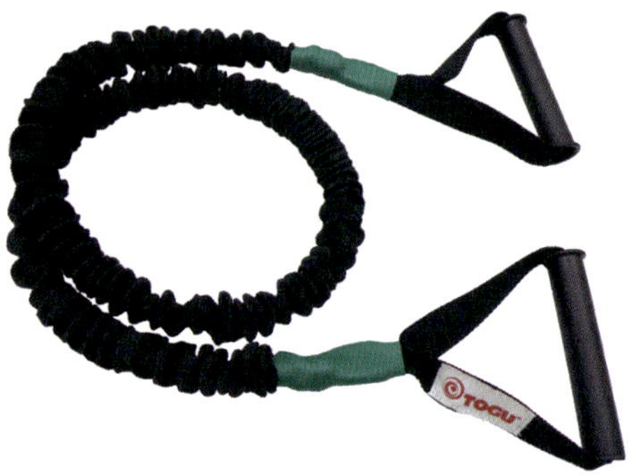

Technische Daten:

- Widerstand: leicht = gelb
- Maße: ca. 122 cm

- Widerstand: mittel = grün
- Maße: ca. 122 cm

- Widerstand: stark = blau
- Maße: ca. 122 cm

- Widerstand: sehr stark = schwarz
- Maße: ca. 122 cm

Turnbank

Die vielseitig einsetzbare Turnbank, auch Langbank genannt, besteht aus hochwertigem Holz. Am Ende der Turnbank gibt es eine Holzleiste, die an einer Sprossenwand, einem Reck oder einem Sprungkasten eingehängt werden kann. Dies erweitert den Übungspool für Workouts an einer schrägen Ebene (z. B. „Roman Chair"). Eine Turnbank ist eigentlich unverzichtbar in jeder Sporthalle oder im Bewegungsraum.

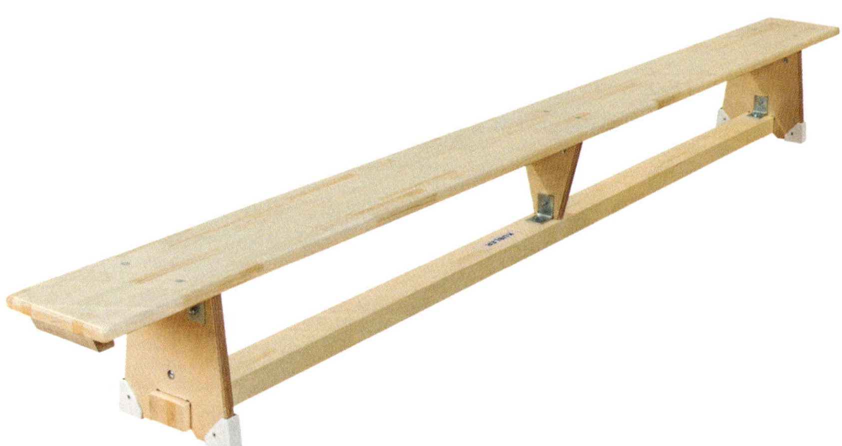

Topanga®

Der Topanga® bietet durch seine vielseitigen Einsatzmöglichkeiten ein funktionelles Workout. Dabei werden gleichzeitig mehrere Muskelgruppen in natürlichen Bewegungsabläufen angesprochen. Das Topanga®-Training stabilisiert, stützt und entlastet. Der Topanga® liegt angenehm in der Hand, auf den Schultern oder um die Hüfte.

Technische Daten:

Maße: ca. 39 cm Durchmesser

Gewicht: grün = 3 kg / schwarz = ca. 4 kg

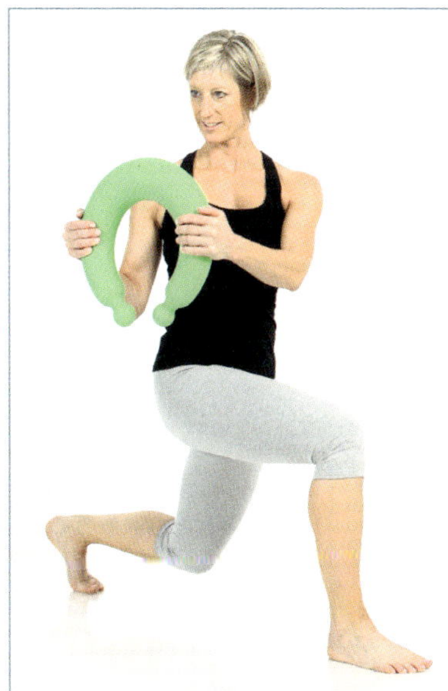

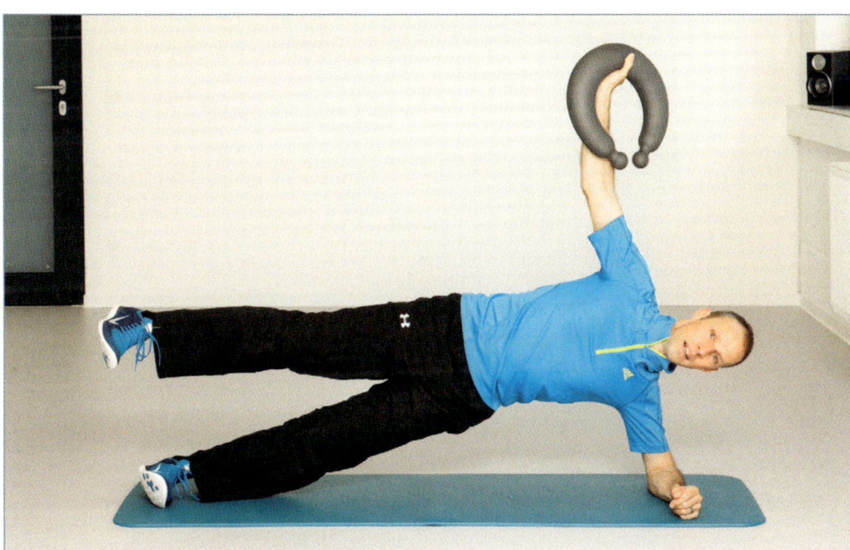

KAPITEL 7

Kapitel 7

DIE FUNCTIONAL-TRAININGS-EINHEIT

Eine 4XF-Functional-Trainings-Kurseinheit umfasst meist 60 Minuten und hat einen einheitlichen Aufbau, der sich bei jedem Trainingstermin wiederholt. In jeder Kursstunde werden alle motorischen Fähigkeiten angesprochen und trainiert. Die Kurseinheit ist in sieben Phasen strukturiert:

1. Begrüßung, Aufbau und Motivation
2. Mobilisation (Mobility)
3. Dynamisches Aufwärmen (Warm-up)
4. Spezielles Aufwärmen und Techniktraining
5. Haupttrainingsphase (Zirkeltraining, Workout des Tages)
6. Lockerung/Dehnung (Cool-down)
7. Abschluss und Teamgeist

Für die einzelnen Phasen stehen, je nach Gesamtlänge der Kurseinheit, folgende Zeiten zur Verfügung:

	Einheit mit 60 min	Einheit mit 90 min
Phase	Zeit/min	Zeit/min
Begrüßung und Motivation	2	4
Mobilisation	3	6
Dynamisches Aufwärmen	5	13
Spezielles Aufwärmen und Techniktraining	5	12
Haupttrainingsphase	38	43
Lockerung/Dehnung	5	8
Abschluss und Teamgeist	2	4

7.1 Begrüßung, Aufbau und Motivation

Bevor das eigentliche 4XF Functional Training beginnt, werden die einzelnen Trainingsstationen vom Trainer aufgebaut. Die Teilnehmer helfen bei Bedarf, die nötigen Trainingsmaterialien und -gerätschaften und den Zirkel aufzubauen.

Auch die Anwesenheitskontrolle findet vor dem eigentlichen Training statt. Da die Gruppe fest zusammengehört, fällt hier schon auf, wenn jemand nicht anwesend ist, sei es angekündigt oder unentschuldigt. Die Kommunikation und Sichtbarmachung der Anwesenheit bzw. des Fehlens ist ebenfalls ein wichtiger Faktor im Bestreben, ein Team aufzubauen. Durch die eventuell entstehenden Nachfragen der anderen Teilnehmer entsteht ein gewisser „Gruppendruck", der die Wahrscheinlichkeit einer regelmäßigen Teilnahme erhöht. Dies ist ein wesentlicher Unterschied zu einem anonymen Fitnessstudio, wo es den meisten Teilnehmern relativ gleichgültig ist, wer neben ihnen trainiert. 7

Ein weiterer Aspekt ist die direkte Ansprache durch den Trainer. Alle Namen zu kennen, die Teilnehmer eventuell auch persönlich zu begrüßen, Stärken und Schwächen des Einzelnen erfahren zu wollen und nach einiger Zeit auch zu kennen, gehört zum Pflichtprogramm des engagierten Trainers! Nur so erleben die Teilnehmer ein echtes Interesse des Trainers an ihrer Person und ihren jeweiligen Zielen. Durch eine begrenzte Gruppengröße ist sichergestellt, dass der Trainer auch ausreichend Kapazität für jeden hat.

Die eigentliche Trainingseinheit beginnt dann mit einem kurzen Zusammenkommen an einem Punkt, an dem der Trainer das Training eröffnet und nochmals die Ziele der jeweiligen Stunde verdeutlicht. Dies wird idealerweise durch ein Ritual begleitet, das immer zu Beginn stattfindet und so einen hohen Wiedererkennungswert hat. Es markiert den Anfang der Aktivität und grenzt diese vom normalen Alltag der Teilnehmer ab. Solche Techniken führen auf Dauer zu einer Identifikation jedes einzelnen Teilnehmers mit dem gesamten Team.

Hinweise zum Trainerverhalten

Wir empfehlen, die Motivation der Teilnehmer mit positiver Kommunikation zu gestalten. Dies bedeutet, dass der Trainer nur das sagt, was er erwartet oder sehen möchte, und NICHT das, was er NICHT sehen will. Des Weiteren sollte man das Füllwort „einfach" aus dem Wortschatz eines guten Trainers streichen. Dieses kann sehr leicht zu Frustration und Unmotiviertheit unter den Teilnehmern führen. Der Coach gibt beispielsweise während eines Trainings die Anweisung: „Als Nächstes springen wir nach dem folgenden Muster durch die Koordinationsleiter, du musst dich EINFACH nur so bewegen …". Diejenigen, die die Übung nicht auf Anhieb schaffen, denken sich möglicherweise, wenn ich schon diese einfache Variation nicht meistern kann, was mache ich dann, wenn es einmal schwerer wird?

Motivation

Stehen zu Beginn eher zielbezogene Impulse im Fokus (Strandfigur, Gewichtsreduktion, Muskelaufbau, wieder fitter werden etc.), können nach und nach andere Merkmale in den Mittelpunkt treten. Wenn ein Teilnehmer den unterstützenden Effekt erfährt, dass die Gruppe ihn so annimmt, wie er ist, antreibt, motiviert und ihn ernst nimmt, kann das dazu führen, dass sozialbezogene Gründe in den Vordergrund rücken. Aus einer ursprünglich extrinsisch einwirkenden Motivation („Mein Arzt hat gesagt..." oder: „Ich habe Rücken..."), die meist nicht lange vorhält, kann im Laufe der Zeit eine innere **intrinsische Motivation** und damit ein persönlicher Antrieb werden, der die Wahrscheinlichkeit einer Verhaltensänderung entscheidend beeinflussen kann.

Auch die Motivation, rundum fitter zu werden, geht Hand in Hand mit einer Verbesserung auf der physischen Ebene. Dabei sind positive Emotionen beim Sport der beste Motivator. Sobald der Trainierende selbst erkennen kann, wie unschätzbar wichtig ein reibungsloses Funktionieren der Herztätigkeit, Atmung, Hormonsysteme, Lymphtätigkeit und ein geschmeidiges Muskel-Sehnen-System ist, wird mit der einhergehenden verbesserten Körperwahrnehmung jeder Fortschritt und die Stärkung der Organe bewusster. Je stärker das Bewusstsein wächst, desto entschlossener, motivierter, letztendlich auch effizienter agieren wir.

Derart motiviert, werden wir in unserem alltäglichen Tun weitaus immuner gegen widrige Trainingsbedingungen (Regen, Kälte) mit einer stetig anwachsenden Aktivität (diverse Laufübungen sowohl bergab als auch bergauf). Niemand hat behauptet, dass funktionale Übungen, gerade mit dem eigenen Körpergewicht, leicht sind. Nehmen Sie doch die Herausforderung, die Ihnen Ihr urbanes Umfeld anbietet, an. Mag es auch die große Treppe vor dem Theater sein, die Bank im Park, eine Schaukel beim Spielplatz, am Strand oder an der Wäschestange im Garten.

Sprechen Sie „innerlich" immer wieder Ihren Leitspruch nach: „Ich will... Ich kann... Ich mache es" → Ausprobieren!

DIE VIER-SÄULEN-MOTIVATIONS-STRATEGIE

Zu Beginn nicht zu viel wollen

Gerade Anfänger (und Wiedereinsteiger) setzen sich oft unrealistische Ziele, die dann unweigerlich zu Frust führen. Kleine und machbare Vorsätze (Etappenziele) versprechen größeren sowie lang anhaltenden Erfolg.

Konkrete Vorsätze fassen

Erzählen Sie Ihre Vorsätze weiter. Berichten Sie Ihrem Partner, Ihren Freunden davon, dass Sie jetzt sportlich aktiver werden wollen. Es wird Ihnen schwerer fallen, Ihren Vorsatz dann nicht in die Tat umzusetzen. Um eine Absicht schlussendlich auch realisieren zu können, helfen kleine „Denkzettel": Wann mache ich mein Workout? *Montag um 19 Uhr direkt nach meiner Arbeit, noch vor meinem Lieblingskrimi.* 7
Wo? *Im bereits tags zuvor zurechtgemachten Sportzimmer.* Und gegebenenfalls mit wem? *Mit meinem Sohn/meiner Tochter zusammen, ein taffes „Männer-Workout" bzw. „Frauenpower".*

Erinnerungsstützen bilden

Vom Merkzettel am Badezimmerspiegel, über das aufgeräumte Sportzimmer bis zur gepackten Sporttasche, die Sie gleich morgens mit zur Arbeit nehmen: Dies sind zwar alles nur Kleinigkeiten, können aber den ausschlaggebenden Anstoß geben.

Gönnen Sie sich eine Belohnung

Wenn Sie ein Zwischenziel erreicht oder wieder einmal den inneren Schweinehund überwunden haben, gönnen Sie sich ruhig eine Belohnung. Was das ist, bleibt ganz Ihren Vorlieben überlassen: ein Besuch mit Freunden in der Sauna oder eine Wohlfühlmassage vom Partner, ein leckeres Essen mit einem guten Glas Wein, ein Besuch im Kino oder vielleicht neue Sportschuhe. Die Selbstbelohnung ist ein wirksames Instrument, um Willen aufzubringen.

Eine beliebte Methode bei routinierten Sportlern ist die Kraft der positiven Gefühle (Imagination). Nach einer Trainingseinheit, wenn der Organismus wieder zur Ruhe kommt, stellt sich bei den meisten Sportlern ein Zustand großen Wohlbefindens ein – gerade diese Empfindungen können eine starke Motivation sein.

„Every moment of our life can be the beginning of great things."
(Joseph H. Pilates)

7.2 „Mentales" Aufwärmen

Signal weitergeben

Sämtliche Teilnehmer stehen in einem Innenstirnkreis zusammen. Die Aufgabe der ganzen Gruppe ist es, zwei getrennt voneinander agierende „Signale", wie eine La-Ola-Welle, im Uhrzeigersinn kreisen zu lassen. Der Trainer steht, wie alle anderen, in der Kreisaufstellung und gibt die jeweilige Initialzündung der einzelnen Signale an den linken Nachbarn weiter. Beginnend mit dem ersten Signal, „mit dem rechten Fuß einmal laut aufstampfen", nach kurzer Pause das zweite Signal, „einmal mit den Händen klatschen".

Achterkreisen

Die Teilnehmer stehen in einem Kreis. Sie führen dann die beiden folgenden Koordinationsbewegungen zusammen durch.

a) Mit dem linken Fuß eine liegende Acht und
b) der rechten Hand eine stehende Acht zeichnen.

Diese Übungen in beide Richtungen und mit den gegengleichen Armen/Beinen absolvieren.

Bälle weitergeben

Kreisaufstellung. Die Teilnehmer geben sich drei unterschiedliche Arten von Bällen (die Ballgröße so wählen, dass sie jeder gut in einer Hand halten kann!) nach einer festgelegten Art und Weise weiter.

Ball 1 ist z. B. ein Softball: Dieser wird in einer vorher bestimmten Reihenfolge über die Kreismitte zugeworfen. Die Reihenfolge festlegen: Der Trainer (steht mit im Kreis) wirft den Softball einem Teilnehmer zu, der ihm im Kreis gegenübersteht. Dieser wirft ihn nach dem gleichen Prinzip weiter, bis ihn jeder einmal gefangen und weitergeworfen hat. Wichtig dabei ist, dass ab jetzt jeder Teilnehmer den Softball immer der gleichen Person zuwirft! Ein weiterer, bspw. ein grüner Ball, darf ausschließlich mit der linken Hand angenommen werden und stets nach links weitergegeben werden. Der dritte Ball, ein roter, sollte immer nur mit der rechten Hand angenommen werden, um ihn auch nur nach rechts weiterzuleiten.

„Farbenspiel"

Die Gruppe steht in Blockaufstellung mit reichlich Platz untereinander und zu den Wänden oder Hindernissen (wenn möglich beseitigen). Die Teilnehmer marschieren locker auf der Stelle. Nun werden sie aufgefordert, so schnell wie möglich, einen Schritt, einerlei, welches Bein sie dazu verwenden, zu der vom Coach vorgegebenen Richtung zu machen und sich wieder zurückzubewegen. Grundsätzlich gibt es die vier Himmelsrichtungen, sprich rechts, links, vorwärts sowie rückwärts. Der Trainer kann diese Kommandos sehr unterschiedlich zuordnen. Folgendes wäre möglich:

- Rechts, links, vorwärts, rückwärts.
- Grün, Rot, Gelb, Blau.
- 1, 2, 3, 4.
- Hamburg, Stuttgart, Berlin, Frankfurt.
- Apfel, Erdbeere, Melone, Traube.
- Ball, Hantel, Matte, Seil. 7
- u. a.

7.3 Mobilisation (Mobility)

In der Mobilisationsphase werden die Teilnehmer auf die körperliche Aktivität der nachfolgenden Stundenphasen gezielt vorbereitet. Gerade durch die Mobilisation wird in den Gelenken eine wichtige Gelenkflüssigkeit, die „Synovialflüssigkeit", produziert. Die betroffene Muskulatur wird viel stärker durchblutet und bekommt somit deutlich mehr Energie, Mineralstoffe sowie Sauerstoff bereitgestellt. Sie stellen einen ritualisierenden und auflockernden Einstieg in die spätere Aktivität dar, der auch im Hinblick auf die Verletzungsprophylaxe der Teilnehmer unverzichtbar ist.

Die Mobilisationsübungen sind unter Entlastung des jeweils zu mobilisierenden Gelenks langsam und kontrolliert bis zur Bewegungsgrenze auszuführen, wobei ruckartige Bewegungen vermieden werden sollten. Dabei sollte grundsätzlich der maximal durchführbare Bewegungsradius ausgeschöpft werden. Die Übungen zur Mobilisation, die zum Teil auch koordinativen Charakter haben, dienen der Aufwärmung der Gelenke, steigern den Bewegungsumfang und schulen nicht zuletzt die Körperwahrnehmung.

7.4 Dynamisches Aufwärmen

Zweifelsohne sollten wir uns nicht nur mental, sondern auch körperlich auf die kommende Belastung durch Mobilisation unserer Muskeln, Bänder, Sehnen sowie unseres Sinnesorgans Haut dadurch vorbereiten, dass wir uns vernünftig erwärmen. Um den Körper aus seinem passiven Status in einen Zustand der Aktivität versetzen zu können und die dazu notwendigen Stoffwechselprozesse anzukurbeln, ist ein Warm-up unverzichtbar, nicht nur, um mögliche Verletzungen durch einen Kaltstart vorzubeugen. Gerade ein gut durchbluteter Muskel kann die laufend anfallenden, ich nenne es einmal Abfallprodukte, die bei jeder „Verbrennung" in den Zellen entstehen, abtransportieren. Ein wichtiger Vorgang für eine gesunde Zellhygiene auf einen Nenner gebracht: Größerer Blutdurchfluss zu den Muskelzellen führt zu mehr Energie für jede einzelne Muskelkontraktion. Daraus erfolgt ein Mehr an Leistungspotenzial!

Grundsätzlich sollte der ganze Körper mobilisiert und erwärmt werden, dabei sollten Sie aber einen besonderen Wert auf die Körperregionen legen, die Sie im anschließenden Workout vermehrt beanspruchen werden. Angenommen, während eines Trainings liegt der Fokus auf dem Unterkörper, so sollten diese Muskeln besonders berücksichtigt werden. Ist der Schwerpunkt mehr auf den Armen oder dem Rumpf, verhält es sich ähnlich.

Im Allgemeinen genügt ein Warm-up von 15-20 Minuten, zum Beispiel Joggen, auf dem Trampolin hüpfen, Seilspringen oder eine Kombination aus einfachen Schrittfolgen. Üblich ist auch, einen leichten Aufwärmsatz zu absolvieren. Wenn Sie beispielsweise später vermehrt Squats trainieren wollen, dann starten Sie zuvor mit einem moderat ausgeführten Satz Kniebeugen ohne Zusatzgewicht. Fast jede Übung kann mit einer deutlich niedrigeren Intensität als Warm-up-Satz begonnen werden.

Nehmen wir einmal an, Sie wollen Liegestütze im Training absolvieren, dann führen Sie zuerst einen Aufwärmsatz Liegestütze mit 20-30 Wiederholungen an der Wand durch. So werden sämtliche, für den Liegestütz betroffenen Muskeln involviert und gleichzeitig auf die kommende höhere Belastung, die Push-ups mit der geplanten Intensität, adäquat vorbereitet.

Was man über die Erwärmung wissen sollte!

Physiologische (Aus)-Wirkungen des Aufwärmens

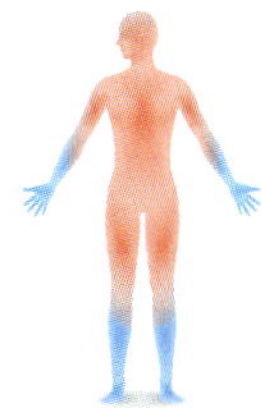

Veränderung von Körperkerntemperatur und Muskeltemperatur
Die Temperatur im Körperinneren und in den Muskeln steigt; Erhöhung der physischen Leistungsbereitschaft und Leistungsfähigkeit.

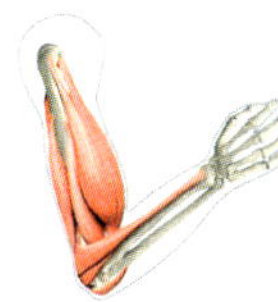

Muskeln, Sehnen, Bänder – Stoffwechsel
Verbesserung der Energiebereitstellungsvorgänge; Reduktion der inneren Reibung von Muskeln, Sehnen und Bändern; Reduktion der Verletzungsgefahr; Vermehrung der Durchblutung der im Training eingesetzten Muskeln.

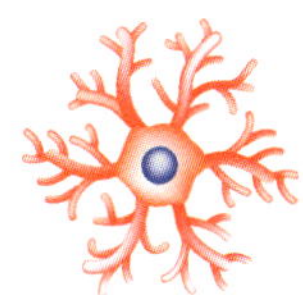

Nervensystem
Beschleunigter Ablauf nervaler Erregungsprozesse; Anstieg von Reaktions- und Kontraktionsgeschwindigkeit.

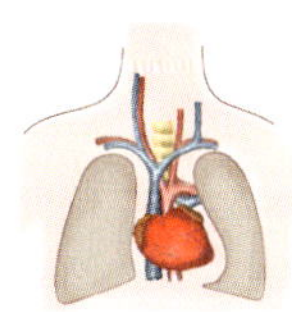

Herz- Kreislauf-System
Steigerung von Herzfrequenz, Blutdruck und Atmung; Vermehrung der Durchblutung der in der Sportart eingesetzten Muskeln.

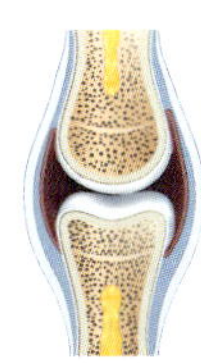

Gelenke
Vermehrung der Produktion von Gelenkschmiere; Dickenzunahme des Gelenkknorpels durch Flüssigkeitseinlagerungen.

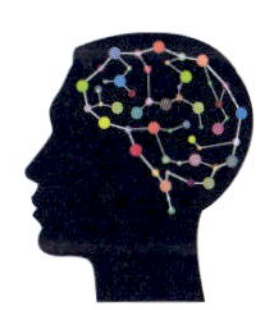

Sinnesorgane
Erhöhung der Aufnahmefähigkeit der verschiedenen Analysatoren.

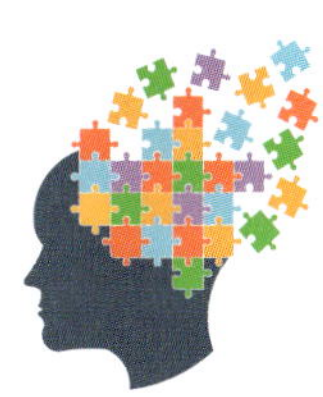

Psychischer Bereich
Abbau nervöser Spannungszustände; Steigerung der Motivation.

Grundsätze für eine Aufwärmphase

- Aufwärmen sollte immer als sinn- und freudvoller Stundenauftakt geplant werden. Wenn möglich, sollten dabei abwechslungsreiche Formen gewählt werden. Die Aufwärmübungen sollten das Einstimmen in das anstehende Stundenthema erleichtern.
- Umfang und Intensität des Aufwärmens richten sich nach dem Trainingszustand: Je besser der Trainingszustand ist, desto länger und intensiver sollte die Aufwärmarbeit sein. Wenig Trainierte dürfen deshalb in der Aufwärmphase nicht überfordert werden. 15 Minuten, bei niedrigen Temperaturen etwas länger, reichen in der Regel aus.
- Das allgemeine Aufwärmen geht dem speziellen Aufwärmen stets voraus: zunächst langsam, schonend, geringe Bewegungsamplituden und wenig koordinative Anforderungen.
- Beim speziellen Aufwärmen sollen die sportartspezifischen Bewegungen der nachfolgenden Belastung berücksichtigt werden. Koordinative Übungen gehören zum speziellen Aufwärmen, d. h., es sollten Bewegungsabläufe in das Aufwärmen einbezogen werden, die der späteren Belastung sehr nahekommen.
- Statische und dynamische Dehnübungen können nach Bedarf eingebaut werden, um die Dehnfähigkeit der Muskulatur und die Gelenkbeweglichkeit zu verbessern. Muskeln, die vor allem für die Beweglichkeit einer nachfolgenden Belastung bestimmend sind, sollten gedehnt werden. Leichte Kräftigungsübungen können zur Aktivierung der benötigten Muskulatur beitragen.
- Die Einstellung auf die Gruppe oder auf den Bewegungspartner ist ein wichtiger Bestandteil der Aufwärmphase.
- Aber auch kreative Gestaltungsspielräume gehören zu einer Aufwärmphase. Individuelle Ausgestaltung von Aufwärmübungen sollte aufgrund unterschiedlicher konstitutioneller und psychischer Voraussetzungen möglich sein. Warnsignale des Körpers (Schmerz, Ermüdung) sollten unbedingt beachtet werden.
- Die Pause zwischen Aufwärmen und der eigentlichen Belastung sollte 5-10 Minuten nicht übersteigen. Nach etwa 30 Minuten geht der Aufwärmeffekt völlig verloren.

WISSENSBOX – WARM-UP

Allgemeines und spezielles Aufwärmen

Allgemeines Aufwärmen

Unter allgemeinem Aufwärmen versteht man Maßnahmen, die darauf abzielen, den gesamten Körper zu aktivieren und folglich zu erwärmen. Das Herz-Kreislauf-System und die Muskulatur werden auf die bevorstehende Belastung vorbereitet. Idealerweise ist dies möglich, indem vorwiegend die großen Muskelgruppen einbezogen werden. Das allgemeine Aufwärmen sollte eher langsam und immer vor dem speziellen Aufwärmen durchgeführt werden.

Mittel

Aktive Bewegungen mit großen Muskelgruppen (z. B. durch Laufen, leichte Bewegungsspiele, funktionelle Gymnastik etc.). 7

Spezielles Aufwärmen

Das spezielle Aufwärmen soll auf die speziellen Inhalte des Trainings vorbereiten. Dabei werden solche Übungen in die Vorbereitung einbezogen, die mit der angestrebten Belastungsform direkt zu tun haben (spezifische Bewegungsabläufe für das Functional Training, Mobility, koordinative Übungen). Kurzfristig werden auch höhere Intensitäten eingebaut, wie z. B. kurze Sprints, Sprünge etc.

Mittel

Dynamische Koordinationsübungen zum Aufbau eines optimalen Nerv-Muskel-Zusammenspiels und einer optimalen Muskelspannung.

Übungen zur Stabilisierung des Bewegungsapparats; Functional Training, spezifische Bewegungsabläufe; eventuell sportartspezifische Dehnübungen.

Demnach ist Aufwärmen eine Tätigkeit zur Herstellung einer optimalen psychophysischen Verfassung vor einem sportlichen Workout.

Fazit:
Bei steigender Körpertemperatur erhöht sich die körperliche und psychische Leistungsfähigkeit bzw. Leistungsbereitschaft.

7.5 Techniktraining

In dieser Phase einer 4XF-Functional-Trainings-Einheit werden die Sportler speziell auf die Übungen der kommenden Trainingsstunde vorbereitet. Die notwendigen Bewegungsabläufe der geplanten Stunde werden schon beim Aufwärmen durchgeführt und das Einüben der benötigten Technik wird integriert. Bereits beim Aufwärmen sollte auf eine korrekte Fußstellung geachtet werden, damit der Sportler ein Gefühl dafür entwickelt, wie optimale Kraftübertragung zustande kommt. Insbesondere bei komplexen Übungen ist es wichtig, immer wieder aufs Neue die Technik zu trainieren und zu kontrollieren. Da die Übungen des dynamischen Aufwärmens zum Teil auch schon technische Feinheiten beinhalten (z. B. Beachten der Beinachse während der Kniebeuge/des Ausfallschritts, Beibehalten der natürlichen Lendenlordose, entspannte Schulterposition etc.), sollte das Aufwärmen so gestaltet sein, dass der Trainer jeden aus der Gruppe beobachten und dann auch korrigieren kann.

Hier hat sich ein Arbeiten in Bahnen als sinnvolle Organisationsform herausgestellt (auch als *Warm-up in the Box* bezeichnet); Auf einer Länge von etwa 10-15 m führen die Teilnehmer (2-4 Personen) gleichzeitig die verschiedenen Bewegungsaufgaben jeweils 1-2-mal (Bahnen) durch. Nachdem der Trainer die ersten Wiederholungen bei den Teilnehmern aus den vorderen Reihen gesehen und eventuell verbessert hat, startet die zweite Reihe usw. Jeder Teilnehmer arbeitet die komplette Bahn ab und joggt dann außen herum zurück zum Start und bekommt anschließend die nächste Bewegungsaufgabe. So wird erreicht, dass zur Beobachtung jedes einzelnen Teilnehmers ausreichend Zeit zur Verfügung steht. Die anderen Teilnehmer müssen währenddessen aber nicht pausieren, sondern können sich kontinuierlich weiter aufwärmen.

Hier gibt es noch eine weitere Möglichkeit, das *Warm-up in der Box* zusätzlich zu steigern. In der kurzen Wartephase zu Beginn jeder neuen Bahn sollen die Teilnehmer mit einem imaginären Seil springen, bis sie wieder an der Reihe sind.

Die Bewegungen lassen sich in **lineare** und **laterale Übungen** einteilen.

7.6 Lineares Aufwärmen in der Box

Lineare Bewegungsformen wärmen (neben der Arm-, Schulter- und Rumpfmuskulatur) jene Bereiche der Muskulatur auf, welche bei Laufbewegungen wichtig sind: Hüftbeuger und -strecker sowie hintere und vordere Oberschenkelmuskulatur. Dabei kommen Bewegungsformen ausschließlich in der Vorwärts- und Rückwärtsbewegung zum Einsatz. Hier wird dabei die Belastung der Muskeln langsam erhöht und die Bewegungen werden allmählich bis zu maximaler Geschwindigkeit intensiviert.

Der Schwerpunkt im linearen Aufwärmen liegt in der Verbesserung der Schnellkraft, des Tempos und in der Ausführung von Vorwärts- und Rückwärtsbewegungen. Die meisten Übungen sind aus dem Leichtathletiktraining entnommen worden und werden gemeinhin unter dem Oberbegriff *Lauf-ABC* zusammengefasst. Es werden nicht nur die wichtigsten Muskelgruppen erwärmt, sondern gleichzeitig die Antagonisten sanft gedehnt. Dieser Doppelnutzen macht das lineare Warm-up so wertvoll: Die Muskulatur wird aufgewärmt und gleichzeitig über die volle Bewegungsamplitude geführt.

Übungsauswahl für ein lineares Warm-up

„Fußballen-Fersen-Walk" – stetig im Wechsel auf dem Fußballen (rechts/links) und auf der Ferse (rechts/links) gehen.

Kniehebegang – Schritt nach vorne, das Schienbein des anderen Beins mit beiden Händen greifen, und das Knie maximal zur Brust hochziehen.

„Seven Miles Walk" – „Sieben-Meilen-Schritte" – möglichst große Schritte in der Vorwärts- sowie Rückwärtsbewegung.

Kniehebelauf – das Knie beim Laufen dynamisch anheben, bis die Oberschenkel mindestens in der horizontalen Ebene sind.

Anfersen – die Ferse schwingt beim Laufen bis zum Gesäß. Darauf achten, dass die Hüfte jeweils gestreckt bleibt und dabei den Oberkörper aufrecht lassen!

Hopserlauf – sowohl vorwärts als auch rückwärts ausführen.

Skippings – Ausführung wie beim Kniehebelauf, jedoch intensiver, da die Beine mit eher kleinen Schritten und dennoch mit einer möglichst hohen Schrittfrequenz bewegt werden.

Skippings mit gestrecktem Bein – dabei die Arme auf Schulterhöhe gestreckt nach vorne halten. Wenn möglich, das gestreckte Bein im Wechsel bis zu den Händen anheben.

Standwaage – beide Arme zur Seite ausstrecken, ein Bein gestreckt nach hinten bis auf Hüfthöhe führen – einen Moment halten, bevor das gleiche Bein weit nach vorne gebracht wird, um mit der anderen Seite fortzufahren.

Rückwärtslauf – beim Rückwärtslauf sich aktiv mit dem (in Blickrichtung) vorderen Bein abstoßen, um dabei einen kraftvollen Schritt nach hinten machen zu können.

Rückwärts pedalieren – ähnlich wie beim Rückwärtslauf drückt sich der Sportler mehr aus dem Oberschenkel nach hinten ab. Die Hüfte bleibt jedoch stets gebeugt und der Körperschwerpunkt befindet sich über den Füßen!

Ausfallschritt vorwärts – die Hände sind hinter dem Kopf verschränkt. Mit dem rechten Bein einen weiten Schritt nach vorne machen, bis der vordere Oberschenkel etwa parallel zum Boden ist. Der Oberkörper bleibt stets gerade, genauer gesagt, in Verlängerung zum hinteren Oberschenkel. Dann das linke hintere Bein zuerst heranziehen, um mit kurzer Unterbrechung nach vorne in den nächsten Ausfallschritt zu kommen.

Ausfallschritt rückwärts (s. vorwärts).

Ausfallschritt vorwärts plus Rotation – (s. Ausfallschritt). Jedoch werden die Arme in eine sogenannten *U-Halte* gebracht. Nach dem Aufsetzen des vorderen Beins wird der Oberkörper jeweils zu der Seite rotieren, auf der das Bein in Blickrichtung vorne steht. Nach der Drehung das hintere Bein heranziehen und mit dem anderen Bein fortfahren.

Ausfallschritt rückwärts plus Rotation (s. vorwärts mit Rotation).

Bear Walk – (Gehen auf allen vieren). Das eigene Körpergewicht „auf allen vieren" gleichmäßig verteilen, dabei den Rücken gerade halten und seitlich loskrabbeln.

Davids Schnabeltiergang – in die Kniebeugeposition, mit den Händen hinter dem Kopf – die Oberschenkel befinden sich parallel zum Boden, sich von den Fersen heraus abdrücken und somit in eine Vorwärtsbewegung gelangen.

Raupengang – aus dem Stand eine „Rumpfvorbeuge" machen und dabei die Beine unbedingt gestreckt lassen, bis die Handflächen auf dem Boden sind. Nun auf den Händen so weit wie möglich nach vorne laufen. Anschließend in kleinen Schritten ausschließlich aus dem Sprunggelenk mit gestreckten Beinen wieder zu den Händen heranlaufen (auch rückwärts machbar!).

Sprung aus der Hocke – aus der tiefen Hocke einen Strecksprung nach oben (und vorwärts) machen, sodass Sprunggelenk, Knie und Hüfte für einen kurzen Moment gestreckt werden können, um in der Hocke wieder zu landen.

Fußgelenksprung vorwärts – eine kontinuierliche, federnde Bewegung aus den Sprunggelenken heraus, die zu einer Vorwärtsbewegung oder Rückwärtsbewegung führt.

Versetzter Startsprung – am Startpunkt über eine Linie oder ein Hindernis von einer zur anderen Seite springen. Unmittelbar nach der Landung einen 10-m-Lauf durchführen.

Startsprung vom Boden – aus der Push-up-Position springen Sie mit einer kolbenartigen Arm- und Beinbewegung schnell nach vorne und beschleunigen zu einem 5-8 m langen Sprint.

7.7 Laterales Aufwärmen in der Box

Bei *lateralen* Bewegungsformen wird (neben der Arm-, Schulter- und Rumpfmuskulatur) vor allem die Muskulatur erwärmt, die für Seitbewegungen unerlässlich ist. Hierbei werden die Abduktoren und Adduktoren stärker beansprucht, als das beim linearen Aufwärmen der Fall ist. Eine Koordinationsleiter findet hier ein sehr gutes Anwendungsgebiet. Ergänzend zur Koordinationsleiter sollten mit Übungen wie dem Seitausfallschritt oder dem Spiderman die Muskeln im Hüftbereich aktiviert werden.

Es sollten die Übungen ausgewählt werden, die für die anschließende Trainingsein- 7
heit von Bedeutung sind.

Übungsauswahl für ein laterales Warm-up

Seitwärtsgehen, dabei die Beine im Wechsel vorne und hinten überkreuzen

Seitgalopp, zu beiden Seiten ausführen.

Seitliche Kniebeuge im Ausfallschritt zu beiden Seiten.

Weiter Seitsprung – mit dem rechten Bein in die Hocke gehen – Sprung aus der Hüfte nach links, um die maximale Höhe zu erreichen, mit Zuhilfenahme der Arme (Schwung) – nur auf dem linken Bein landen – stabilisieren!

Squat Jump – Sprung aus der Hocke (s. o.) zur Seite, um wieder in der tiefen Hocke zu landen → immer beide Seiten trainieren.

Krebsgang – aus der Push-up-Position seitlich über den Boden „wandern", wobei die rechte Seite (Fuß/Hand) und linke Seite (Fuß/Hand) wie im Passgang synchron versetzt werden.

Bear Walk lateral (s. lineares Warm-up).

7.8 Warm-up mit den Faszienrollen

Eine weitere Option zur Erwärmung und zum Mobilmachen ist das sogenannte *Fascial Release*. Unter diesem Begriff wird das Rollen der Muskulatur auf diversen Formrollen (meist bekannt als Blackroll®) verstanden. Dabei wird das muskelumhüllende Fasziengewebe mobilisiert, gelöst sowie stärker durchblutet. Außerdem findet ein wichtiger Austausch der im Gewebe befindlichen Flüssigkeit statt.

Sehr effektiv ist das „Ausrollen" der Fußfaszien (Plantarfaszie) mittels Formrollen. Eine preiswerte Alternative dazu wäre ein Tennis- bzw. Golfball. Zumindest für die Beine ist es im Zweifelsfall besser, nur in eine Richtung, in Herzrichtung, zu rollen, also beinaufwärts. In der Aufwärmphase sollte das Rolltempo relativ *zügig* sein. Wird das Rollen aber innerhalb des Stretchings eingesetzt, sollte es sehr, sehr langsam ausgeführt werden.

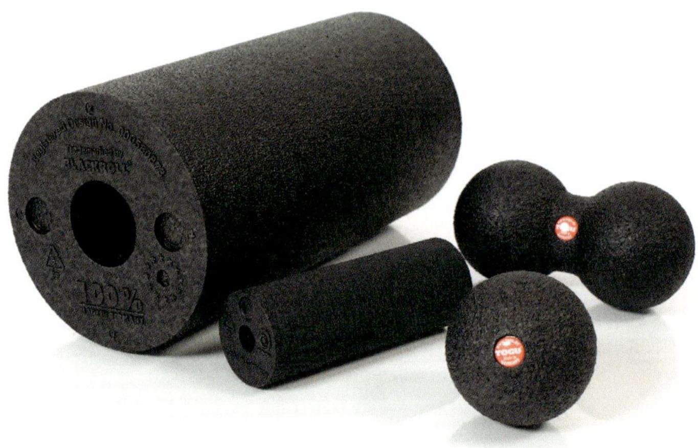

Faszienrollen

7.9 Haupttrainingsphase

Im 4XF Functional Training gibt es unterschiedliche Organisationsformen zur Gestaltung einer Trainingseinheit:

- Zirkeltraining (Circuit),
- Stationstraining,
- Teamworkouts,
- High-Intensity-Training (HIT) oder auch High-Intensity-Interval-Training (HIIT), z. B. Tabata-Protokoll.

Zirkeltraining

Bei dieser Trainingsorganisation sind verschiedene Übungsstationen im Kreis angeordnet, die dann von den Teilnehmern nacheinander absolviert werden. Nach einem vorgegebenen Zeitintervall oder auf Signal des Trainers wechseln alle von ihrer Station zur nächsten. Die Erfahrung hat gezeigt, dass jede Station mit mindestens zwei Teilnehmern besetzt sein sollte. Dies fördert die Motivation ungemein. Es empfiehlt sich, ein Zirkeltraining mit sechs bis maximal zehn Stationen aufzubauen. Aus Organisationsgründen ist es leichter, ein *Zirkeltraining* mit acht Stationen à zwei Teilnehmern, als ein Zirkeltraining mit 16 Stationen und je einem Teilnehmer aufzubauen.

Oft kommen Workouts vor, die den Körper „nur" einseitig belasten. Um dies zu vermeiden, werden, wenn möglich, immer zwei Runden pro Zirkel durchgeführt. Somit wird jede Körperhälfte in einer Trainingseinheit gleichmäßig beansprucht. Innerhalb eines Zirkeltrainings können verschiedenste Fertigkeiten und Fähigkeiten trainiert werden. Weiterhin bedeutet die Rotation zwischen den Stationen einen Wechsel von Belastung und Entlastung (Erholung) in regelmäßigen Zeitabständen, sofern es bei richtiger Ausführung der Übungen nicht zu einer Überbelastung kommt.

Die Trainingsmethode des Zirkeltrainings bietet einige Vorteile:

- Viele Teilnehmer können auf engem Raum trainieren.
- Die wichtigsten Bewegungen bzw. Muskelgruppen können abwechselnd trainiert werden.
- Das Training ist abwechslungsreicher als ein typischer Frontalunterricht mit Teilnehmern in Blockaufstellung.
- Trainingsgeräte müssen nicht in der vollen Zahl der Teilnehmer, sondern nur für bestimmte Stationen angeschafft werden.
- Durch unterschiedliche Zirkel bzw. Varianten einer Übung innerhalb eines Zirkels kann das Training sehr individuell auf die Teilnehmer zugeschnitten werden.
- Förderung der Eigenverantwortlichkeit der Teilnehmer (Belastungsdosierung).
- Anleitung zur Selbstständigkeit (eigene Durchführung).

Sind die Übungen einmal von den Teilnehmern erlernt, dann liegt der Schwerpunkt des Trainers in der genauen Beachtung weiterer Feinheiten des Trainings und in der Ausführung:

- Eine angepasste Atmung (Pressatmung vermeiden).
- Korrekte Körperhaltung während der Durchführung zur optimalen Belastung.
- Die Ausführung der Übungen sollte weder ruckartig noch zu hektisch sein, sondern eine fließende Bewegungsausführung.
- Eine kontinuierliche Muskelspannung während der gesamten Phase einer Übung.

Aus funktionellen Gesichtspunkten kann es sehr sinnvoll sein, ein Zirkeltraining durchzuführen. Dies trifft dann zu, wenn man sich auf bestimmte kraftausdauerorientierte Ganzkörperbelastungen, wie beispielsweise Skilanglauf, vorbereitet. Hier ist Zirkeltraining auch im Leistungssport die am weitesten verbreitete Organisationsform, weil es der Wettkampfbelastung am ähnlichsten ist.

Funktionelle Zusammenhänge können sich aber auch auf den Alltag beziehen: Wenn der Körper im Alltag immer wiederkehrenden, komplexen Kraftbelastungen ausgesetzt ist, ist ein Zirkeltraining auch hier sinnvoll. Man denke beispielsweise an das Treppensteigen, das Tragen der Einkaufstaschen und Koffer, das An- und Hochheben von Kindern oder vielleicht auch von Patienten, je nachdem, welcher Beruf ausgeübt wird.

Der methodische Zirkelaufbau

Die Abfolge und Auswahl der Übungen ist am besten so zu treffen, dass alle wichtigen Bewegungsformen bzw. Muskelgruppen an mindestens einer Station berücksichtigt werden. Die Übungen und Bewegungen sind in folgende sieben Kategorien eingeteilt, mit denen ein umfassendes sogleich funktionelles Training des gesamten Körpers gewährleistet werden kann:

- drückende Bewegungen/Übungen,
- ziehende Bewegungen/Übungen,
- Bewegungen/Übungen zur Beugung und Streckung von Knie und Hüfte,
- Komplexbewegungen und Rumpfkräftigungsübungen (dynamisch),
- rotatorische Bewegungen/Übungen,
- Rumpfstabilisationsübungen (statisch).

Es ist sinnvoll, die jeweiligen Übungen, welche in der aktuellen Trainingseinheit absolviert werden, erst unmittelbar vor Beginn des Zirkeltrainings zu erklären. Innerhalb von 2-3 Minuten sollte der komplette Zirkel vorgestellt sein. Damit es uns gelingt, alle Teilnehmer zu „erreichen", bedarf es der Anwendung unterschiedlichster „Kanäle" (verbal, visuell [Stationskarten] und mithilfe von Demonstration) bei den Erklärungen zu den einzelnen Stationen.

Da im Übungspool unter anderem recht komplexe Übungen vorhanden sind, die sich in so kurzer Zeit nicht unbedingt erklären lassen, empfiehlt es sich, diese meist technisch anspruchsvollen Übungen bereits in die Aufwärmphase zu integrieren. In der Reihenaufstellung *(Warm-up in the Box)* fällt es dem Trainer leichter, den Teilnehmern die anspruchsvollen Übungen beizubringen und die Bewegungsausführung zu korrigieren.

Belastungssteuerung im Zirkeltraining

Geeignete Trainingsmethoden für das Zirkeltraining im Fitnesssport sind das Kraftausdauertraining und das Muskelzuwachstraining. Die Belastungsnormative für diese beiden Trainingsmethoden zeigt die folgende Tabelle.

Tab. 4: Belastungssteuerung für das Kraftausdauer- und Hypertrophietraining

	Kraftausdauerorientiert	Muskelaufbauorientiert
Satzdauer	150-75 s	75-30 s
Wiederholungen	20-40 Wdh.	8-20 Wdh.
Intensität (% der Maximalkraft)	Niedrig 40-60 %	Mittel bis hoch 60-85 %
Anzahl der Sätze	1-4	2-5
Pause	< 1-3 min	2-4 min
Tempo der Ausführung	Kontinuierlich Langsam bis zügig	Kontinuierlich Langsam bis zügig
Übungen pro Muskel	1-3	1-3
Trainingshäufigkeit	2-4 x pro Woche	2-3 x pro Woche

Zusätzliche Belastungssteuerung innerhalb eines Zirkeltrainings auf Zeit!

Tab. 5: Belastungssteuerung beim Zirkeltraining mittels der Zeit

	Belastungsgefüge	Leicht	Mittel	Schwer
Anfänger	Belastung	30 s	30 s	30 s
	Pause	60 s	45 s	30 s
Fortgeschrittene	Belastung	30 s	45 s	60 s
	Pause	30 s	30 s	30 s
Profi	Belastung	45 s	45 s	50 s
	Pause	20 s	15 s	10 s

Nach jedem Zirkeldurchgang findet eine Pause von zwei Minuten statt, in der die Teilnehmer trinken, durchatmen und sich lockern können, dabei sollten sie weiterhin in Bewegung bleiben (lockeres Gehen oder ein Ausschütteln der Arme und Beine) und sich nicht hinsetzen oder hinlegen, um ein Absinken des Aktivierungszustands des körperlichen und mentalen Systems zu vermeiden.

Die wichtigsten Kriterien, die bei der Auswahl der Übungen für ein abwechslungsreiches Zirkeltraining beachtet werden müssen, um einen optimalen Trainingseffekt, aber natürlich auch den größtmöglichen Spaß aller Teilnehmer während des Trainings zu gewährleisten sind:

- einfache Durchführbarkeit,
- leicht zu erklären,
- keine technischen Schwierigkeiten,
- begrenzter Materialeinsatz,
- das Leistungsniveau ist den Teilnehmern angepasst,
- Training der wichtigsten Bewegungskategorien/Bewegungsformen sowie Muskelgruppen.

Stationstraining

STATIONSTRAINING – EINE BESCHREIBUNG

Stationstraining ist eine der am weitesten verbreiteten Organisationsformen des Krafttrainings, in dem alle Serien (Sätze) an einem Gerät durchgeführt werden, bevor zum nächsten Gerät gewechselt wird, im Gegensatz zum Kreis- oder Zirkeltraining.

Für eine gezielte Verbesserung der Kraftausdauer sowie einen Muskelaufbau einzelner Muskelgruppen kann ein sogenanntes *Stationstraining* besser als ein Zirkeltraining geeignet sein. Stationstraining heißt, dass der Trainierende alle Trainingssätze einer Übung komplett durchführen muss, bevor er zur nächsten Übung/Station weitergeht. Vor allem trainingserfahrene Sportler profitieren im Rahmen eines abgestimmten und periodisierten Trainingsprogramms von einem Stationstraining.

Je trainierter eine Person ist, desto differenzierter und höher müssen die Belastungsreize gewählt werden. Dies gelingt mit einem Stationstraining und ergänzendem Ausdauertraining gezielter als mit einem Zirkeltraining. Der Aufbau ähnelt dem eines Zirkeltrainings, jedoch bekommt jeder Teilnehmer einen eigenen Trainingsplan mit seinen individuellen Parametern (Belastungsgefüge). Dieser Trainingsplan beinhaltet die Intensität (3-, 6- oder 10-kg-Kettlebell), die Anzahl der Wiederholungen und die Pausenlänge. Welche Übungen absolviert werden, wird im Voraus durch die bereits aufgebauten Stationen für alle Teilnehmer gleichermaßen festgelegt.

Ein Stationstraining kann zwar noch individueller und differenzierter durchgeführt werden als ein Zirkeltraining, führt aber zu einem „Einzeltraining in der Gruppe". Dadurch kann das Gruppengefühl etwas verloren gehen und der Sportler muss sich selbst motivieren, bei der „Stange" zu bleiben.

Teamworkouts

Teamworkouts bieten eine zusätzliche Organisationsform im Functional Training. Da sie einerseits das Zusammengehörigkeitsgefühl stärken, andererseits aber auch einen gewollten Wettkampfcharakter miteinbringen. Beides zusammen erhöht die Motivation der Teilnehmer, an ihre Grenzen zu gehen.

BEISPIEL FÜR EIN TEAMWORKOUT

7

„50-Punkte-Würfeln"

Die Teilnehmer werden in etwa vier gleich große Gruppen aufgeteilt. Jedes der vier Teams hat die Aufgabe, mit einem großen Schaumstoff-Spielwürfel mindestens 50 Punkte zu erwürfeln. Für jede Würfelzahl liegt in der Mitte der Halle eine Übungskarte mit der genauen Übungsdarstellung. Sobald ein Teilnehmer aus der jeweiligen Mannschaft eine Zahl gewürfelt hat, wird diese in Form von Punkten notiert und erst nachdem alle die vorgeschriebenen Übungswiederholungen (z. B. 20 Kniebeugen) absolviert haben, darf weitergewürfelt werden. Gewonnen hat die Gruppe, welche zuerst mindestens 50 Punkte gemeinsam erwürfeln konnte.

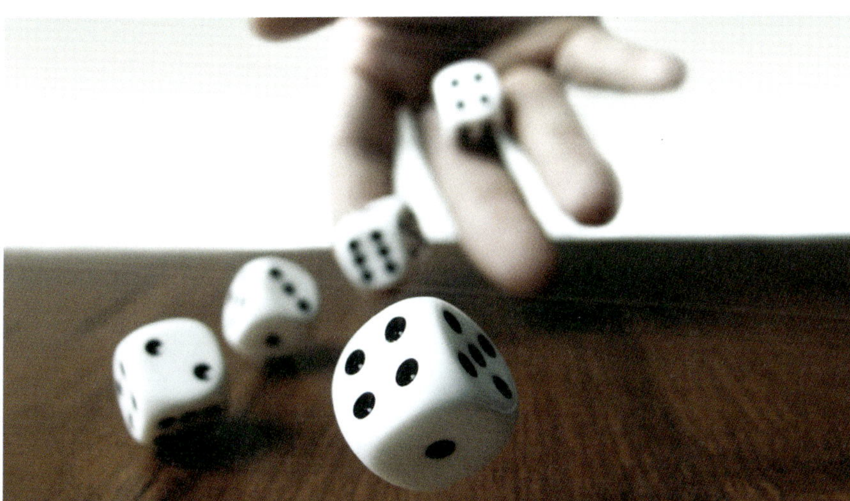

Teamworkout 50-Punkte-erwürfeln

High-Intensity-Training (HIT)/High-Intensity-Interval-Training (HIIT)

Workouts nach dem HIIT-Prinzip – Tabata-Protokoll

Es werden Übungen innerhalb festgelegter Intervalle (Tabatas) durchgeführt. Es wird in acht Runden (Intervallen) mit jeweils 20 Sekunden hochintensiver Belastung und 10 Sekunden Pause trainiert. Die Gesamtlänge eines Tabata-Workouts dauert somit vier Minuten!

HIIT-Beispiel

20 Sekunden: Strecksprung-Hocke-Liegestütz-Kombination (Burpee)
10 Sekunden: Pause
20 Sekunden: Strecksprung-Hocke-Liegestütz-Kombination (Burpee)
10 Sekunden: Pause
20 Sekunden: Strecksprung-Hocke-Liegestütz-Kombination (Burpee)
10 Sekunden: Pause
20 Sekunden: Strecksprung-Hocke-Liegestütz-Kombination (Burpee)
10 Sekunden: Pause
20 Sekunden: Strecksprung-Hocke-Liegestütz-Kombination (Burpee)
10 Sekunden: Pause
20 Sekunden: Strecksprung-Hocke-Liegestütz-Kombination (Burpee)
10 Sekunden: Pause
20 Sekunden: Strecksprung-Hocke-Liegestütz-Kombination (Burpee)
10 Sekunden: Pause
20 Sekunden: Strecksprung-Hocke-Liegestütz-Kombination (Burpee)
10 Sekunden: Pause

Wahl der angepassten Intensität

Die Wahl des Gewichts, sprich die Höhe der Intensität, bei Workouts mit dem Medizinball, der Kettlebell, der Hantel oder der gewählte Schwierigkeitsgrad einer Bodyweight-Übung, richtet sich nach den individuellen Leistungen der Teilnehmer. Grundsätzlich sind alle Übungen zu differenzieren und an das jeweilige Fitnessniveau des Teilnehmers angepasst *(Scaled)* durchzuführen.

7.9.1 Stufenprozess zum Verändern der optimalen Intensität

Grundvoraussetzung für jedes Training ist die richtig gewählte Intensität einer Übung bezüglich des individuell gewählten Trainingsziels, der eigenen körperlichen Voraussetzungen, der vorhandenen Rahmenbedingungen (Trainingsort, Ausstattung etc.) und der Wahl der Trainingsmethode. Grundsätzlich sollte eine Übung ins gesamte Konzept einer Trainingseinheit, in den Trainingsplan oder gar in eine Periodisierung passen.

Das A & O für jeden Trainer ist der fachliche Umgang mit einer vorher gewählten Übung und diese sollte jederzeit für den Athleten in der Intensität so angepasst werden (leichter oder schwerer), damit sie weiterhin der zuvor gewählten Trainingsmethode entspricht. Eine korrekte Abstufung der Intensität einer Übung, ohne deren Charakter signifikant zu verändern, ist manchmal eine kleine Herausforderung.

Workouts in ihrer Intensität zu variieren, ist nicht nur auf ein bloßes Verändern der Gewichte beschränkt! Diese Gestaltungsfähigkeit wird spätestens dann gebraucht, sobald kein klassisches Gewicht (Hantel, Bänder etc.) vorhanden ist. Wird die Übungsausführung in ihrer Intensität zu hoch angesetzt, werden meist Ausweichbewegungen ausgeführt. Dies führt zu einer zu hohen und falschen Belastung der betroffenen Gelenke. Ausschließlich das Level einer Übung zu variieren, bedeutet in diesem Zusammenhang nicht zwangsläufig, z. B. aus einem Liegestützworkout plötzlich eine „Butterfly-fliegend"-Übung mit Kurzhantel auf einer Flachbank zu machen, nur weil beim Liegestütz der Brustmuskel mittrainiert wird. Weiterhin ist nicht gemeint, eine Übung zu verändern, vielleicht sogar zu erschweren, allein wegen der Tatsache, dass wir die Übung auf einem instabilen Untergrund bewältigen anstatt auf einer festen Trainingsfläche.

Beispiel aus der Praxis: Eine „Grundübung" in mehreren verschiedenen Levels, d. h. einmal mit höherer Intensität und auch mit einer niedrigeren Intensität, anbieten zu können.

Für das Beispiel Nummer eins nehmen wir einen klassischen Liegestütz auf dem Boden, dabei befinden sich die Hände und Füße auf einer Ebene und die Ellbogen werden eng am Körper vorbeigeführt. Dieses Ausführung setzen wir für unsere Grundübung ein.

Tab. 6: Schwierigkeitsgrad/Intensität beim Liegestütz

Ausführung	Schwierigkeitsgrad/ Intensität/Level
Liegestütz mit den Händen an der Wand abgestützt und Schräglage des Körpers	Level –2
Liegestütz mit den Händen erhöht auf einem kleinen Kasten abgestützt. Die Zehen ruhen auf dem Boden.	Level –1
Liegestütz flach auf dem Boden	Grundübung = Level 0
Liegestütz mit den Füßen erhöht auf einem kleinen Kasten aufgestellt. Die beiden Hände ruhen auf dem Boden.	Level +1
Liegestütz auf zwei große Turnkästen, die parallel zueinander aufgestellt sind. Die beiden Hände und Füße ruhen jeweils auf einem Kasten. Hier wird der Liegestütz so tief zwischen die beiden Kästen ausgeführt wie möglich!	Level +2
Liegestütz in Schräglage an der Wand, wobei die Hände auf dem Boden ruhen und die Zehen an der Wand sind.	Level +3

Für das Beispiel Nummer zwei nehmen wir eine klassische Kniebeuge mit einem über den Kopf gehaltenen Gymnastikstab in einem hüft- bis schulterbreiten Stand. Diese Ausführung der Kniebeuge entspricht wieder unserer Grundübung/Level 0.

Tab. 7: Schwierigkeitsgrad/Level bei der Kniebeuge

Ausführung	Schwierigkeitsgrad/ Intensität/Level
Kniebeuge im hüft- bis schulterbreiten Stand mit zusätzlicher Unterstützung der Arme durch Halten an einer Sprossenwand oder Ähnlichem	Level −2
Kniebeuge im hüft- bis schulterbreiten Stand mit außenrotierten und seitlich hängenden Armen	Level −1
Kniebeuge im hüft- bis schulterbreiten Stand und einen Gymnastikstab etwa schulterbreit über dem Kopf haltend. Bei maximal geöffnetem Arm-Rumpf-Winkel.	Grundübung = Level 0
Teilkniebeuge; dabei ruht ein Fuß auf dem Boden und der andere ist nach hinten versetzt mit dem Fußballen auf einer Erhöhung (Kasten) aufgestellt.	Level +1
Einbeinige Kniebeuge, auf einem kleinen Kasten stehend, wobei das freie Bein nach hinten weggeführt wird, bis der Oberkörper den vorderen Oberschenkel kurz berührt.	Level +2
Einbeinige Kniebeuge auf dem Boden; sogenannte *Pistol*	Level +3

7

Die einzelnen Übungen und Workouts sind in Kap. 8 ausführlich und detailliert beschrieben.

TIPP

Die Effizienz eines einzelnen Trainings hängt nicht davon ab, wie lange Sie trainieren. Eher kleinere, intensivere Einheiten sind in den meisten Fällen viel effizienter und sparen zudem auch noch eine Menge an Zeit.

7.10 Lockerung/Dehnung (Cool-down)

Das *Cool-down* verläuft ganz ähnlich wie das Aufwärmen und es genügen 5-10 Minuten. Dabei kommt die Methode des statischen Dehnens zur Anwendung. Es wird im Bereich der sogenannten *Dehnschwelle* gearbeitet (eine Dehnung ist spürbar, die Beweglichkeit wird aber nicht bis zur Schmerzgrenze ausgereizt). Hierbei wird versucht, den Muskel auf seine ursprüngliche Länge vor dem Training zu bringen, um die Beweglichkeit zu erhalten. Gleichzeitig trägt das Stretching zur Entspannung der Muskulatur bei. Die Teilnehmer können sowohl physisch als auch psychisch entspannen.

Es wird in der Praxis leider zu oft vernachlässigt, ist aber für die schnellere Regeneration nach einem Krafttraining enorm wichtig. Gleichzeitig sorgt das Abwärmen auch für einen angenehmen Ausklang Ihres harten Workouts. So fühlen Sie sich anschließend wohler und zufriedener. Wir empfehlen, folgende Muskelgruppen nach jeder sportlichen Betätigung zu dehnen (Pflichtdehnbereiche):

- Oberschenkelinnenseite (Adduktoren),
- Oberschenkelvorderseite,
- Hüftbeugemuskel,
- Oberschenkelrückseite sowie
- Nackenmuskulatur.

Myofasziale Selbstmassage

Mit einer Hartschaumrolle, einem sogenannten *Foam Roller*, kann man eine myofasziale Selbstmassage durchführen. *Myofasziale Selbstmassage* bedeutet, dass die verspannten Muskeln auf einer Hartschaumrolle unter dem Druck des eigenen Körpergewichts oder Teilen davon wieder weichmassiert werden.

Für jede Übung sollten Sie sich gut zwei Minuten Zeit nehmen. Je nach „Verkürzung"/„Verklebung" der Muskeln stellt sich sehr früh eine starke Dehnung und eventuell ein *leichter Schmerz* ein.

Anwendungsgebiete und Wirkung

- Vorbeugung und Behandlung von Myofaszien- und Muskelbeschwerden;
- aktive Regeneration mit verbesserter Durchblutung der Muskulatur;
- Triggerpunktbehandlung bei Verspannungen durch Sport- und Alltagsbelastungen;
- einfache Selbstmassage;
- ideales Aufwärmen vor und als Regeneration nach dem Sport.

KAPITEL 8

Kapitel 8

DIE 4XF-FUNCTIONAL-BASIC-WORKOUTS

Die Wahl des richtigen Workouts beinhaltet die Bewertung seiner Wirksamkeit, bezogen auf die individuellen Trainingsziele. Ergänzend zu einigen Workouts werden Ihnen Variationen bzw. Differenzierungen angeboten. Diese Übungen werden folgendermaßen in ihrer Intensität unterschieden.

+ = Steigerung der Intensität

– = Reduzierung der Intensität

Bei vielen Übungen kann die Intensität allein durch die Wahl des Gewichts variiert werden.

8.1 Übungspool Functional Training

Es kann zwischen komplexen Übungen, Wettkampfübungen oder spezifischen Übungen unterschieden werden. Im Sportunterricht wird üblicherweise zwischen Grundübungen und ergänzenden Übungen differenziert. Im Athletiktraining werden komplexe Übungen verwendet, um den kompletten Bewegungsapparat zu kräftigen sowie die konditionellen Fähigkeiten und motorischen Eigenschaften zu verbessern. Die Übungen und Bewegungen sind in die folgenden sieben Kategorien eingeteilt, mit denen ein umfassendes Training des gesamten Körpers gewährleistet werden soll:

- drückende Bewegungen/Übungen,
- ziehende Bewegungen/Übungen,
- Bewegungen/Übungen zum Beugen und Strecken von Knie und Hüfte,
- komplexe Bewegungen und Rumpfkräftigungsübungen (dynamisch),
- rotatorische Bewegungen/Übungen (dynamisch),
- Rumpfstabilisationsübungen (statisch),
- lauf- und sprungbetonte Übungen.

8.1.1 Drückende Übungen im FT (DÜ)

BERGSTEIGER, DIAGONAL

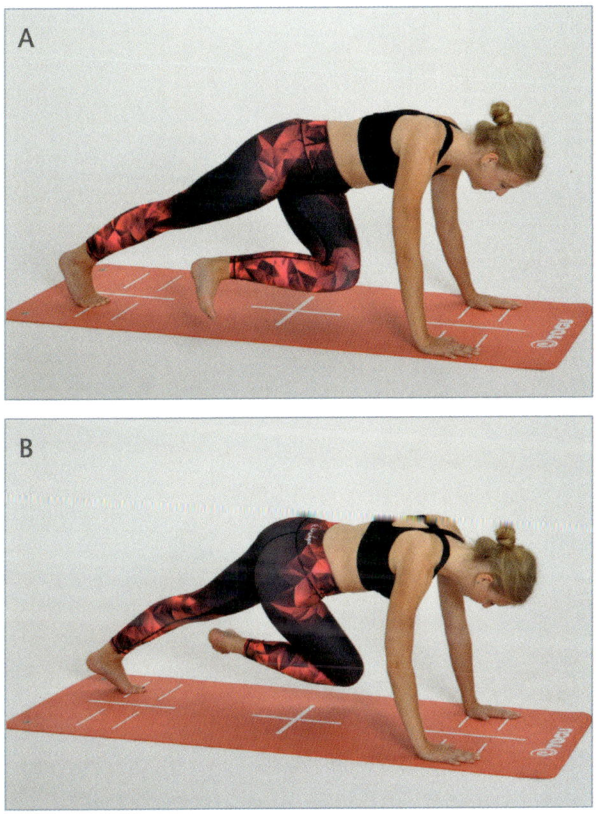

8

Ziel der Übung: Kräftigung der Brustmuskulatur, Armmuskulatur (Trizeps), Bauchmuskeln (quere, schräge, gerade), Rückenmuskulatur (mittellange und kurze Rückenstrecker, Kapuzenmuskel, Rautenmuskel), Hüftstreck- und Hüftbeugemuskulatur.

Material: Gymnastikmatte

Ausführung: Liegestützposition. Nur die Zehen und Hände haben Kontakt zum Boden und der Körper bildet eine gerade Linie. Dann führen Sie Ihr linkes Knie unter dem Körper diagonal zum rechten Ellbogen [A] und wieder zurück in die Liegestützposition. Anschließend das rechte Knie zum linken Ellbogen ziehen [B] und wieder nach hinten abstellen. Diese Bewegung im Wechsel dynamisch nacheinander ausführen. Der Rumpf sollte dabei stabil gehalten werden. Der Rücken bleibt gerade und die Schultern sind über den Händen platziert.

BRÜCKE

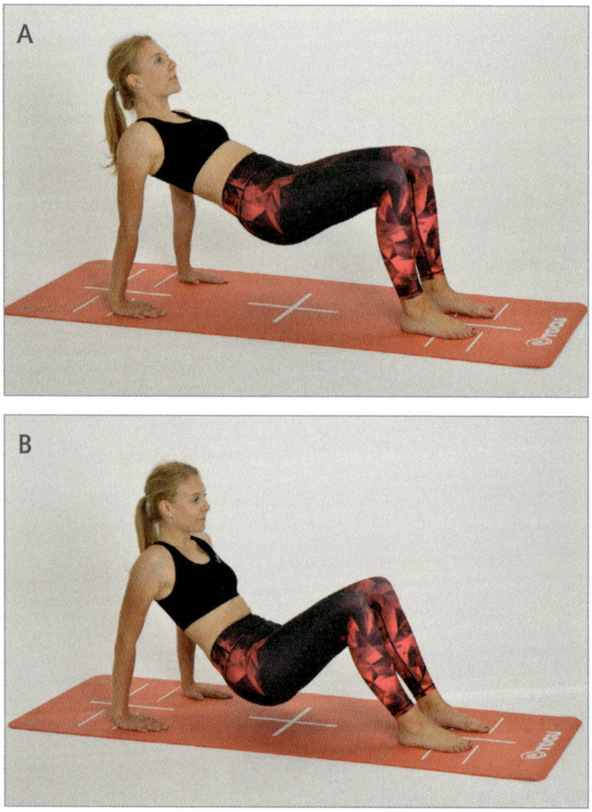

Ziel der Übung: Kräftigung der Rückenmuskulatur (Rückenstrecker, Kapuzenmuskel, Rautenmuskel), Schultermuskulatur, Hüftstreckmuskulatur (Gesäß) und der Beinmuskulatur.

Material: Gymnastikmatte

Ausführung: Sitz. Die Beine anstellen und die Hände seitlich etwas nach hinten versetzt aufsetzen, dabei zeigen die Finger nach vorne. Die Hüfte strecken und das Becken so weit nach oben in die „Brücke" [A] anheben wie möglich. Einen Moment diese Position so halten, um dann das Becken langsam nach unten abzusenken, ohne dabei das Gesäß auf der Matte abzulegen [B]. Anschließend das Becken wieder anheben und die Bewegungen wiederholen.

DIPS

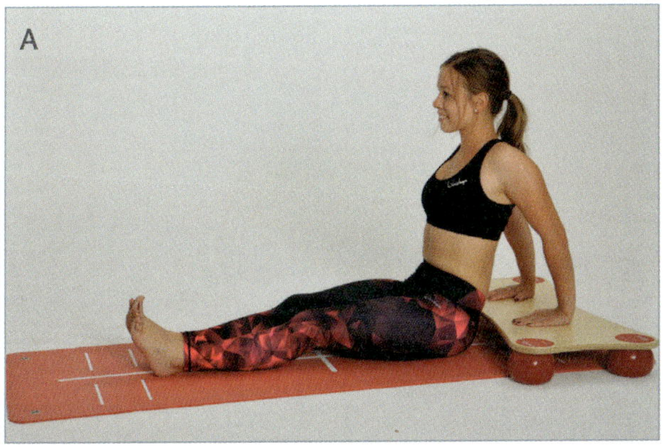

8

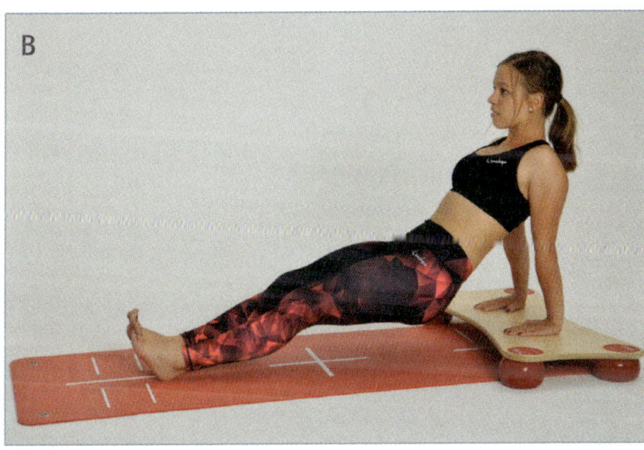

Ziel der Übung: Kräftigung der Armstreckmuskulatur (Trizeps), Rückenmuskulatur (Kapuzenmuskel, Rautenmuskel) und der Schultermuskulatur (Deltamuskel)

Material: Erhöhung (z. B. Kasten)

Ausführung: Sitz. Die Hände stützen auf dem Rand einer Erhöhung. Die Beine werden weit nach vorne gestreckt. Nun wird der Oberkörper vor der Erhöhung möglichst so weit abgesenkt, dass der Oberarm parallel zum Boden ist und das Ellbogengelenk etwa 90° gebeugt ist. Aus dieser Position den Oberkörper im Wechsel nach oben drücken und wieder langsam nach unten absenken.

- Variation: Die Füße stehen näher am Kasten.

HOCKE – HALBER HANDSTAND

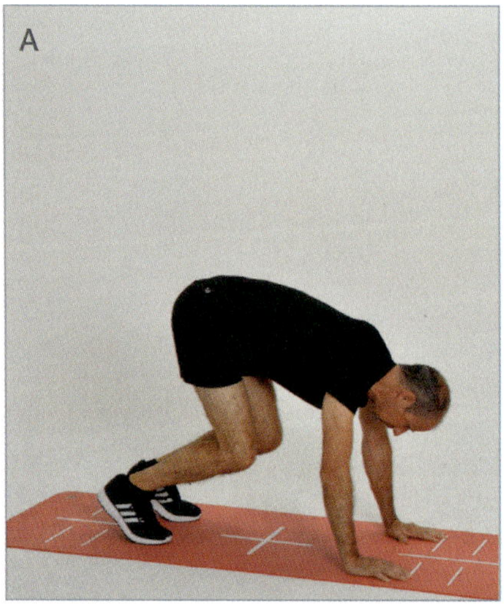

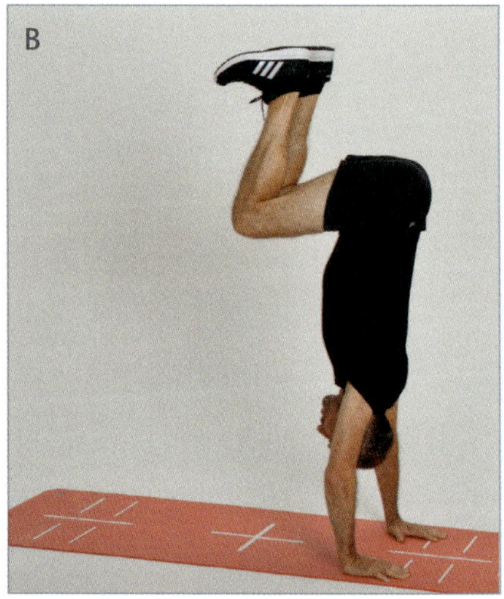

Ziel der Übung: Kräftigung der Schultermuskulatur, Armmuskulatur (Trizeps), Rückenmuskulatur (Deltamuskel) und der Beinmuskulatur; fördert die Koordination und das Gleichgewicht.

Material: Gymnastikmatte

Ausführung: Hocke. Aus der Hocke oder Bankstellung heraus mit den Füßen abspringen. Den Oberkörper möglichst in eine Senkrechte bringen, dabei den Arm-Rumpf-Winkel ganz öffnen. Die Knie sowie die Hüfte bleiben angewinkelt! Einen Moment lang halten, um dann wieder nach unten in die Bankstellung/Hocke zu kommen. Diese Übung mehrmals hintereinander wiederholen.

KORKENZIEHER

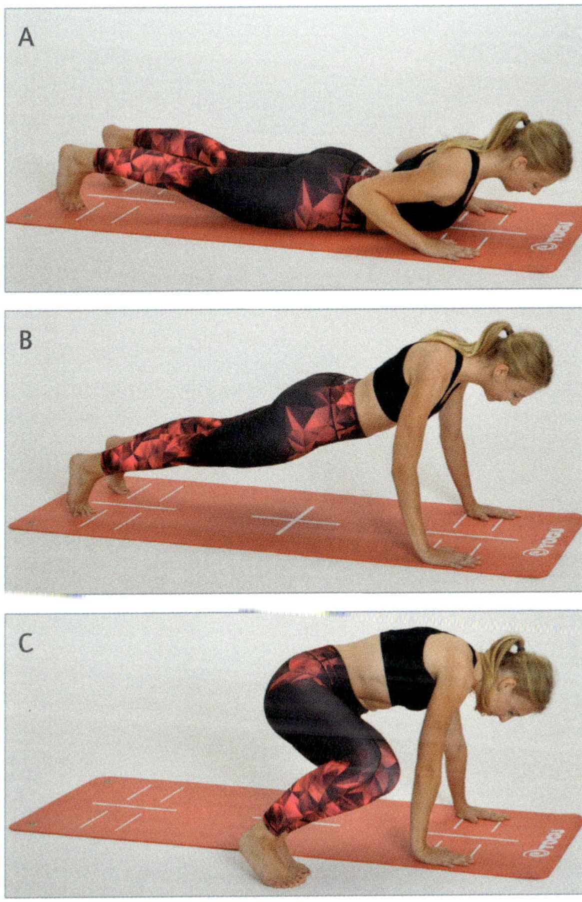

Ziel der Übung: Kräftigung der gesamten Bauchmuskulatur, Rückenmuskulatur (Rückenstrecker, Rautenmuskel), Gesäßmuskulatur, Hüftbeugemuskulatur und der Beinmuskulatur (Beinstreck- und Beugemuskulatur).

Material: Gymnastikmatte

Ausführung: Bauchlage. Die Zehen sind aufgestellt und die Hände befinden sich seitlich auf Schulterhöhe auf der Matte [A]. Mit dem Ausatmen drücken Sie sich durch Strecken der Arme nach oben in die Liegestützposition [B]. Die Füße vom Boden lösen, die Beine anziehen und beide Knie zum rechten Ellbogen bewegen [C]. Dabei bleiben die Arme gestreckt, die Hände auf der Matte. Nun die Füße geschlossen zurück nach hinten führen, anschließend die Knie gleich wieder vor zum linken Ellbogen bringen. So im Wechsel ohne Pause dynamisch fortfahren.

KRABBENDEHNUNG

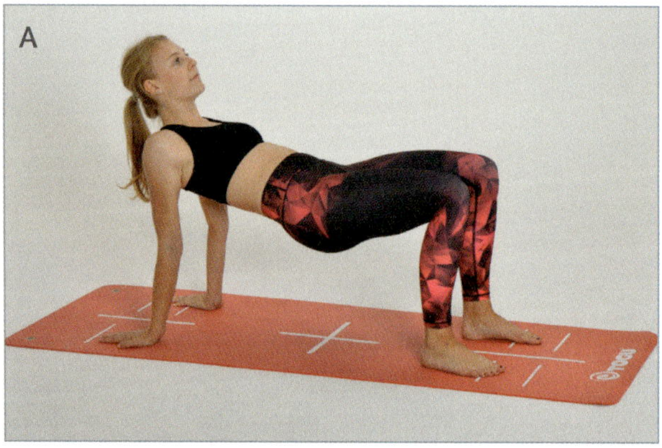

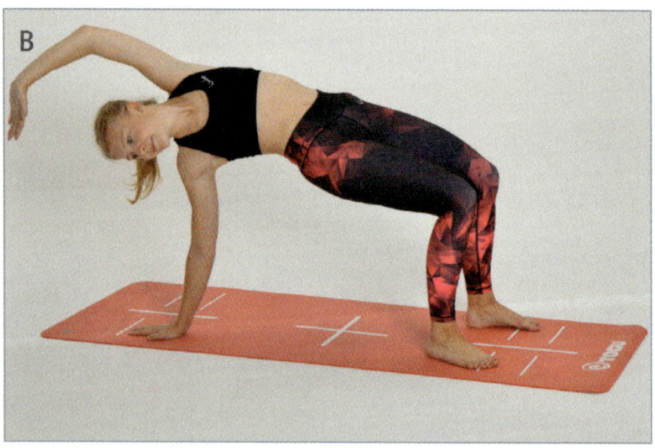

Ziel der Übung: Kräftigung der Rückenmuskulatur (Rückenstrecker, Kapuzenmuskel, Rautenmuskel), Schultermuskulatur, Armstreckmuskulatur (Trizeps), Hüftstreckmuskulatur (Gesäß) und der Beinmuskulatur.

Material: Gymnastikmatte

Ausführung: Sitz. Die Füße aufstellen, die Hände hinter dem Körper flach auf den Boden setzen. Die Hüfte nach oben in die Waagerechte hochdrücken [A]. Die linke Hand über den Kopf bis hinter die rechte Schulter führen. Den Kopf mitbewegen, der Blick geht mit dem linken Arm entlang zum Boden [B]. Zurück in die Ausgangsposition und mit dem rechten Arm diese Bewegung nach links wiederholen.

LIEGESTÜTZ ANHOCKEN

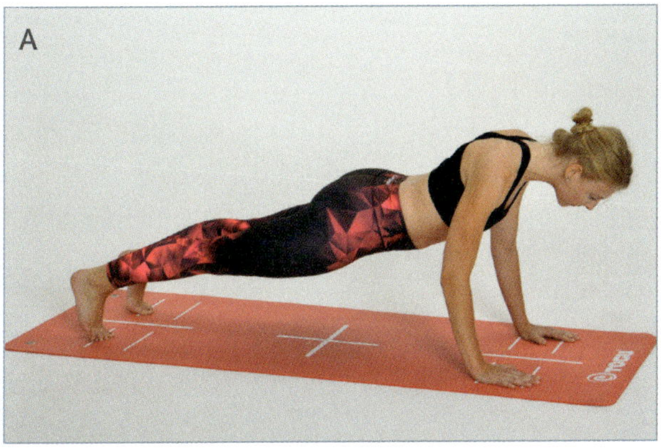

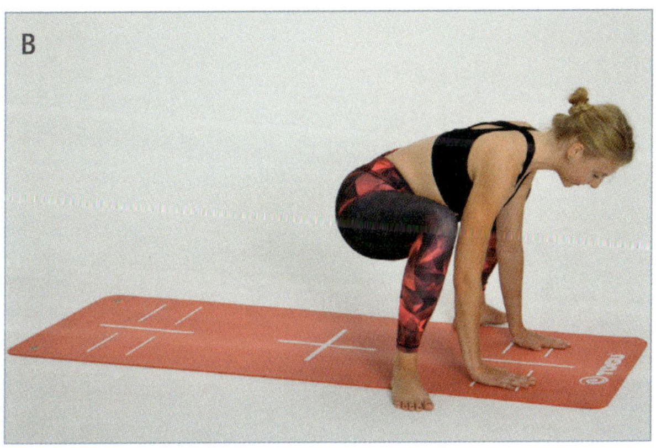

8

Ziel der Übung: Kräftigung der Bauchmuskulatur (quere, gerade, innere und äußere schräge Abdominalmuskulatur), Rückenmuskulatur, des Gesäßmuskels, der Beinmuskulatur, der Schultermuskeln und der Brustmuskulatur.

Material: Gymnastikmatte

Ausführung: Liegestützposition. Die Arme sind gestreckt und die Hände stehen schulterbreit auseinander. Die Füße befinden sich dicht nebeneinander und der Vorfuß hat Bodenkontakt. Spannen Sie Bauch- und Gesäßmuskeln an, damit Sie nicht in der Lendenwirbelsäule durchhängen [A]. Springen Sie mit Ihren Füßen von der Matte ab und ziehen Sie Ihre Knie nach vorn, sodass Ihre Füße leicht nach hinten versetzt neben den Händen aufsetzen [B]. Nun wieder nach hinten abspringen zurück in die Liegestützposition.

LIEGESTÜTZ, DIAMANT

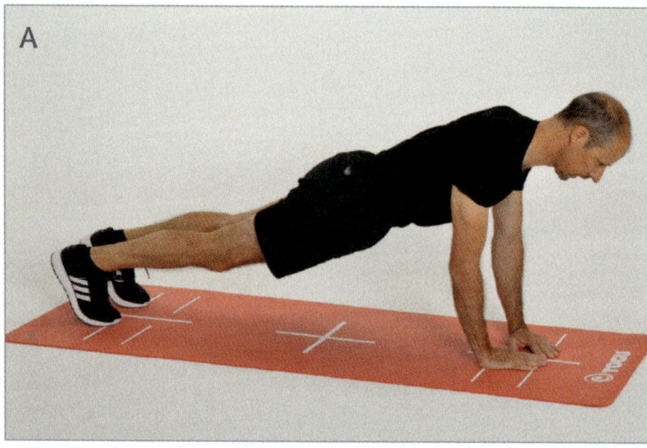

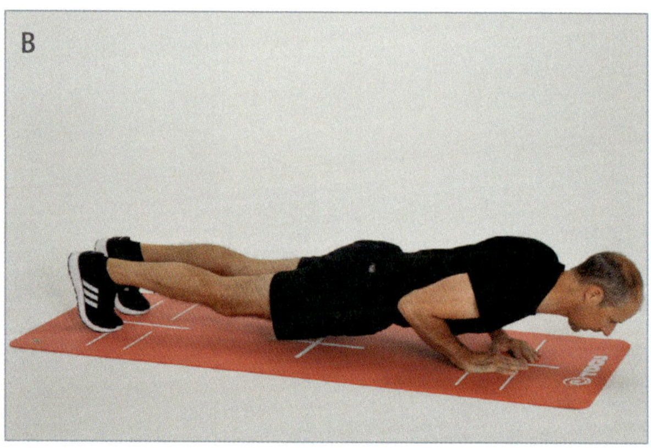

Ziel der Übung: Kräftigung der Bauchmuskulatur (quere, gerade, innere und äußere schräge Abdominalmuskulatur), Rückenmuskulatur, des Gesäßmuskels, der Beinmuskulatur, der Schultermuskeln und der Brustmuskulatur.

Material: Gymnastikmatte

Ausführung: Liegestützposition. Nur die Zehen und Hände haben Kontakt zum Boden und der Körper bildet eine gerade Linie [A]. Die Hände bilden ein kleines Dreieck und befinden sich dabei genau mittig unterhalb der Brust [A]. Spannen Sie Bauch- und Gesäßmuskeln an, damit Sie nicht in der Lendenwirbelsäule durchhängen. Beim Einatmen senken Sie den Oberkörper langsam ab, bis Sie kurz vor dem Boden angekommen sind [B], indem Sie Ihre Ellbogen beugen. Mit der Ausatmung drücken Sie sich durch das Strecken der Ellbogen wieder nach oben, ohne sie ganz durchzustrecken.

– Variation: Diamantene Liegestütze auf den Knien ausführen!

LIEGESTÜTZ-GLEITZUG

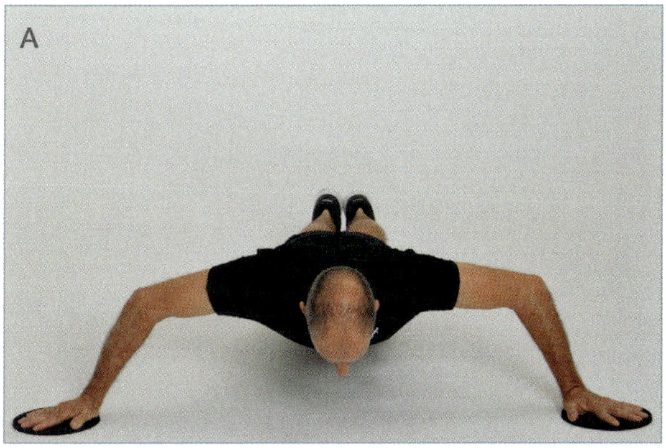

8

Ziel der Übung: Kräftigung der Bauchmuskulatur (quere, gerade, innere- und äußere schräge Abdominalmuskulatur), Rückenmuskulatur, Brustmuskulatur, Schultermuskulatur und der Beinmuskulatur.

Material: Gymnastikmatte und zwei Pads

Ausführung: Liegestützposition. Nur die Zehen und Hände haben Kontakt zum Boden und der Körper bildet eine gerade Linie. Das Körpergewicht ruht allein auf den Händen und Zehen. Die Hände befinden sich dabei genau unter den Schultern und ruhen auf zwei Pads, dabei zeigen die Finger nach vorne [A]. Spannen Sie Bauch- und Gesäßmuskeln an, damit Sie nicht in der Lendenwirbelsäule durchhängen. Beim Einatmen senken Sie den Oberkörper langsam ab, bis Sie kurz vor dem Boden sind, indem Sie Ihre Hände mit den Pads nach außen zur Seite gleiten lassen [B]. Mit der Ausatmung gleiten Sie mit den Händen wieder zur Mitte zurück in die Liegestützposition.

LIEGESTÜTZ, KLASSISCH

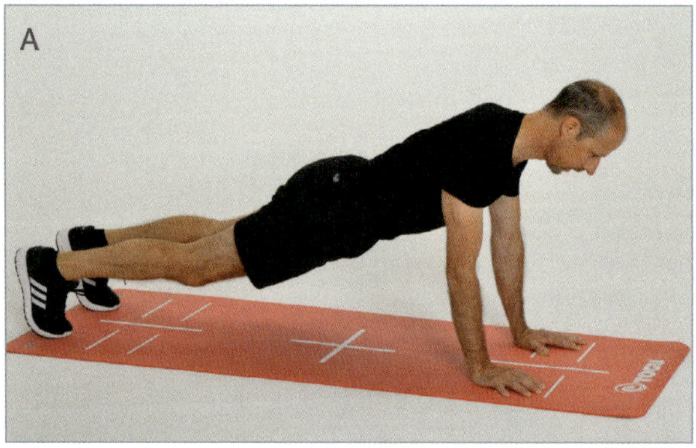

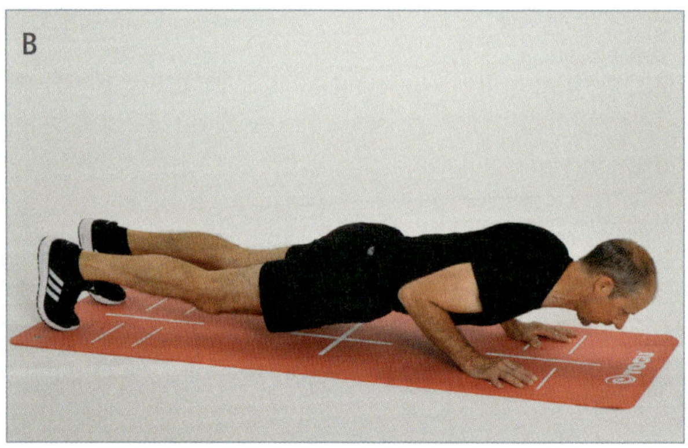

Ziel der Übung: Kräftigung der Bauchmuskulatur (quere, gerade, innere und äußere schräge Abdominalmuskulatur), Rückenmuskulatur, des Gesäßmuskels, der Beinmuskulatur, der Schultermuskeln und der Brustmuskulatur.

Material: Gymnastikmatte

Ausführung: Liegestützposition. Im klassischen Liegestütz schwebt der ganze Körper in der Luft, nur die Zehen und Hände haben Kontakt zum Boden und der Körper bildet eine gerade Linie [A]. Das Körpergewicht ruht allein auf den Händen und Zehen. Die Hände befinden sich dabei genau unter den Schultern, die Finger zeigen nach vorne [B]. Spannen Sie Bauch- und Gesäßmuskeln an, damit Sie nicht in der Lendenwirbelsäule durchhängen. Beim Einatmen senken Sie den Oberkörper langsam ab, bis Sie kurz vor dem Boden sind, indem Sie Ihre Ellbogen beugen. Mit der Ausatmung drücken Sie sich durch das Strecken der Ellbogen wieder nach oben, ohne sie ganz durchzustrecken.

- Variation: Den Liegestütz auf den Knien ausführen.

MEDIZINBALL-LIEGESTÜTZ PLUS TIPP

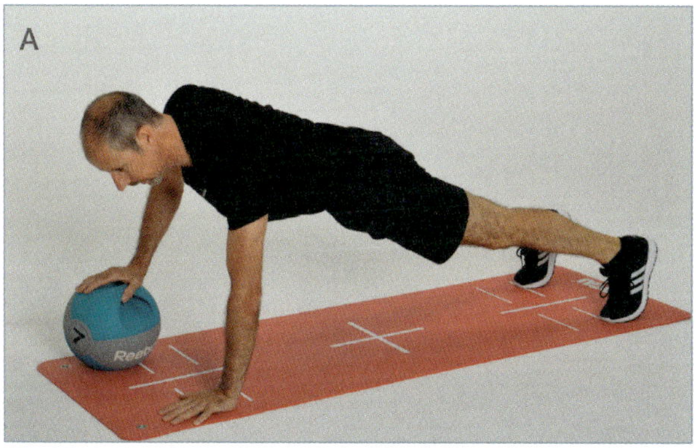

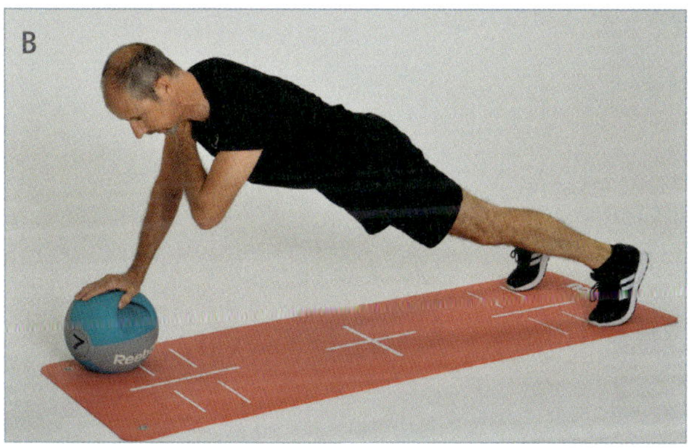

Ziel der Übung: Kräftigung der Bauchmuskulatur (quere, gerade, innere und äußere schräge Abdominalmuskulatur), Brustmuskulatur, Rückenmuskulatur (langer Rückenstrecker), Schultermuskeln und der Beinmuskulatur.

Material: Medizinball

Ausführung: Liegestützposition. Die Hände befinden sich unterhalb der Schultern, wobei die rechte Hand auf einem Medizinball platziert ist [A]. Der Oberkörper und die Beine bilden eine gerade Linie. Den Bauchnabel sanft nach innen ziehen. Lösen Sie nun Ihre linke Hand vom Boden und berühren Sie kurz Ihre rechte Schulter [B]. Nachdem die linke Hand wieder auf dem Boden abgestellt ist, wechseln Sie den Medizinball von rechts nach links. Anschließend tippen Sie mit Ihrer rechten Hand auf Ihre linke Schulter. Dabei das Becken möglichst ruhig halten! Diese Übung immer im Seitenwechsel ausführen.

- Variation: Den Bewegungsablauf absolvieren, ohne mit der Hand an die Schulter zu tippen!

NEGATIVER LIEGESTÜTZ

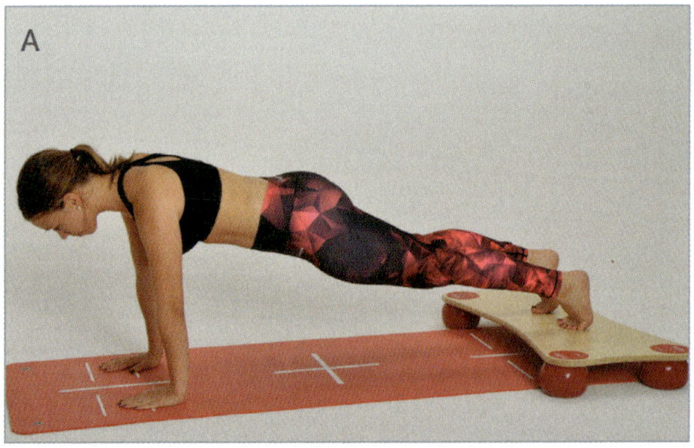

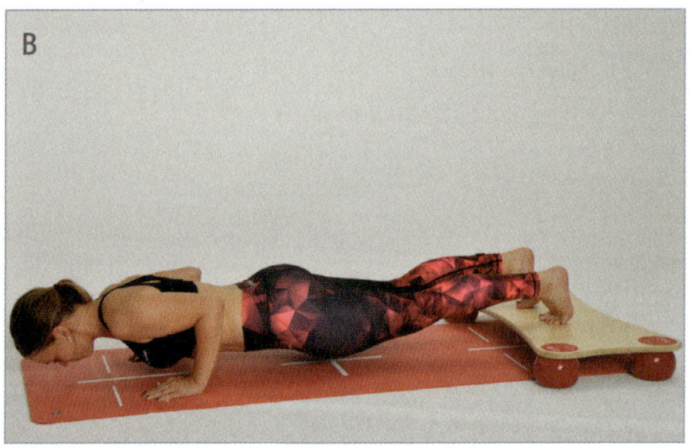

Ziel der Übung: Kräftigung der Brustmuskulatur, Armstreckmuskulatur (Trizeps), Bauchmuskulatur (quere, gerade, innere und äußere schräge Abdominalmuskulatur), Rückenmuskulatur, Schultermuskeln und der Beinmuskulatur.

Material: Kasten

Ausführung: Liegestützposition. Im negativ geneigten Liegestütz schwebt der ganze Körper in der Luft. Nur die Hände haben Kontakt zum Boden und die Zehen stehen auf der Erhöhung. Dabei bildet der Körper eine gerade Linie [A]. Die Hände befinden sich dabei genau unter den Schultern, die Finger zeigen nach vorne. Spannen Sie Bauch- und Gesäßmuskeln an, damit Sie nicht in der Lendenwirbelsäule durchhängen. Beim Einatmen senken Sie den Oberkörper langsam ab, bis Ihr Brustkorb kurz vor dem Boden ist, indem Sie Ihre Ellbogen beugen [B]. Mit der Ausatmung drücken Sie sich durch das Strecken der Ellbogen wieder nach oben, ohne sie ganz durchzustrecken.

\+ Variation: Die Füße auf einen höheren Kasten stellen.

POSITIVER LIEGESTÜTZ

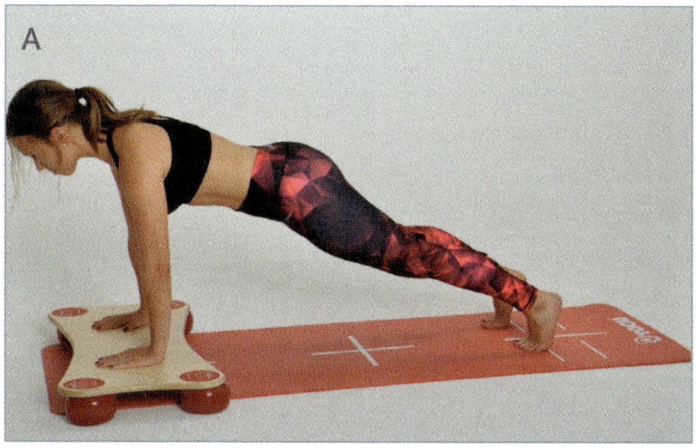

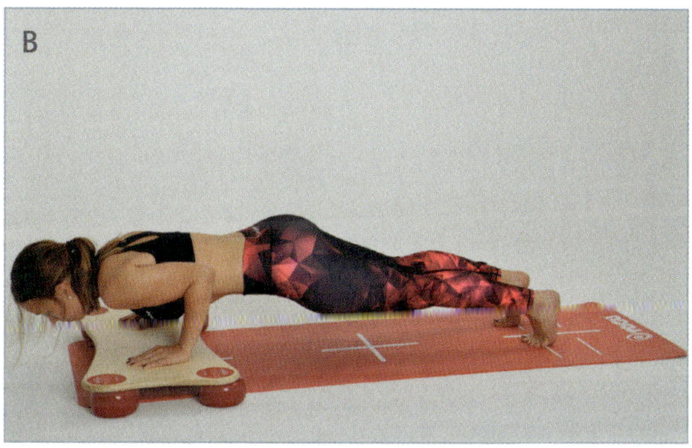

8

Ziel der Übung: Kräftigung der Bauchmuskulatur (quere, gerade, innere und äußere schräge Abdominalmuskulatur), Rückenmuskulatur, des Gesäßmuskels, der Beinmuskulatur, der Schultermuskeln und der Brustmuskulatur.

Material: Kasten

Ausführung: Liegestützposition. Im positiv geneigten Liegestütz schwebt der ganze Körper in der Luft, nur die Zehen haben Kontakt zum Boden und die Hände sind auf der Erhöhung. Dabei bildet der Körper eine gerade Linie [A]. Die Hände befinden sich dabei genau unter den Schultern, die Finger zeigen nach vorne. Spannen Sie Bauch- und Gesäßmuskeln an, damit Sie nicht in der Lendenwirbelsäule durchhängen. Beim Einatmen senken Sie den Oberkörper langsam ab, bis Ihr Brustkorb kurz vor dem Kasten ist, indem Sie Ihre Ellbogen beugen [B]. Mit der Ausatmung drücken Sie sich durch das Strecken der Ellbogen wieder nach oben, ohne sie ganz durchzustrecken.

– Variation: Die Hände auf einem höheren Kasten abstützen.

SKORPION-LIEGESTÜTZ

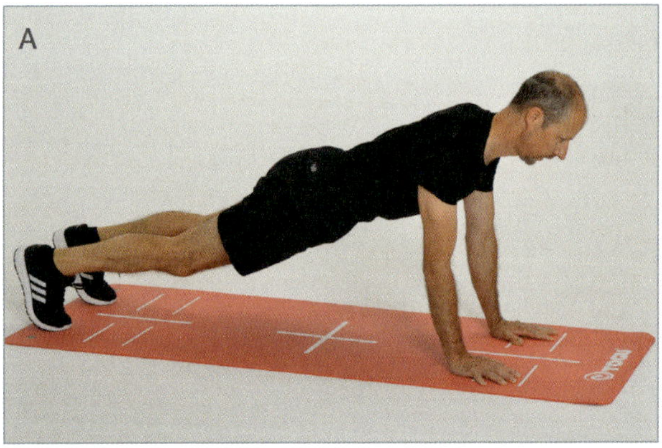

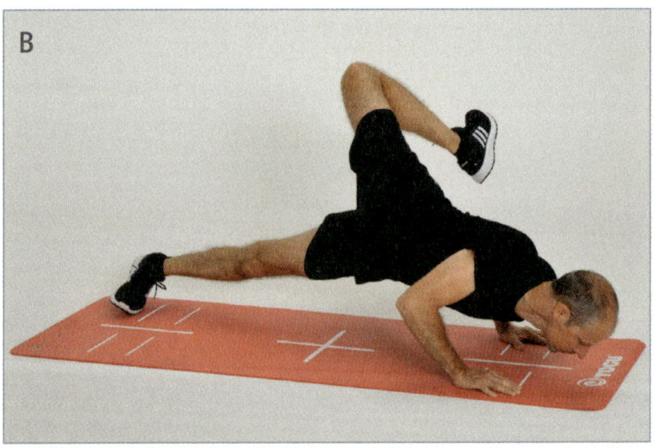

Ziel der Übung: Kräftigung der Bauchmuskulatur (quere, gerade, innere und äußere schräge Abdominalmuskulatur), Rückenmuskulatur, des Gesäßmuskels, der Beinmuskulatur, der Schultermuskeln und der Brustmuskulatur.

Material: Gymnastikmatte

Ausführung: Liegestützposition. Der Körper bildet eine gerade Linie [A]. Spannen Sie Bauch- und Gesäßmuskeln an, damit Sie nicht in der Lendenwirbelsäule durchhängen. Beim Einatmen senken Sie den Oberkörper langsam ab, bis Sie kurz vor dem Boden sind, indem Sie Ihre Ellbogen beugen. Dabei den rechten Fuß lösen und rücklings so weit in Richtung des linken Ellbogens schieben, wie es möglich ist [B]. Mit der Ausatmung drücken Sie sich durch das Strecken der Ellbogen wieder nach oben, führen das Bein wieder zurück in die Liegestützposition. Nun mit der nächsten Liegestützbewegung mit dem linken Fuß rücklings in Richtung des rechten Ellbogens.

TIP RECHTS, TIP LINKS...

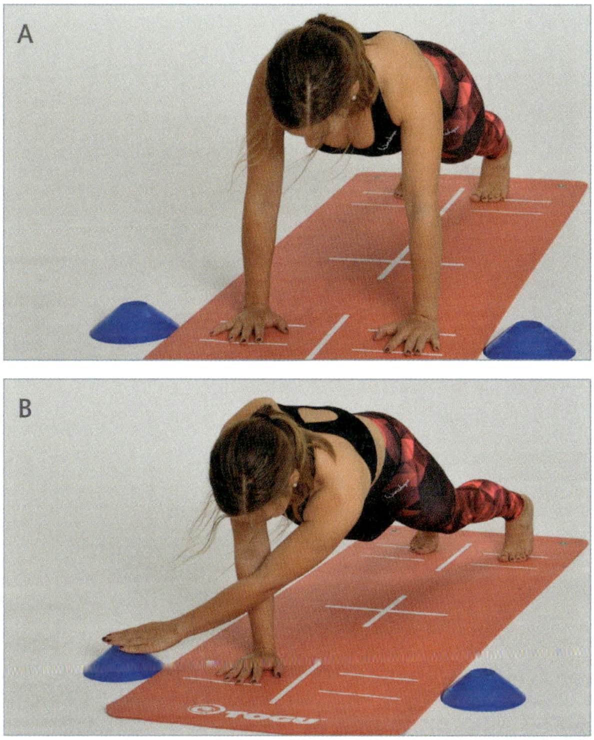

Ziel der Übung: Kräftigung der Brustmuskulatur, Bauchmuskulatur (quere, gerade, innere und äußere schräge Abdominalmuskulatur), Rückenmuskulatur, des Gesäßmuskels, der Beinmuskulatur und der Schultermuskulatur.

Material: Gymnastikmatte und zwei Markierungskegel

Ausführung: Liegestützposition. Das Körpergewicht ruht allein auf den Händen und Zehen. Die Hände befinden sich dabei genau unter den Schultern, die Finger zeigen nach vorne. Jeweils rechts und links neben den Händen liegt mit ca. 20 cm Abstand ein Markierungskegel [A]. Spannen Sie Bauch- und Gesäßmuskeln an, damit Sie nicht in der Lendenwirbelsäule durchhängen. Nun verlagern Sie Ihr Körpergewicht etwas auf den rechten Arm, lösen die linke Hand und berühren den Markierungskegel auf Ihrer rechten Seite [B]. Anschließend kommen Sie zurück in die Liegestützposition. Verlagern Sie das Gewicht auf Ihren linken Arm und berühren Sie mit der rechten Hand den Markierungskegel auf der linken Seite. Nachdem Sie in die Liegestützposition zurückgekehrt sind, beginnt dieser Bewegungsablauf von vorne.

– Variation: Den Liegestütz auf den Knien ausführen.

8.1.2 Ziehende Übungen im FT (ZÜ)

ARMHEBER IM STAND (THERAGYM®-POWERBAND)

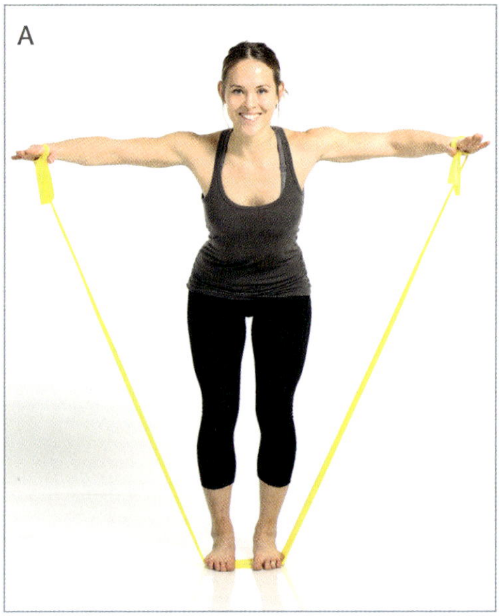

Ziel der Übung: Kräftigung der Schultermuskulatur (Deltamuskel), Rückenmuskulatur (Rautenmuskel, Kapuzenmuskel, langer Rückenstrecker), Hüftstreckmuskulatur (Gesäßmuskel) und der Beinmuskulatur (Beinstreckmuskel).

Material: Theragym®-Powerband

Ausführung: Stellen Sie sich in einen hüftbreiten Stand. Das Theragym®-Powerband unter beiden Füßen fixieren. Mit beiden Händen fassen. Heben Sie Ihr Brustbein an und ziehen Sie den Bauchnabel sanft nach innen. Neigen Sie Ihren geraden Oberkörper etwas nach vorne. Nun die Arme im Ellbogen leicht gebeugt bis zur Waagerechten anheben und wieder absinken lassen. Die Spannung auf dem Band durchgehend aufrecht halten! Die Schultern bleiben auch beim Anheben der Arme unten!

ARMHEBER IN DER BANKSTELLUNG

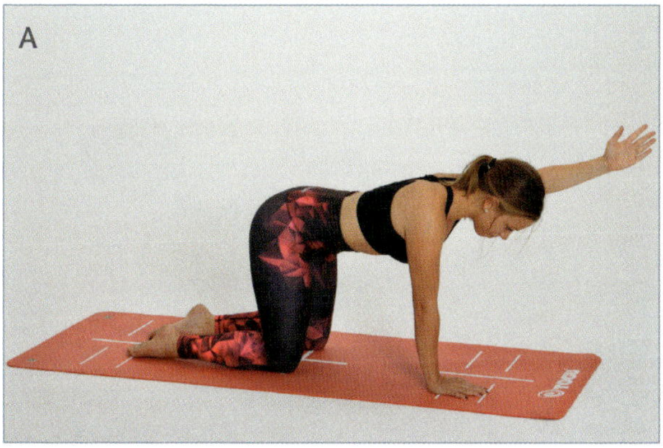

Ziel der Übung: Kräftigung der Schultermuskulatur, Armmuskulatur und der Rückenmuskulatur (Kapuzenmuskel, Rautenmuskel, Rückenstrecker, oberer Anteil).

Material: Gymnastikmatte

Ausführung: Bankstellung. Heben Sie aus der Bankstellung heraus den linken Arm vom Boden und halten diesen für 2-3 Sekunden in die Höhe. Wechseln Sie anschließend die Seite. Achten Sie beim Trainieren darauf, dass der Rücken gerade bleibt und auf keinen Fall ins Hohlkreuz ausweicht. Kopf und Nacken bleiben immer in Verlängerung der Wirbelsäule.

\+ Variation: Zusätzlich ein Gewicht verwenden.

ARM-RÜCKHEBER

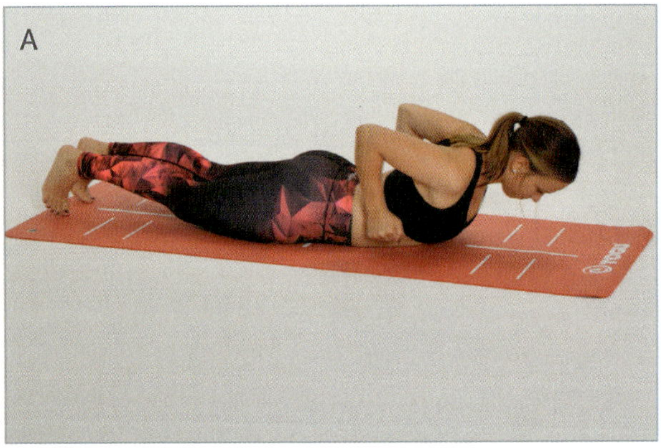

Ziel der Übung: Kräftigung der Rückenmuskulatur (Kapuzenmuskel (mittlerer Anteil), breiter Rückenmuskel) und der Schultermuskeln (hinterer Anteil).

Material: Gymnastikmatte

Ausführung: Bauchlage. Die Beine sind gestreckt, die Zehen aufgestellt. Beugen Sie Ihre Arme im 90°-Winkel an und nehmen Sie sie so neben den Körper, dass Sie Ihre Fäuste mit den Fingerknöcheln auf den Boden setzen können. Die Unterarme zeigen dabei senkrecht zur Decke. Heben Sie nun die Fäuste vom Boden ab und ziehen Sie gleichzeitig die Schulterblätter zur Wirbelsäule zusammen. Beim langsamen und konzentrierten Absenken der Arme mit den Fäusten nur bis kurz vor dem Boden kommen.

ARMSTRAFFER

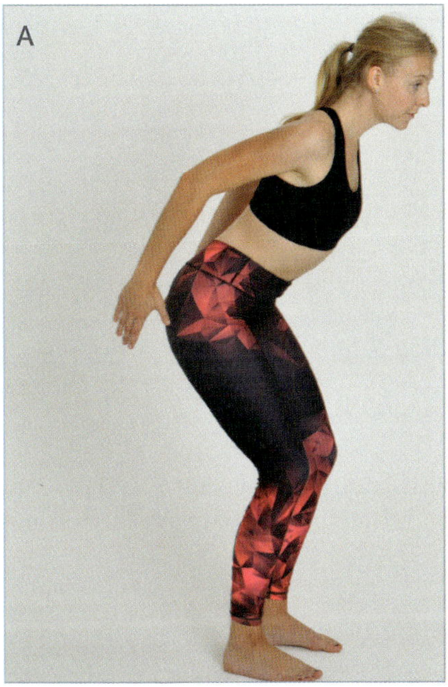

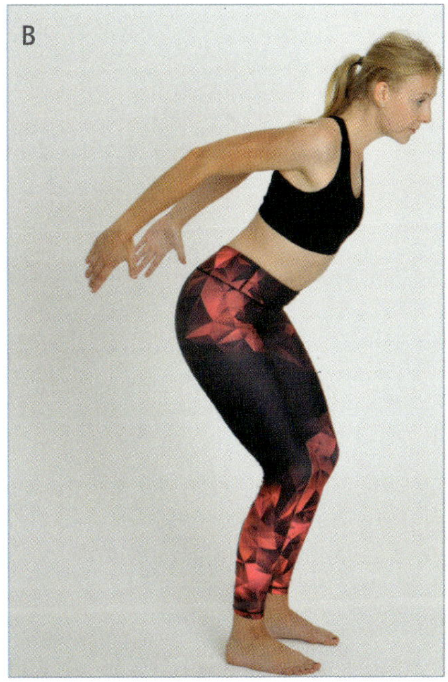

8

Ziel der Übung: Kräftigung der Armmuskulatur (Trizepsmuskel), Schultermuskulatur (Deltamuskel, hinterer Anteil) und der Rückenmuskulatur (Rückenstrecker).

Ausführung: Stand. Der Oberkörper ist nach vorne geneigt und die Knie sind etwas gebeugt. Die Arme sind gestreckt neben dem Körper, die Handflächen zeigen zueinander. Die Schulterblätter sind nach unten und innen zur Wirbelsäule hin stabilisiert. Der Kopf befindet sich in Verlängerung zur Wirbelsäule [A]. Nun heben Sie die Arme nach hinten oben bis auf Schulterhöhe an und bewegen sie wieder etwas nach unten [B] und wieder nach oben. Diese kleinen, dynamischen, endgradigen Bewegungen mehrmals wiederholen.

+ Variation: Zusätzlich mit Gewichten arbeiten.

ARMZUG, LIEGEND

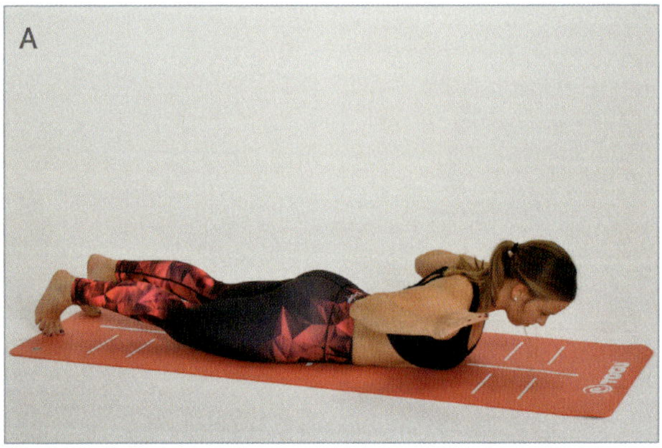

Ziel der Übung: Kräftigung der Rückenmuskulatur (Kapuzenmuskel (unterer und mittlerer Anteil), des breiten Rückenmuskels, der Rückenstrecker (oberer Anteil) und der Schultermuskeln (hinterer Anteil).

Material: Gymnastikmatte

Ausführung: Bauchlage. Die Beine sind gestreckt, die Zehen aufgestellt. Ihr Kopf und Ihr Nacken befinden sich in Verlängerung der Wirbelsäule. Strecken Sie jetzt die Arme gerade nach vorne aus, sodass sie sich in Verlängerung der Körperlängsachse befinden. Heben Sie sie dann leicht bis auf Schulterhöhe vom Boden an. Ziehen Sie dabei Ihre Schultern aktiv in Richtung Gesäß von den Ohren weg. Beugen Sie nun Ihre Arme, so weit es geht, bis neben den Oberkörper an und ziehen Sie am Ende die Schulterblätter fest zusammen. Strecken Sie Ihre Arme wieder gerade nach vorne aus, ohne den Boden zu berühren.

EINARMIGES RUDERN IM EINBEINSTAND

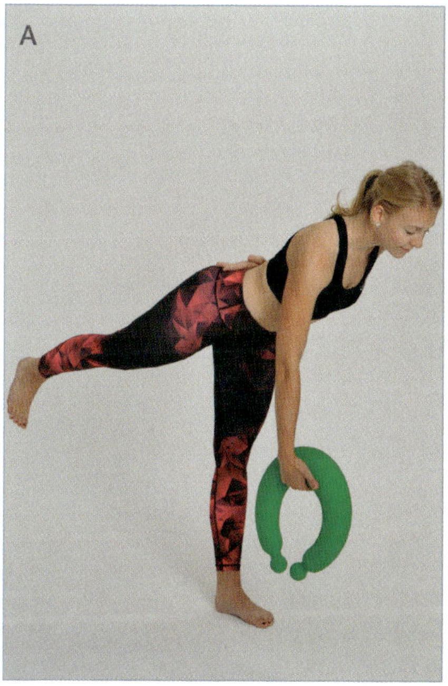

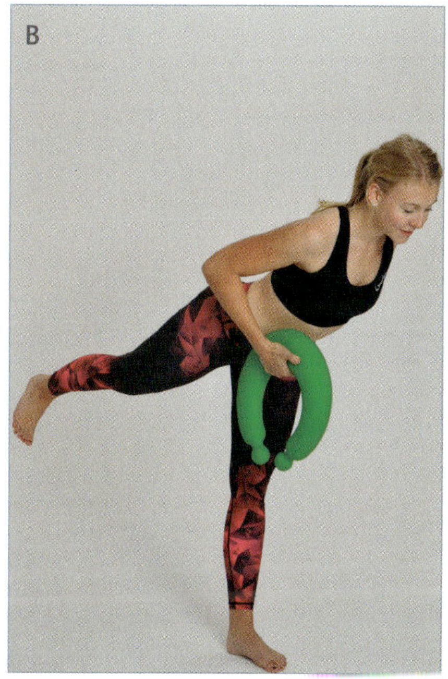

Ziel der Übung: Kräftigung der Rückenmuskulatur (breiter Rückenmuskel, Rückenstrecker, Kapuzenmuskel, Rautenmuskel), des Schultermuskels (Deltamuskel), der Hüftstreckmuskulatur (große Gesäßmuskel) und der Beinmuskulatur.

Material: Topanga®

Ausführung: Stand. Sie stehen in einem schulterbreiten Stand und halten ein Gewicht in Ihrer rechten Hand. Verlagern Sie Ihr Gewicht auf das linke Bein, strecken Ihren Rücken und neigen den geraden Oberkörper nach vorne, während Sie Ihr rechtes Bein nach hinten oben führen. Ihr Arm mit dem Gewicht hängt senkrecht nach unten, wobei Ihre linke Hand auf dem unteren Rücken ruht [A]. Nun beginnen Sie mit dem rechten Arm mit der Ruderbewegung, dabei beugen Sie den Ellbogen und ziehen ihn so weit nach hinten oben, wie es geht [B]. Anschließend den Arm langsam wieder nach unten strecken. Während der Übung sollte der Rücken gerade bleiben und Ihr Becken waagerecht sein.

\+ Variation: Einen schwereren Topanga® wählen.

FRONTHEBEN

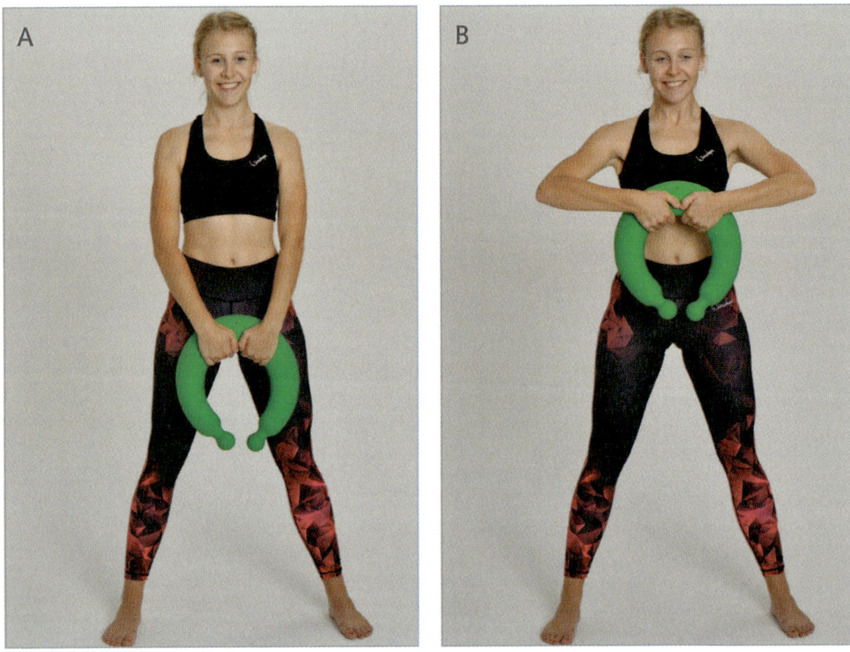

Ziel der Übung: Kräftigung der Schultermuskulatur (Deltamuskel), Rückenmuskulatur (Kapuzenmuskel, Rautenmuskel, Rückenstrecker) und der Armbeugemuskulatur (Bizeps).

Material: ein Gewicht

Ausführung: Aufrechter und schulterbreiter Stand. Die Arme befinden sich mit dem Gewicht in den Händen vor dem Körper [A]. Das Körpergewicht ruht auf den gesamten Fußsohlen. Die Schultern sind leicht nach hinten unten gezogen. Nun die Arme beugen und somit das Gewicht vor dem Körper nach oben ziehen. Die Ellbogen werden über außen nach oben gezogen, so weit es geht, solange die Schultern dabei „unten“ gehalten werden können [B]. Anschließend das Gewicht langsam wieder ablassen.

+/− Variation: Die Verwendung von unterschiedlichen Gewichten.

GLEITENDE KOBRA

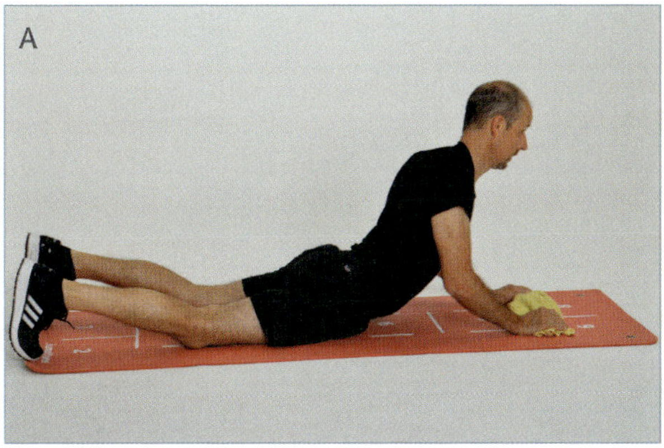

Ziel der Übung: Kräftigung der Rückenmuskulatur (breiter Rückenmuskel, Kapuzenmuskel, langer Rückenstrecker, unterer Anteil), Brustmuskulatur und der Hüftstreckmuskulatur (Gesäßmuskel).

Material: Handtuch

Ausführung: Bauchlage. Platzieren Sie auf dem Boden vor sich ein locker aufgelegtes Handtuch. Legen Sie sich mit ausgestreckten Armen davor und positionieren Sie beide Hände etwa schulterbreit auf dem Handtuch. Der Körper liegt vollständig auf dem Boden. Bauen Sie jetzt Druck auf das Handtuch auf und gleiten Sie mit beiden Händen langsam in Richtung Körpermitte. Die Ellbogen werden dabei etwas gebeugt. Bei diesem Bewegungsablauf richtet sich Ihre Brust auf und zeigt nach vorne.

KAPUZENMUSKEL PUR

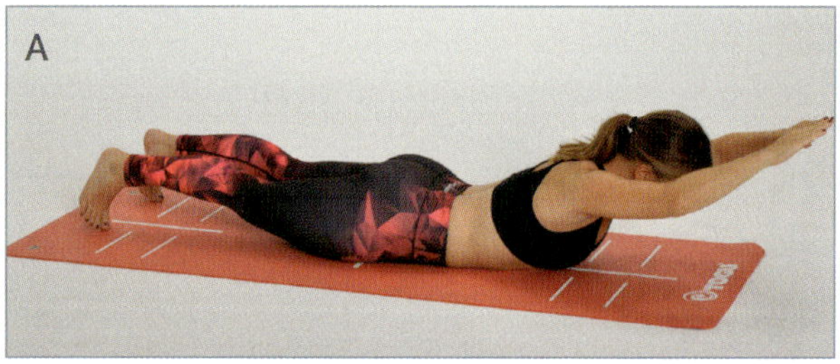

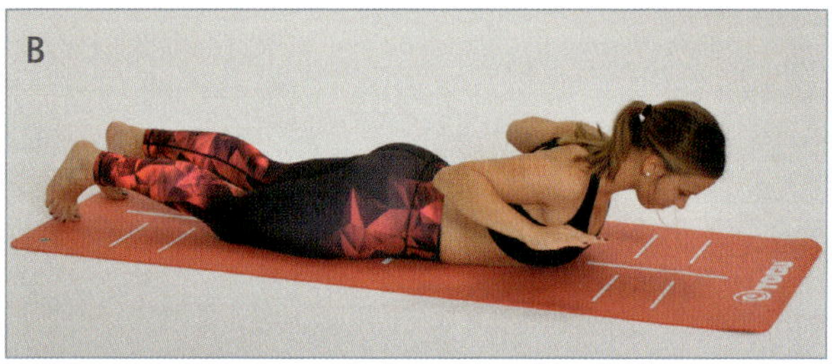

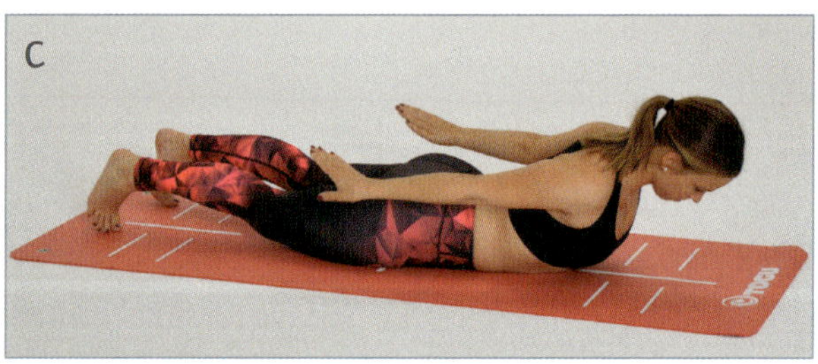

Ziel der Übung: Kräftigung der Rückenmuskulatur (Kapuzenmuskel, Rückenstrecker, oberer Anteil, Rautenmuskel) und der Schultermuskulatur (hinterer Anteil) .

Material: Gymnastikmatte

Ausführung: Bauchlage. Die Beine sind gestreckt, die Zehen aufgestellt. Ihr Kopf und Ihr Nacken befinden sich in Verlängerung der Wirbelsäule. Strecken Sie jetzt die Arme gerade nach vorne aus, sodass sie sich in Verlängerung der Körperlängsachse befinden. Heben Sie sie dann leicht bis auf Schulterhöhe vom Boden an [A]. Ziehen Sie dabei Ihre Schultern aktiv in Richtung Gesäß von den Ohren weg. Beugen Sie nun Ihre Arme, so weit es geht, bis neben den Oberkörper an und ziehen Sie am Ende die Schulterblätter fest zusammen [B]. Strecken Sie Ihre Arme weiter nach hinten aus, sodass sie parallel zum Boden verlaufen [C]. Anschließend beide Arme mit einem großen Bogen über die Seite wieder nach vorne führen, ohne dabei den Boden zu berühren.

+ Variation: Zusätzlich noch Hanteln in die Hände nehmen.

LAT-RUDERN IN RÜCKENLAGE

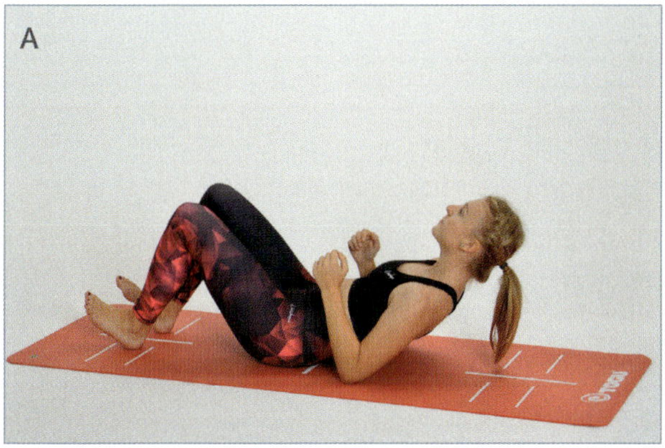

Ziel der Übung: Kräftigung der Rückenmuskulatur (breiter Rückenmuskel, Rückenstrecker, oberer Anteil).

Material: Gymnastikmatte

Ausführung: Rückenlage. Legen Sie die Arme körpernah auf den Boden und winkeln Sie die Ellbogen um etwa 90° an. Stellen Sie beide Füße auf, sodass die Kniegelenke etwa eine 90°-Position erlangen. Die Fersen drücken Sie in den Boden. Kippen Sie nun Ihr Becken und nehmen eine leichte Hohlkreuzhaltung ein, dabei berühren jetzt nur noch Kopf, Gesäß, Fersen und die Ellbogen den Boden. Drücken Sie mit Ihren Ellbogen fest in den Boden, heben [A] und senken dadurch den Oberkörper bis knapp über den Boden.

LATZIEHEN IN DER KNIEBEUGE

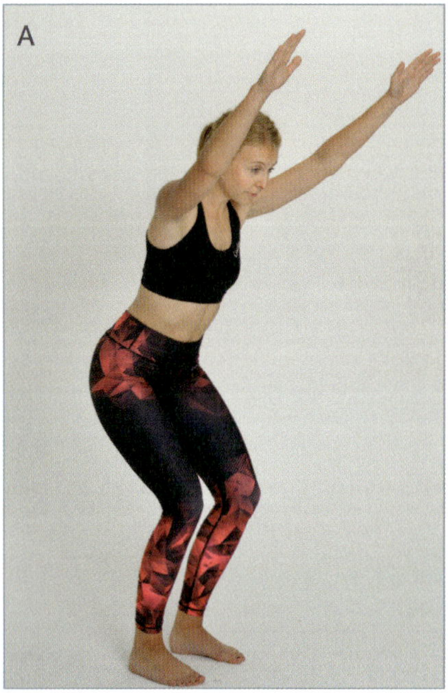

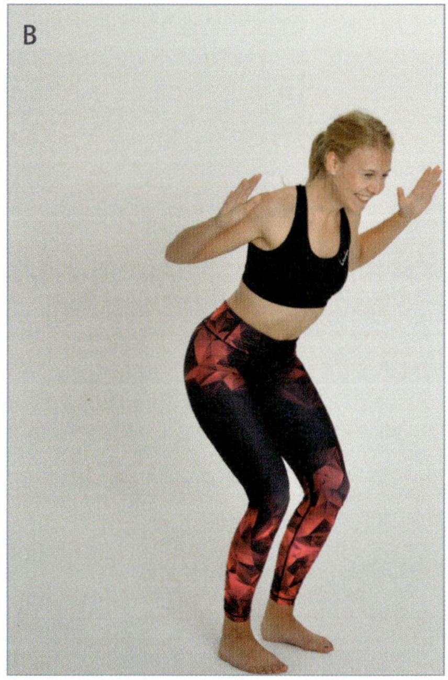

Ziel der Übung: Kräftigung des Schultergürtels, der Rückenmuskulatur (breiter Rückenmuskel, Rückenstrecker, Kapuzenmuskel, Rautenmuskel), der Gesäßmuskulatur und der Beinstreckmuskulatur.

Ausführung: Kniebeuge. Den Oberkörper um etwa 45° nach vorne verlagern. Die Arme halten Sie in Verlängerung zu Ihrem Rumpf nach vorne oben ausgestreckt [A]. Ziehen Sie Ihre Ellbogen langsam und konzentriert seitlich an Ihrem Körper nach hinten und unten, als wollten Sie Ihre Ellbogen hinter dem Rücken zusammenführen. Ziehen Sie dabei Ihre Schulterblätter aktiv in Richtung Wirbelsäule zusammen [B]. Anschließend strecken Sie die Arme wieder nach vorne und oben aus.

LATZIEHEN, LIEGEND (THERA-BAND®)

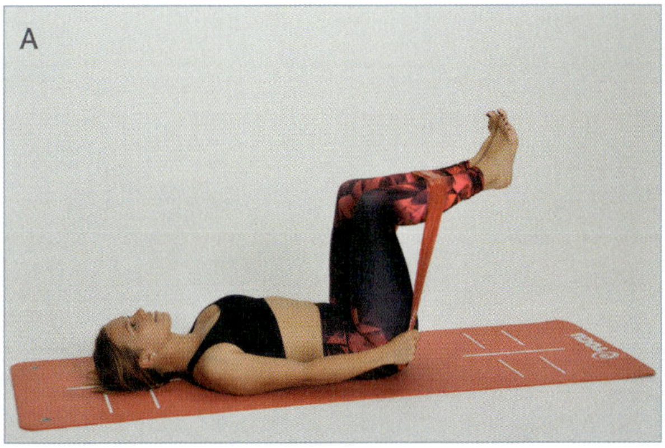

Ziel der Übung: Kräftigung der Rückenmuskulatur (breiter Rückenmuskel, Rautenmuskel), Armmuskulatur (Trizeps), Schultermuskulatur (Deltamuskel) und der Bauchmuskulatur (quere, gerade, innere und äußere schräge Abdominalmuskulatur).

Material: Gymnastikmatte und Theragym®-Powerband

Ausführung: Rückenlage. Heben Sie beide Beine im 90°-Winkel an, sodass die Unterschenkel parallel zum Boden sind. Ihre Wirbelsäule halten Sie in ihrer neutralen Position! Mit beiden Händen greifen Sie jeweils knapp unterhalb der Wade ein Thera-Band®, das quer über Ihren Unterschenkel liegt. Mit der Ausatmung ziehen Sie nun das Band mit beiden Händen langsam in Richtung Boden. Anschließend die Spannung wieder etwas lösen, bis die Hände in der Ausgangsposition sind.

RÜCKZIEHER

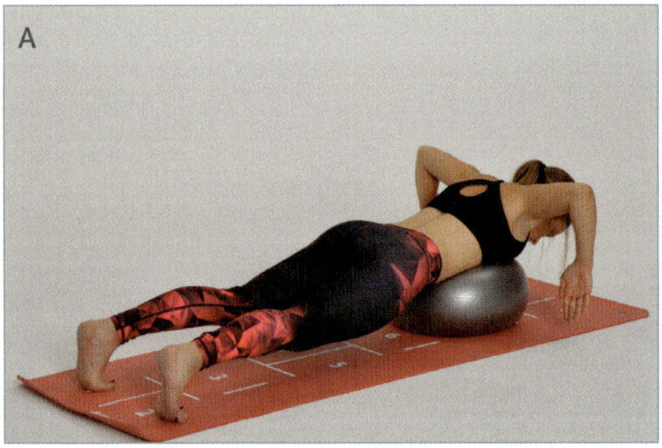

Ziel der Übung: Kräftigung der Rückenmuskulatur (Kapuzenmuskel, quer verlaufender Anteil, Rautenmuskel, langer Rückenstrecker), Schultermuskeln (Deltamuskel, hinterer Anteil) und der Armmuskulatur.

Material: Gymnastikmatte und Redondo® Ball Plus

Ausführung: Sich bäuchlings auf einen Ball (Redondo® Ball Plus) legen. Die Füße hüftschmal mit den Zehen aufstellen. Die Arme sind auf Schulterhöhe in U-Halte mit den Fingerspitzen auf die Matte gestellt, sodass die Ellbogen zur Decke zeigen. Der Kopf befindet sich in einer Linie in Verlängerung der Wirbelsäule. Mit der Ausatmung den Bauchnabel sanft nach innen ziehen. Nun ziehen Sie aktiv Ihre Schulterblätter mittig zur Wirbelsäule zusammen, dabei bewegen sich Ihre Ellbogen ein wenig nach oben. Die Spannung etwas lösen, sodass Ihre Fingerspitzen wieder sanft die Matte berühren können.

RUDERN ZUM BAUCH HIN IM LANGSITZ (THERA-BAND®)

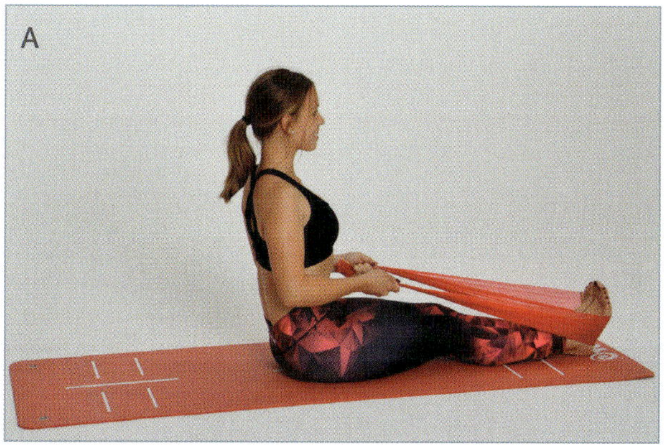

8

Ziel der Übung: Kräftigung der Rückenmuskulatur (breiter Rückenmuskel, Kapuzenmuskel, Rautenmuskel, langer Rückenstrecker), der Schultermuskeln (Deltamuskel) und der Armmuskulatur (Bizeps).

Material: Thera-Band®

Ausführung: Langsitz. Sie sitzen im Langsitz mit leicht entriegelten Knien und aufrecht gehaltenem Oberkörper. Ein Thera-Band® ist um die Fußsohlen herumgelegt und mit beiden Händen nahe den Füßen gegriffen. Ihre Arme sind zu Beginn der Übung nach vorne ausgestreckt. Ziehen Sie nun Ihre Schulterblätter nach hinten unten und schieben Ihr Brustbein etwas nach vorne oben. Dann beugen Sie Ihre Arme, dabei bewegen sich Ihre Ellbogen ganz nahe seitlich am Oberkörper nach hinten.

+/− Variation/Differenzierung: Verwenden Sie verschiedene Bandstärken!

RUDERN ZUR BRUST, VORGEBEUGT, MIT DEM LOOP®

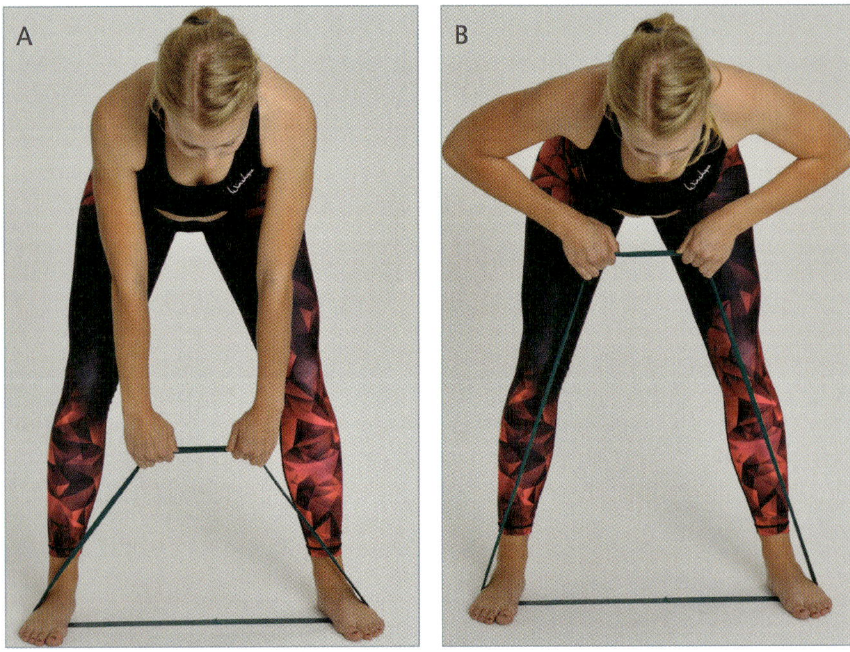

Ziel der Übung: Kräftigung der Rückenmuskulatur (breiter Rückenmuskel, Kapuzenmuskel, Rautenmuskel, Rückenstrecker), Schultermuskulatur (Deltamuskel, hinterer Anteil) und der Armbeugemuskulatur (Bizeps).

Material: Loop®

Ausführung: Aufrechter, gut schulterbreiter Stand, mit beiden Füßen im Loop® stehend und mit den Händen vor dem Körper das Zugband haltend. Neigen Sie zuerst mit geradem Rücken Ihren Oberkörper weit nach vorne, Ihre Arme lassen Sie zunächst noch hängen [A]. Beginnen Sie nun mit der Ruderbewegung, indem Sie die Arme beugen, dabei zeigen die Ellbogen weit nach außen und Ihre Hände ziehen Sie bis unmittelbar vor die Brustmuskeln [B]. Gleichzeitig mit dem Beugen der Arme werden die Schulterblätter zur Mitte hin, zur Wirbelsäule, gezogen. Anschließend langsam die Spannung lösen und die Arme wieder strecken.

+/– Variation: Verschieden starke Loops benutzen.

TOPANGA® ABSENKEN

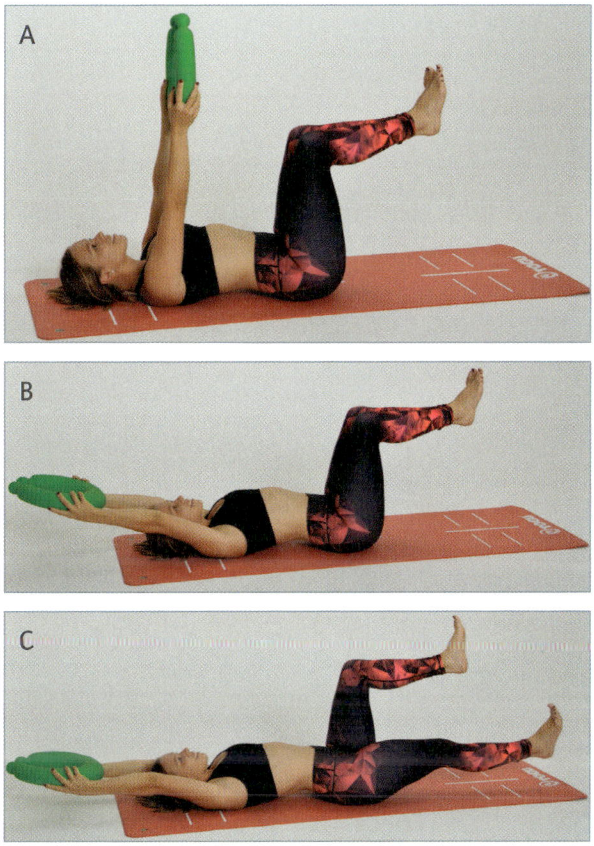

Ziel der Übung: Kräftigung der Bauchmuskulatur (quere Bauchmuskulatur, innere und äußere Abdominalmuskulatur), Brustmuskulatur, Schultermuskulatur und der Armmuskulatur (Trizeps).

Material: Gymnastikmatte und ein Topanga®

Ausführung: Rückenlage. Beide Beine sind im 90°-Winkel angehoben. Den Topanga® über dem Brustbein halten [A]. Den Bauchnabel sanft nach innen ziehen und die Wirbelsäule in ihrer neutralen Position halten. Nun senken Sie Ihre gestreckten Arme hinter Ihrem Kopf in Richtung Boden langsam ab [B]. Kurz bevor Sie den Boden berühren, heben Sie Ihre Arme wieder über das Brustbein.

\+ Variation: Als erschwerte Variation strecken Sie zeitgleich mit dem Absenken der Arme immer ein Bein parallel zum Boden aus [C]. Jeweils im Wechsel rechts und links.

SEEMANN-LIEGESTÜTZ

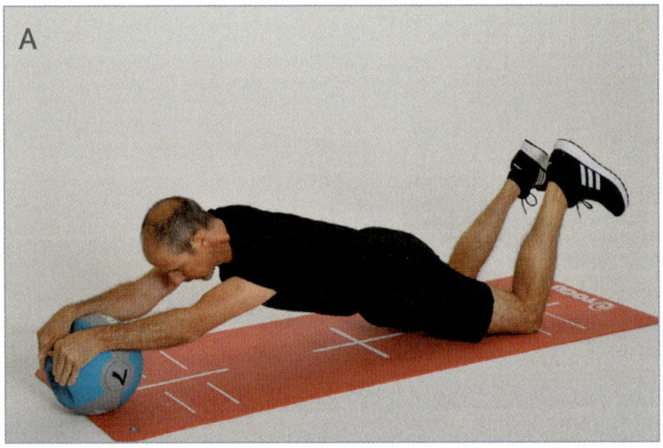

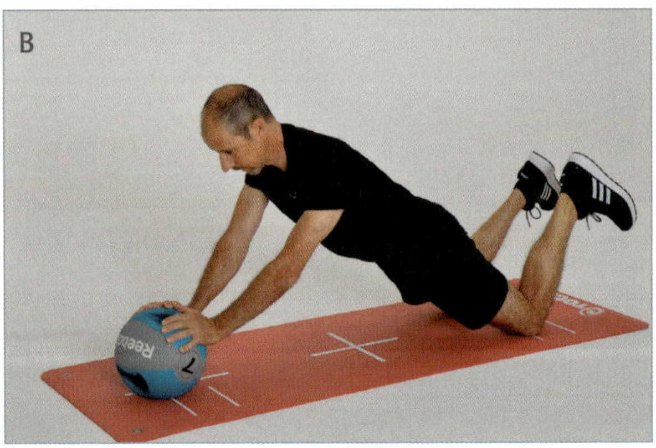

Ziel der Übung: Kräftigung der Bauchmuskulatur (quere, gerade, innere und äußere schräge Abdominalmuskulatur), Rückenmuskulatur (breiter Rückenmuskel), Brustmuskulatur, Schultermuskulatur und der Beinmuskulatur.

Material: Gymnastikmatte und Medizinball

Ausführung: Knie-Liegestützposition. Legen Sie sich bäuchlings auf den Boden. Die Knie sind gebeugt, die Oberschenkel bleiben noch auf dem Boden liegen. Legen Sie nun Ihre ausgestreckten Unterarme auf einem Medizinball ab und blicken Sie dabei geradeaus nach unten [A]. Ziehen Sie sanft den Bauchnabel nach innen. Dann richten Sie sich auf, indem Sie langsam über den Medizinball von den Unterarmen auf Ihre Hände rollen und sich somit der Oberkörper abhebt [B]. Wichtig: Rumpf, Gesäß und Schulter anspannen.

TRAPEZ ZIEHEN

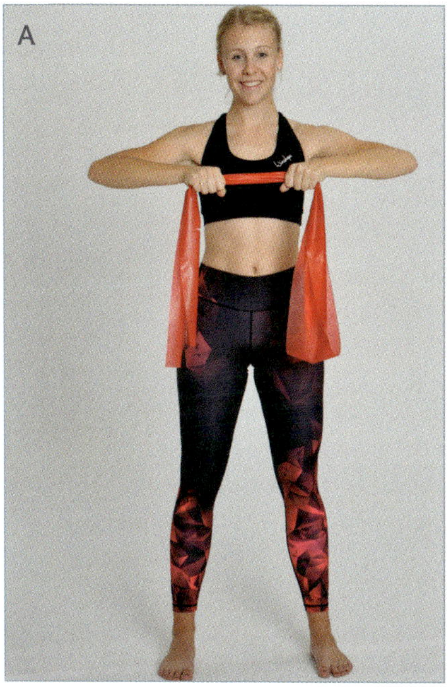

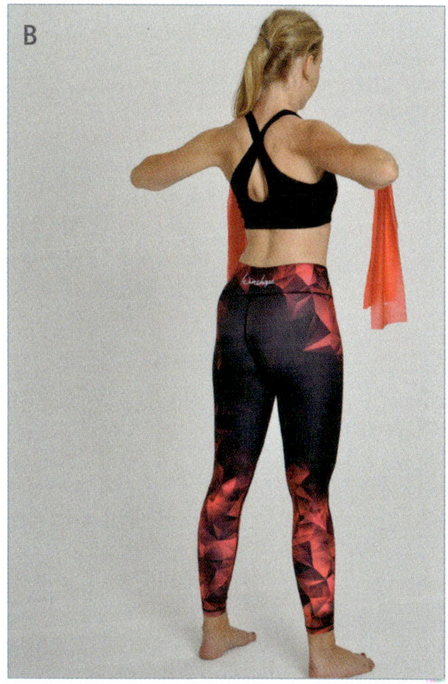

Ziel der Übung: Kräftigung der Rückenmuskulatur (Kapuzenmuskel, mittlerer Anteil, Rautenmuskel), der Schultermuskeln und der Armbeugemuskulatur (Bizeps); fördert eine aufrechte Körperhaltung.

Material: Theragym®-Powerband

Ausführung: Aufrechter und schulterbreiter Stand. Vor dem Körper auf Höhe der Brustmuskulatur ein Zugband mit beiden Händen etwa schulterbreit greifen, sodass das Band leicht gespannt ist. Dabei befinden sich die Ellbogen und Hände auf einer Linie [A]. Die Schulterblätter aktiv nach hinten unten ziehen. Nun beide Schulterblätter, so weit es geht, zur Mitte, zur Wirbelsäule hin, zusammenziehen [B]. Anschließend die Spannung etwas lösen, um erneut die Schulterblätter fest nach hinten zu ziehen.

Wichtig: Bei der eher kleinen Bewegung bleiben die Schultern immer tief.

+/− Variation/Differenzierung: Unterschiedlich starke Powerbänder verwenden!

Y-RÜCKEN-WORKOUT

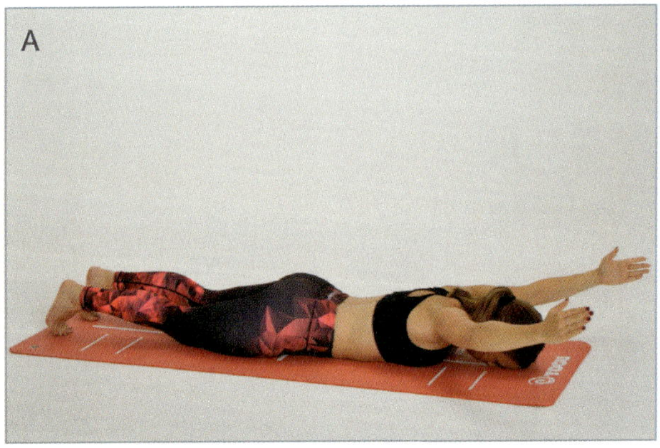

Ziel der Übung: Kräftigung der Rückenmuskulatur (Rückenstrecker, oberer Anteil, Kapuzenmuskel, Rautenmuskel) und der Schultermuskeln (vorderer Anteil).

Material: Gymnastikmatte

Ausführung: Bauchlage. Die Beine sind gestreckt, die Zehen aufgestellt. Ihr Kopf und Ihr Nacken befinden sich in Verlängerung der Wirbelsäule. Strecken Sie jetzt die Arme gerade nach vorne aus, sodass sie mit dem Körper zusammen ein „Y" bilden. Heben Sie sie dann leicht bis auf Schulterhöhe vom Boden ab. Ziehen Sie dabei Ihre Schultern aktiv in Richtung Gesäß von den Ohren weg. Halten Sie Ihre Arme in dieser Position etwa 10-20 Sekunden lang.

\+ Variation: Mit den Armen dynamische Mini-Hoch- und -Tiefbewegungen ausführen.

8.1.3 Knie- und hüftstreckende Übungen im FT (KHÜ)

AUSFALLSCHRITT

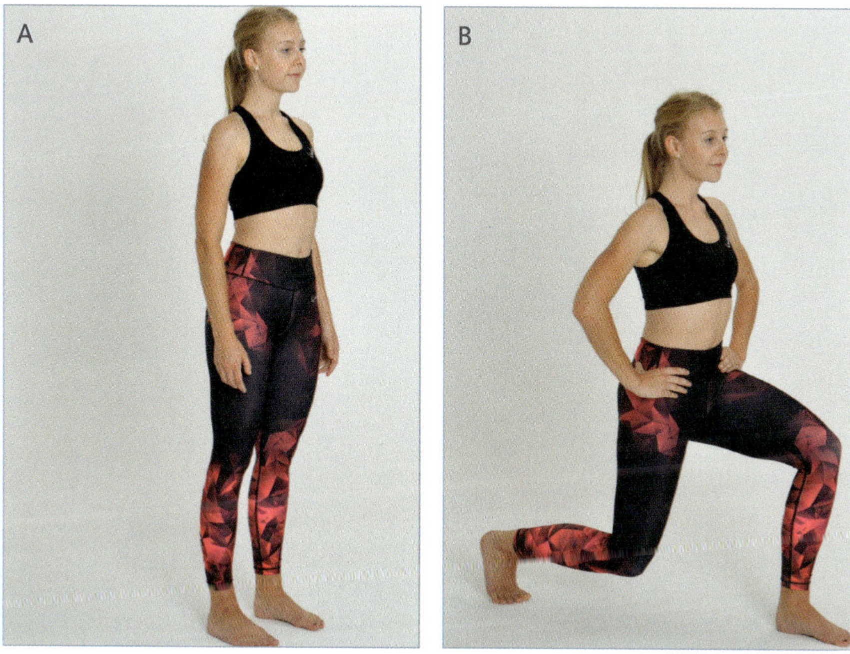

Ziel der Übung: Kräftigung der Hüftstreckmuskulatur (Gesäß), Beinmuskulatur (Beinstreckmuskulatur, Wadenmuskulatur).

Ausführung: Schulterbreiter Stand mit den Armen an der Seite [A]. Machen Sie einen Schritt nach vorne, während Sie Ihre Hände an die Hüften führen. Beugen Sie das vordere Bein, bis der Oberschenkel parallel zum Boden ist. Das hintere Knie berührt fast den Boden [B]. Gehen Sie zurück in den Ausfallschritt und führen Sie die Bewegung mit dem anderen Bein aus.

+/− Variation: Unterschiedliche Schrittlänge bei unterschiedlich tiefen Ausführungen der Ausfallschritte.

AUSFALLSCHRITT MIT MEDIZINBALL ÜBER DEM KOPF

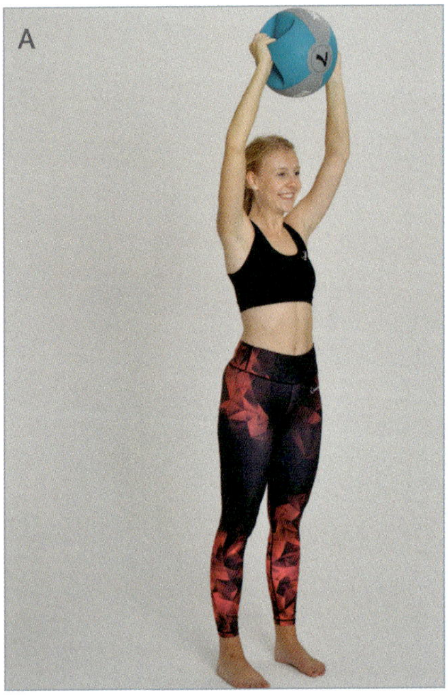

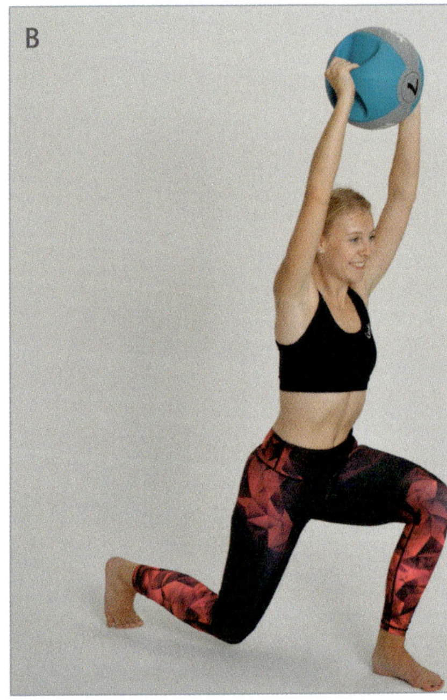

Ziel der Übung: Kräftigung der Hüftstreckmuskulatur (Gesäß), Beinmuskulatur (Beinstreckmuskulatur, Wadenmuskulatur), der Rückenmuskulatur (Rückenstrecker), der Schultermuskulatur (Deltamuskel) und der Armstreckmuskulatur (Trizeps).

Material: Medizinball

Ausführung: Sie stehen in einem hüft- bis schulterbreiten Stand. Halten Sie einen Medizinball mit nach oben gestreckten Armen über dem Kopf mit beiden Händen fest [A]. Machen Sie mit dem linken Bein einen Schritt nach vorne und senken Ihr rechtes Knie so weit ab, bis Ihr linker Oberschenkel parallel zum Boden ist [B]. Danach drücken Sie sich mit dem linken Bein nach hinten ab und gelangen so in die Ausgangsposition zurück.

+/− Variation: Unterschiedliche Gewichtsklassen beim Medizinball verwenden.

AUSFALLSCHRITT MIT EINBEINROTATION

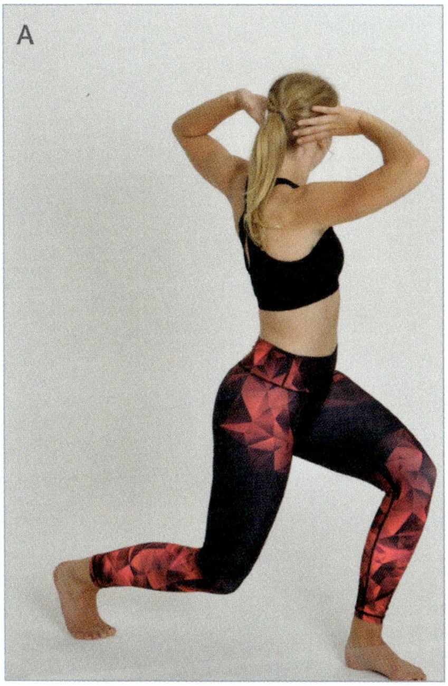

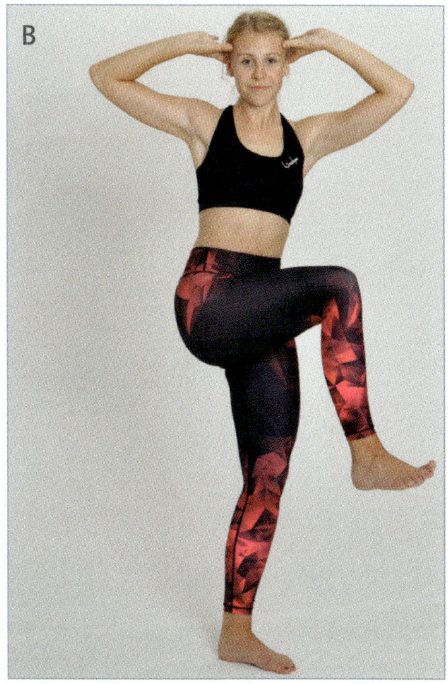

8

Ziel der Übung: Kräftigung der Hüftstreckmuskulatur (Gesäß), Beinmuskulatur (Beinstreckmuskulatur, Wadenmuskulatur), Rückenmuskulatur (Rückenstrecker), Bauchmuskulatur (innere und äußere) und der Hüftbeugemuskulatur; fördert das Gleichgewicht und die Koordination.

Ausführung: Stand. Nehmen Sie Ihre Hände seitlich an den Kopf, sodass Ihre Ellbogen zur Seite zeigen. Machen Sie mit Ihrem rechten Bein einen Ausfallschritt nach hinten und drehen Sie dabei Ihren Oberkörper zur linken Seite [A]. Stemmen Sie sich mit dem linken Bein hoch in den Einbeinstand und ziehen zeitgleich das rechte Knie gerade nach vorne, verbunden mit einer Rotation im Rumpf zur rechten Seite [B]. Diese Position etwa 2-3 Sekunden halten, um dann wieder nach hinten in die Ausgangsposition zu gehen.

BECKENHEBEN, EINBEINIG

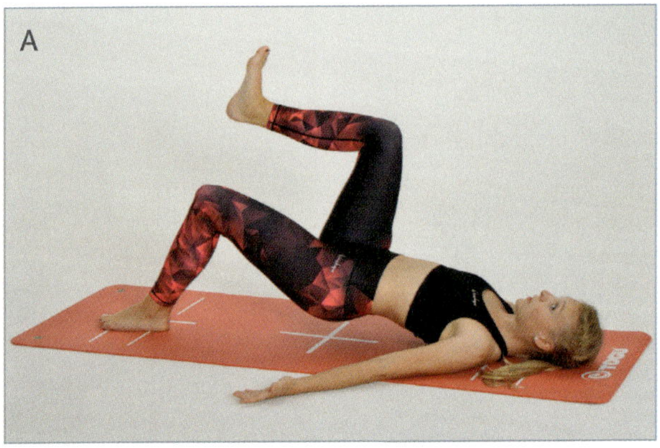

Ziel der Übung: Kräftigung der Rückenmuskulatur (Rückenstrecker, unterer Anteil), des Gesäßmuskels, der Beinbeugemuskulatur und der Hüftbeugemuskulatur.

Material: Gymnastikmatte

Ausführung: Rückenlage. Ihre Arme liegen mit dem Handrücken nach unten entspannt neben Ihrem Körper. Stellen Sie nun Ihre Füße hüftbreit auf und ziehen Sie Ihr rechtes Knie zu sich heran. Heben Sie nun langsam Ihr Becken an, sodass Ihr Körper von den Schultern über die Hüften bis zu den Knien eine Linie bildet. Achten Sie dabei auf entspannte Schultern und einen entspannten Nacken [Bild]. Das Becken langsam wieder absenken, jedoch nur bis kurz vor dem Boden, ohne ihn zu berühren. Anschließend diese Bewegung mehrmals wiederholen.

+ Variation: Das freie Bein senkrecht nach oben ausgestreckt oder parallel zum Oberschenkel des Standbeins halten.

BECKENLIFT, BEIDBEINIG

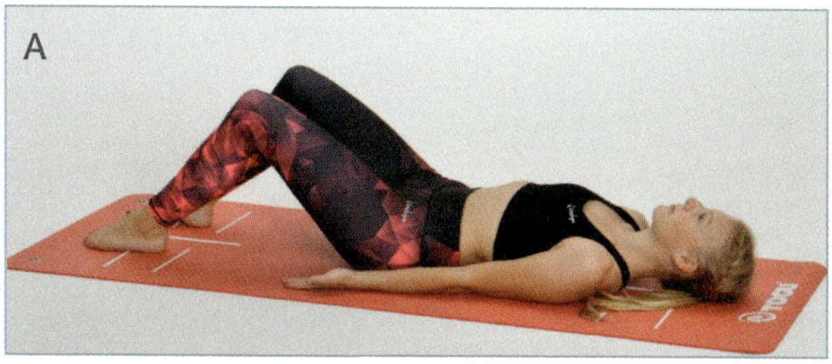

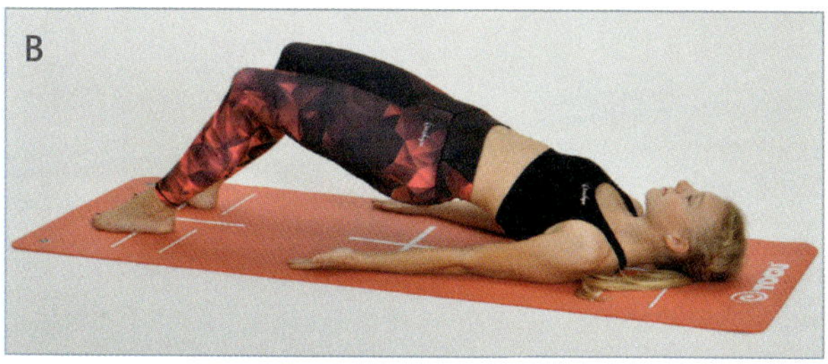

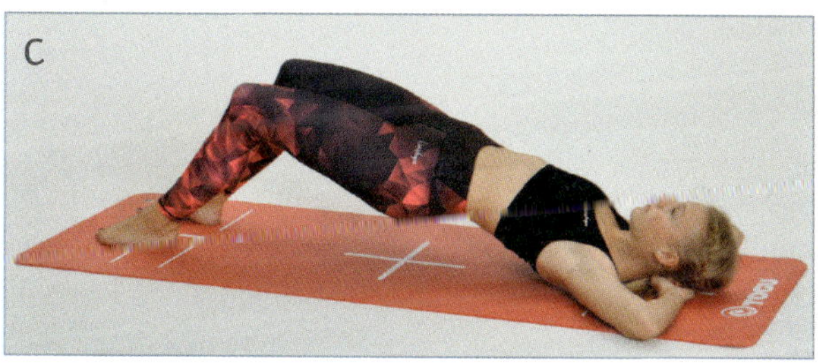

Ziel der Übung: Kräftigung der Rückenmuskulatur (Rückenstrecker, unterer Anteil), des Gesäßmuskels und der Beinbeugemuskulatur.

Material: Gymnastikmatte

Ausführung: Rückenlage. Ihre Arme liegen entspannt neben Ihrem Körper. Ihre Lendenwirbelsäule sollte durch die natürliche Krümmung leicht vom Boden gelöst sein [A]. Heben Sie nun langsam Ihr Becken an, sodass Ihr Körper von den Schultern über die Hüften bis zu den Knien eine Linie bildet. Achten Sie dabei auf entspannte Schultern und einen entspannten Nacken [B]. Das Becken langsam wieder absenken, jedoch nur bis kurz vor dem Boden, ohne ihn zu berühren. Anschließend diese Bewegung mehrmals wiederholen.

+ Variation: Die Hände hinter den Kopf nehmen, sodass die Ellbogen nach außen zeigen [C].

EINBEINIGE BRÜCKE, ERHÖHT

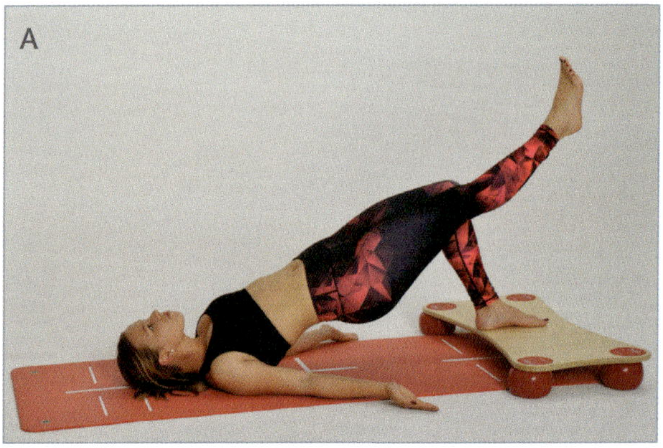

Ziel der Übung: Kräftigung der Hüftstreckmuskulatur (Gesäßmuskel), Beinmuskulatur (Beinbeugemuskulatur als Synergist zum Gesäßmuskel, Beinstreckmuskulatur) und der Rückenmuskulatur (Rückenstrecker, unterer Anteil).

Material: Erhöhung

Ausführung: Bankstellung. Der Sportler liegt auf dem Rücken, die Füße werden auf der kleinen Erhöhung platziert, die Arme seitlich neben dem Körper abgelegt, wobei die Handrücken zum Boden zeigen. Nun wird das Becken so weit angehoben, bis Schultern, Hüften und Knie eine gerade Linie bilden [Bild]. Dann das rechte Bein nach vorne oben ausstrecken, sodass beide Oberschenkel dabei parallel gehalten werden können. Die tiefe Bauchmuskulatur anspannen und das Becken langsam absenken bis kurz vor dem Boden. Anschließend das Becken langsam durch Strecken der Hüften wieder anheben.

+/− Variation: Die Höhe der verwendeten Auflage variieren.

EINBEINIGE KNIEBEUGE

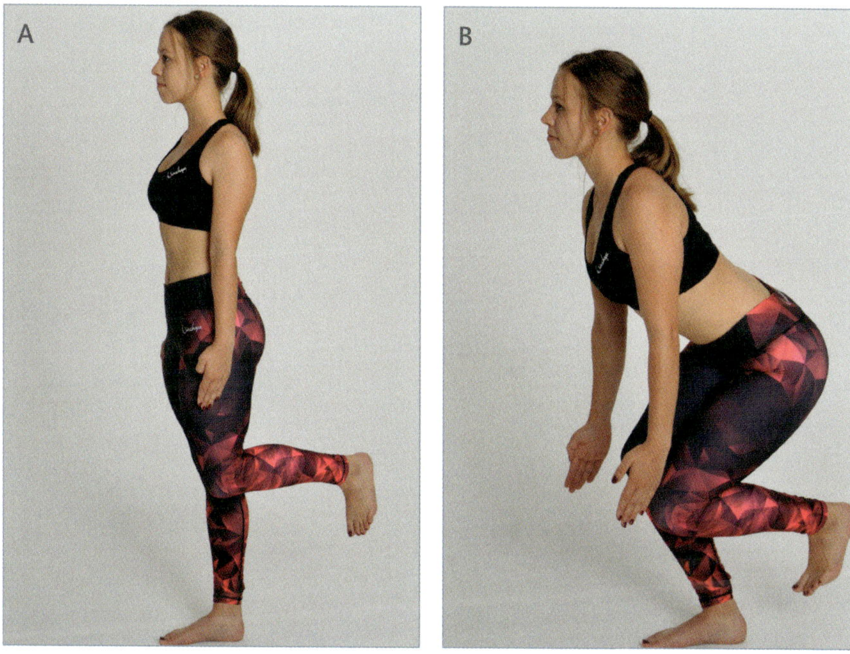

8

Ziel der Übung: Kräftigung der Kniestreckmuskulatur und der Hüftstreckmuskulatur, Stabilisation im Hüft-, Knie- und Sprunggelenk; Gleichgewichtstraining,

Ausführung: Stehen Sie mit geschlossenen Beinen auf dem Boden. Verlagern Sie Ihr Körpergewicht auf das rechte Bein, heben Sie den linken Fuß und beugen Sie das linke Knie [A]. Gehen Sie langsam nach hinten unten, als wollten Sie sich hinsetzen [B]. Senken Sie das Becken so weit ab, bis Ihr Oberschenkel parallel zum Boden ist. Verlagern Sie bei der Bewegung Ihren Oberkörper leicht nach vorne und schieben dabei Ihr Gesäß weit nach hinten unten. Die Fußsohle des belasteten Beins behält vollständig den Bodenkontakt. Nun richten Sie sich wieder auf und führen die nächste einbeinige Kniebeuge durch.

+/− Variation: Abhängig davon, wie tief die Kniebeuge ausgeführt wird.

FRONT-AUFSTEIGER

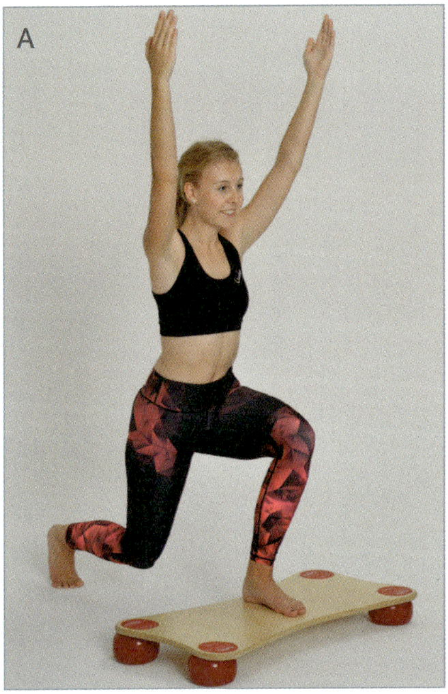

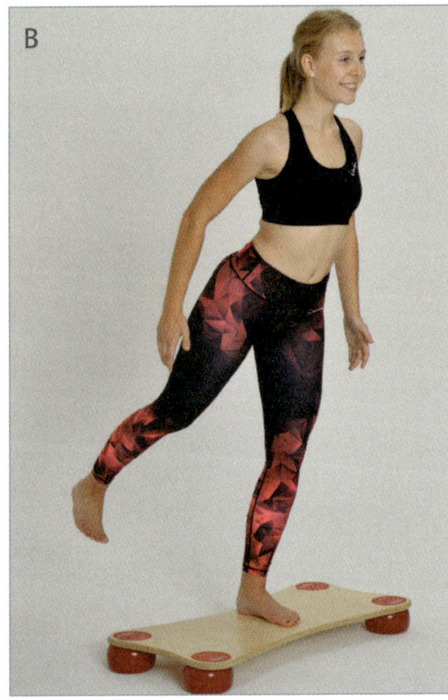

Ziel der Übung: Kräftigung der Hüftstreckmuskulatur (Gesäß), Beinmuskulatur (Beinstreckmuskulatur, Wadenmuskulatur) und der Hüftbeugemuskulatur; fördert das Gleichgewicht und die Koordination.

Material: Erhöhung

Ausführung: Stand. Stellen Sie sich mit einer Fußlänge Abstand vor die Erhöhung (Ballstep®). Steigen Sie mit dem linken Bein auf die Erhöhung, sodass sich der Fuß komplett auf dem Tritt befindet. Beugen Sie Ihr hinteres Knie, bis Ihr vorderer Oberschenkel parallel zum Boden ist. Ihre Arme befinden sich in der Hochhalte [A]. Strecken Sie nun Ihr linkes Bein, bis es komplett gestreckt ist und führen Sie beide Arme nach unten neben dem Körper nach hinten. Zeitgleich heben Sie Ihr rechtes Bein gestreckt nach hinten oben an [B].

+/– Variation: Die Höhe des Kastens variieren

FRONT-KNIEBEUGE MIT MEDIZINBALL

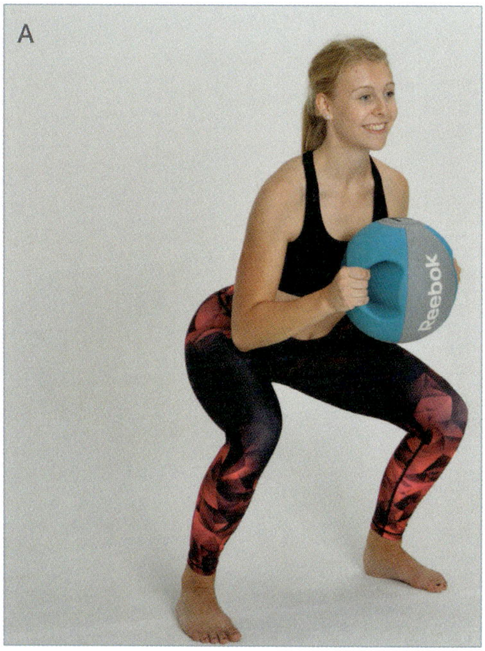

8

Ziel der Übung: Kräftigung der Hüftstreckmuskulatur (Gesäßmuskel), Beinmuskulatur (Beinstreckmuskeln), Wadenmuskulatur, Armbeugemuskulatur (Bizeps), Schultermuskulatur (Deltamuskel, vorderer Anteil) und der Rückenmuskulatur (Rückenstrecker).

Material: Medizinball

Ausführung: Sie stehen in einem etwas mehr als schulterbreiten Stand und halten dabei den Medizinball zwischen Ihren Händen mittig vor Ihrem Oberkörper. Das Körpergewicht ruht auf den gesamten Fußsohlen, Groß- und Kleinzehenballen sowie auf der Ferse. Die Fußspitzen zeigen in die gleiche Richtung wie Ihre Knie. Nun die Beine beugen und das Gesäß möglichst weit nach hinten unten führen, sodass die Oberschenkel parallel zum Boden sind [Bild]. Anschließend wieder in die Ausgangsposition hochkommen. Der Rücken bleibt während der ganzen Bewegung gerade.

+/− Variation: Verwendung unterschiedlich schwerer Medizinbälle.

GOOD MORNING, EINBEINIG

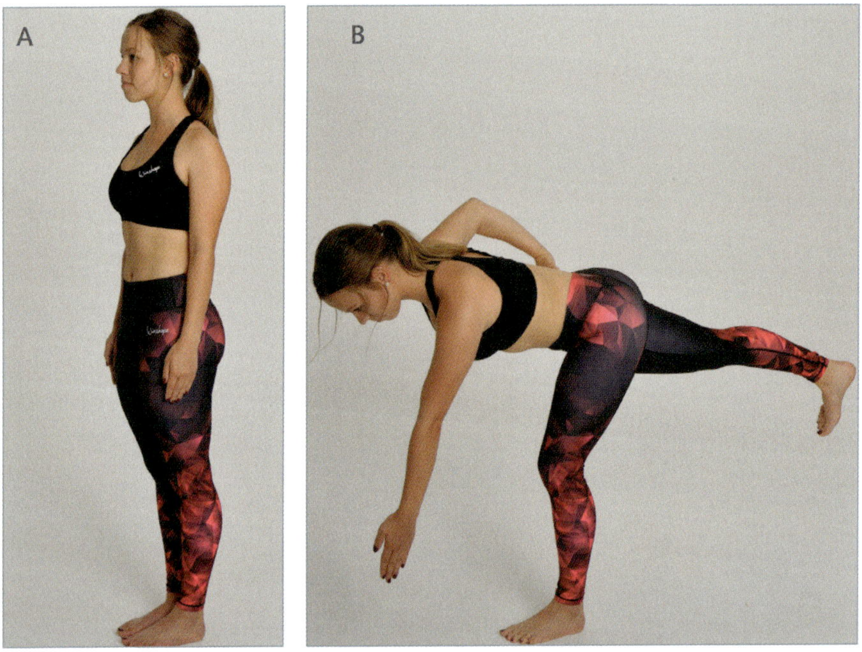

Ziel der Übung: Kräftigung der Rückenmuskulatur (langer Rückenstrecker; unterer Anteil) und der Hüftstreckmuskulatur (Gesäß); Verbesserung der Beinbeweglichkeit.

Ausführung: Stehen Sie in einem aufrechten, hüftschmalen Stand, dabei befinden sich Ihre Arme an der Seite [A]. Verlagern Sie nun Ihr ganzes Körpergewicht auf Ihr linkes Bein und lösen Sie Ihren rechten Fuß vom Boden. Neigen Sie jetzt langsam den geraden Oberkörper bis maximal in die Waagerechte (vorausgesetzt, der Rücken bleibt dabei gerade) nach vorne [B]. In dieser Position einen kurzen Moment (1-2 Sekunden) lang bleiben. Anschließend den Oberkörper wieder langsam aufrichten, um zurück in die Ausgangsposition zu gelangen, ohne dabei den linken Fuß wieder abzustellen.

+ Variation: Zusätzlicher Einsatz von Gewichten.

GOOD MORNING

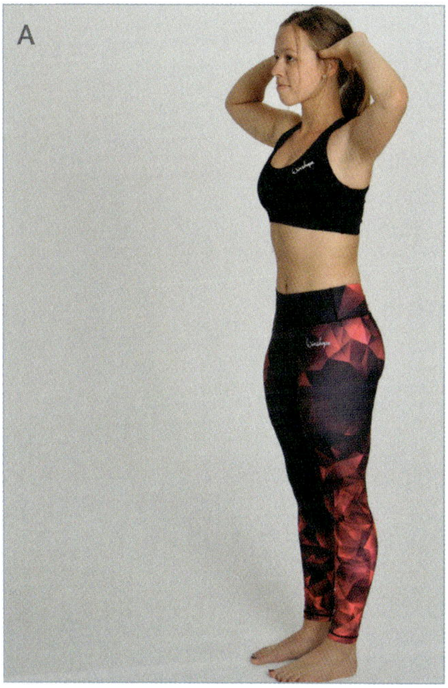

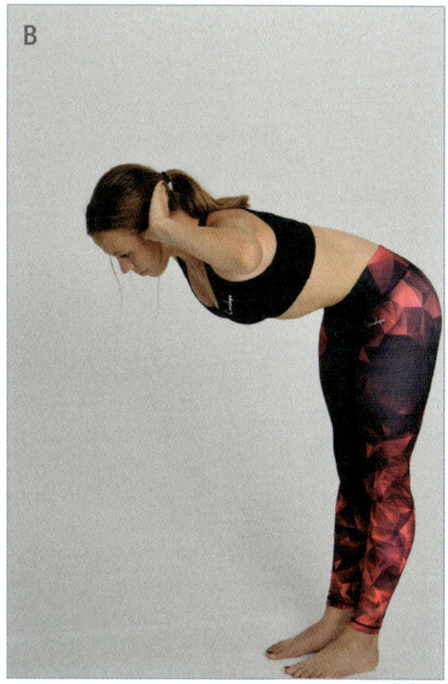

8

Ziel der Übung: Kräftigung der Rückenmuskulatur (langer Rückenstrecker, unterer Anteil) und der Hüftstreckmuskulatur (Gesäß); Verbesserung der Beinbeweglichkeit.

Ausführung: Stehen Sie in einem aufrechten, schulterbreiten Stand mit den Händen am Hinterkopf, dabei zeigen Ihre Ellbogen nach außen. Die Beine sind fast gestreckt, und der Rücken ist gerade [A]. Neigen Sie nun langsam den Oberkörper bis in die Waagerechte (vorausgesetzt, der Rücken bleibt dabei gerade) nach vorne [B]. In dieser Position einen kurzen Moment (1-2 Sekunden) lang bleiben. Anschließend den Oberkörper wieder langsam aufrichten, um zurück in die Ausgangsposition zu gelangen.

\+ Variation: Zusätzlicher Einsatz von Gewichten.

KNIEBEUGE MIT DEN ARMEN ÜBER DEM KOPF

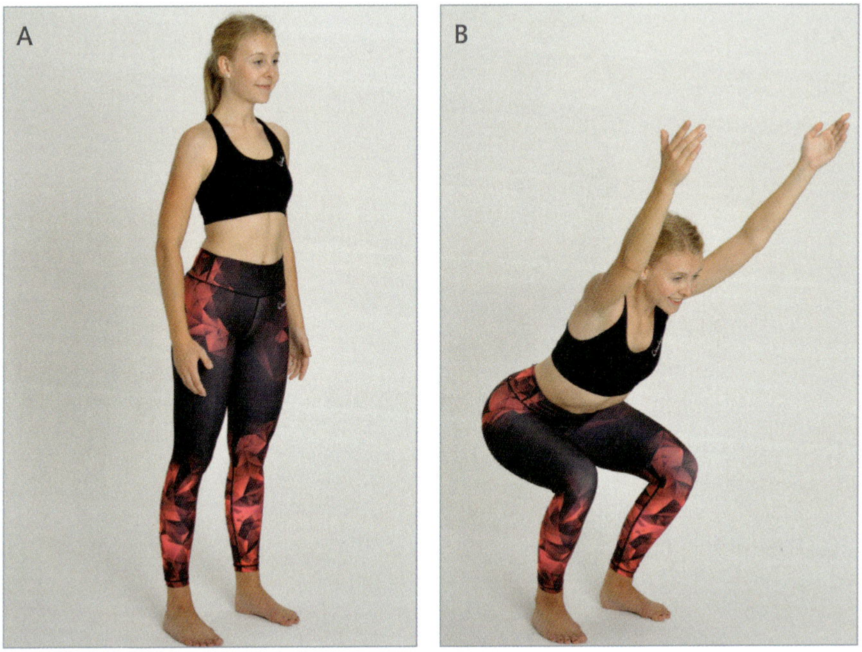

Ziel der Übung: Kräftigung der Hüftstreckmuskulatur (Gesäßmuskel), Beinmuskulatur (Beinstreckmuskeln), Rückenmuskulatur (Rückenstrecker) und der Schultergürtelmuskulatur.

Ausführung: Stehen Sie etwas mehr als schulterbreit, die Arme hängen seitlich neben Ihrem Rumpf. Das Körpergewicht liegt auf den gesamten Fußsohlen. Die Fußspitzen zeigen in die gleiche Richtung wie Ihre Knie [A]. Jetzt die Beine beugen und das Gesäß möglichst weit nach hinten unten führen, sodass die Oberschenkel parallel zum Boden sind. Zeitgleich heben Sie beide Arme nach vorne oben an, bis sie sich in einer Linie mit Ihrem Rumpf befinden [B]. Anschließend wieder in die Ausgangsposition hochkommen.

KNIEBEUGE MIT BEINHEBEN ZUR SEITE

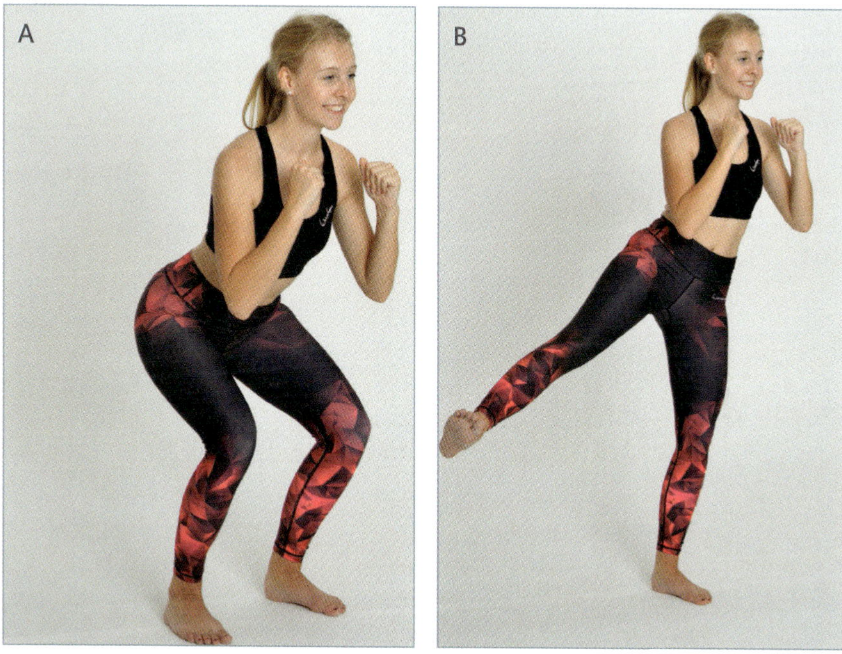

Ziel der Übung: Kräftigung der Hüftstreckmuskulatur (Gesäß), Beinstreckmuskulatur (Quadrizeps), Abduktoren und der Rückenmuskulatur (langer Rückenstrecker, unterer Anteil).

Ausführung: Stand. Die Füße sind etwas über schulterbreit auseinander aufgestellt. Ihre Hände halten Sie mit gebeugten Ellbogen vor dem Körper. Die Fußspitzen zeigen in die gleiche Richtung wie Ihre Knie. Jetzt die Beine beugen [A], dabei das Gesäß weit nach hinten schieben, bis sich die Oberschenkel parallel zum Boden befinden. Aus dieser Position sich wieder hochdrücken und zeitgleich das rechte Bein zur Seite abspreizen [B]. Anschließend wieder nach unten in die tiefe Squatposition gehen. Beim nächsten Hochdrücken das linke Bein abspreizen. Der Rücken bleibt die ganze Zeit über in einer geraden Haltung.

KNIEBEUGE PLUS LOOP®

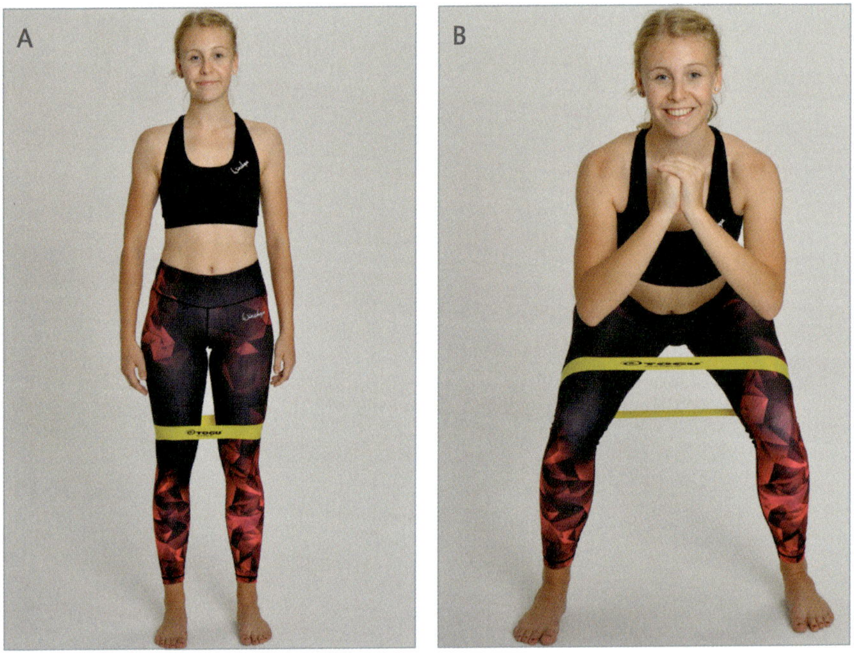

Ziel der Übung: Kräftigung der Hüftstreckmuskulatur (Gesäßmuskel), Beinmuskulatur (Beinstreckmuskeln), Abduktoren und der Rückenmuskulatur (Rückenstrecker).

Material: Loop®

Ausführung: Stehen Sie in einem aufrechten, schulterbreiten Stand, die Arme hängen seitlich neben Ihrem Rumpf. Ein Ringband (Loop®) ist um Ihre Oberschenkel gespannt. Das Körpergewicht ruht auf den gesamten Fußsohlen. Die Fußspitzen zeigen in die gleiche Richtung wie Ihre Knie [A]. Nun die Beine beugen und das Gesäß möglichst weit nach hinten unten führen, sodass die Oberschenkel parallel zum Boden sind. Zeitgleich führen Sie Ihre Arme nach vorne, dabei Ihre Ellbogen anwinkeln, sodass sich beide Hände vor dem Rumpf umgreifen [B]. Anschließend Ihre Hände lösen, die Arme zurückführen, um wieder in die Ausgangsposition hochzukommen.

+/− Variation: Unterschiedliche Bandstärken verwenden.

KNIEBEUGE, TIEF

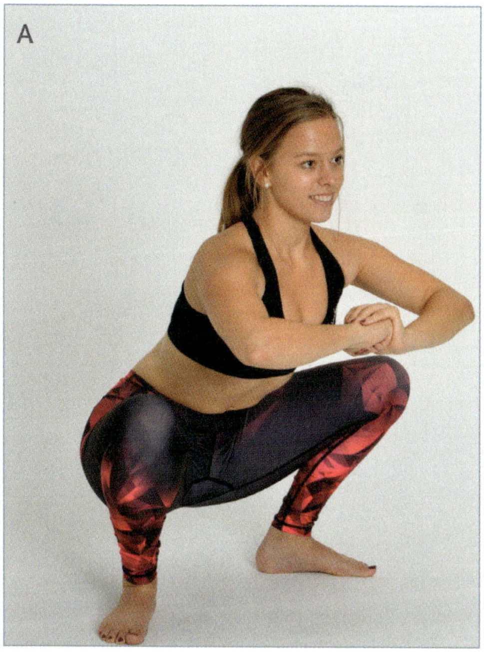

Ziel der Übung: Kräftigung der Hüftstreckmuskulatur (Gesäßmuskel), Beinmuskulatur (Beinstreckmuskeln) und der Rückenmuskulatur (Rückenstrecker).

Ausführung: Sie stehen in einem etwas mehr als schulterbreiten Stand und halten dabei Ihre rechte Faust mit leichtem Druck gegen Ihre linke Hand auf Brusthöhe. Das Körpergewicht ruht auf den gesamten Fußsohlen, Groß- und Kleinzehenballen sowie auf der Ferse. Die Fußspitzen zeigen in die gleiche Richtung wie Ihre Knie. Jetzt die Beine beugen und das Gesäß möglichst weit nach hinten unten führen, in eine tiefe Squatposition [Bild]. Anschließend wieder in die Ausgangsposition hochkommen. Der Rücken bleibt während der Bewegung gerade.

LORD-AUSFALLSCHRITT

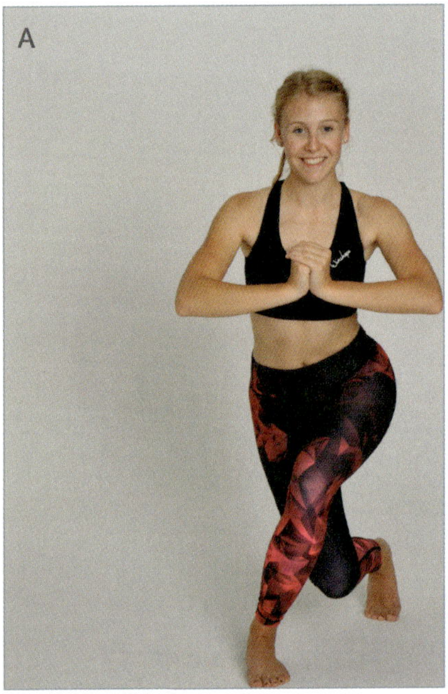

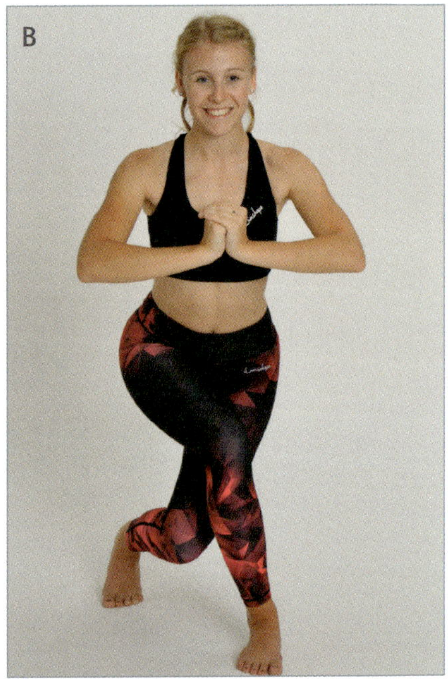

Ziel der Übung: Kräftigung der Hüftstreckmuskulatur (Gesäß) und der Beinmuskulatur (Beinstreckmuskulatur, Wadenmuskulatur).

Ausführung: Stand. Drehen Sie die Hüfte und führen Sie das linke Bein auf einer nach innen gerichteten, diagonalen Bewegungsbahn weit am rechten Bein vorbei nach hinten. Ihr rechter Fuß dreht sich leicht mit. Die Endposition ähnelt der Ausgangsposition eines Knicks [A]. Beugen Sie die Beine und senken Sie das linke Knie direkt hinter der rechten Ferse ab. Richten Sie sich wieder in die Ausgangsposition auf und absolvieren Sie die Übung zur Gegenseite mit dem anderen Bein [B].

LUNGE FRONTKICK

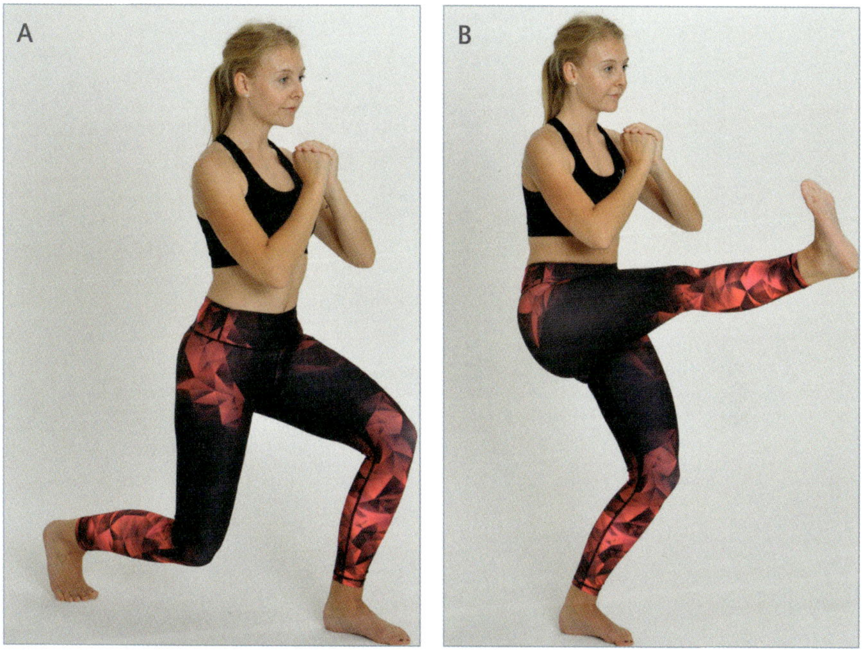

Ziel der Übung: Kräftigung der Hüftstreckmuskulatur, Kniestreckmuskulatur und Hüftbeugemuskulatur; Stabilisation von Sprung-, Knie- und Hüftgelenk.

Ausführung: Stand. Sie führen einen großen Ausfallschritt mit dem rechten Bein nach hinten aus und halten Ihre Arme vor der Brust [A]. Mit dem hinteren Bein drücken Sie sich kraftvoll ab. Dabei strecken Sie Ihre linke Hüfte sowie das Knie. Zeitgleich ziehen Sie das rechte Knie nach vorne oben und führen eine dynamische „Kick"-Bewegung durch [B]. Anschließend stellen Sie das rechte Bein wieder nach hinten in einen tiefen Ausfallschritt zurück.

POSTRAFFER

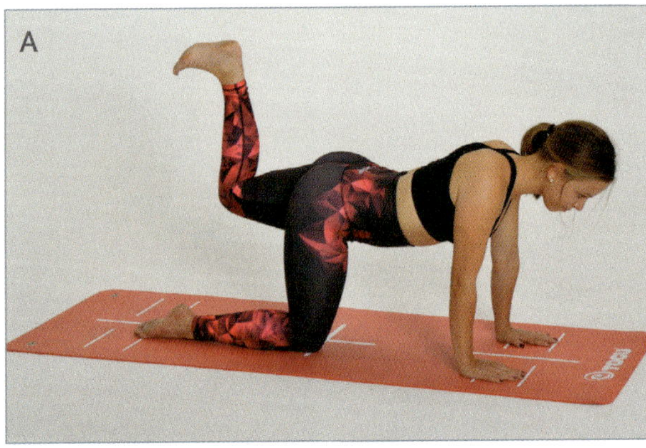

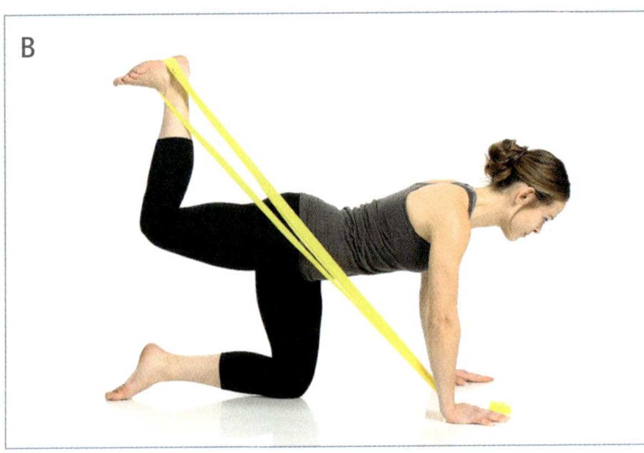

Ziel der Übung: Kräftigung der gesamten Bauchmuskulatur (quere, schräge und gerade), Hüftbeugemuskulatur und der Kniestreckmuskulatur (in ihrer Funktion als Synergist zur Hüftbeugemuskulatur).

Material: Gymnastikmatte

Ausführung: Bankstellung. Heben Sie den linken Oberschenkel so an, dass er sich parallel zum Boden befindet. Ober- und Unterschenkel bilden einen 90°-Winkel, die Fußsohle zeigt zur Decke. Der Rücken bleibt gerade und der Kopf in Verlängerung der Wirbelsäule. Der Blick ist zum Boden gerichtet. Mit dem angewinkelten Bein führen Sie kleine Bewegungen in Richtung Decke aus. Strecken Sie nun das linke Bein nach hinten aus und halten diese Position für 10 Sekunden. Beugen Sie das linke Bein wieder und wiederholen Sie die kleinen Hoch-tief-Bewegungen.

+ Variation: Als Differenzierung kann zusätzlich ein Theragym®-Powerband eingesetzt werden.

SEITLICHER AUSFALLSCHRITT

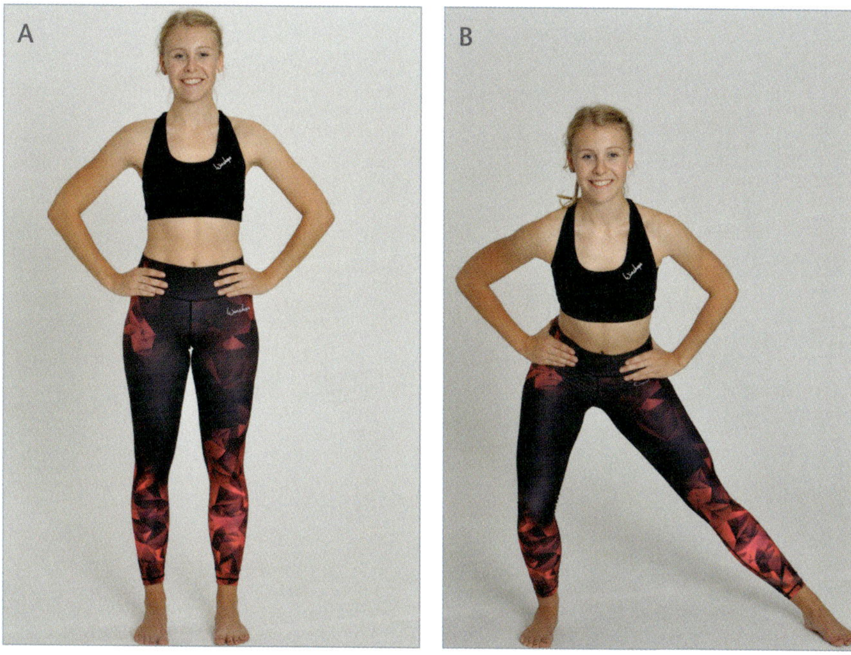

Ziel der Übung: Kräftigung der Hüftstreckmuskulatur (Gesäß), Beinmuskulatur (Beinstreckmuskulatur, Wadenmuskulatur), der quadratischen Lendenmuskeln und der Rückenmuskulatur (Rückenstrecker); Gleichgewicht.

Ausführung: Stand. Machen Sie aus dem schulterbreiten Stand [A] mit dem rechten Fuß einen Ausfallschritt nach rechts. Dabei lassen Sie Ihren Rücken gerade und blicken geradeaus. Die Hände sind seitlich an den Hüften [B]. Jetzt das rechte Bein beugen, bis der Oberschenkel parallel zum Boden steht. Die Füße bleiben am Boden. Den geraden Oberkörper beim Kniebeugen nach vorne neigen. Kommen Sie nun zurück in die Ausgangsposition und wiederholen Sie die Übung mit dem linken Bein.

SEITLICHE KNIEBEUGE

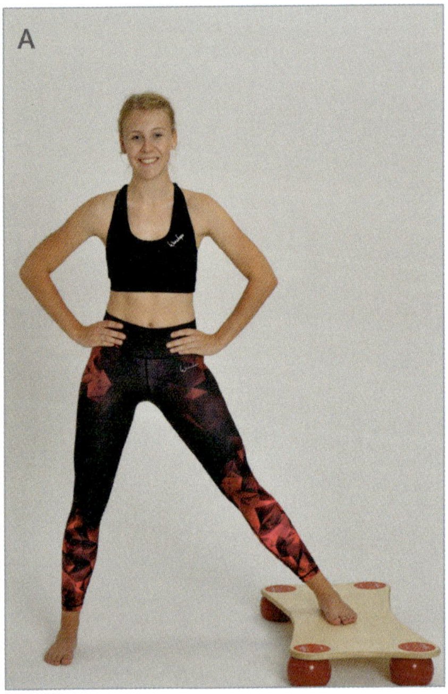

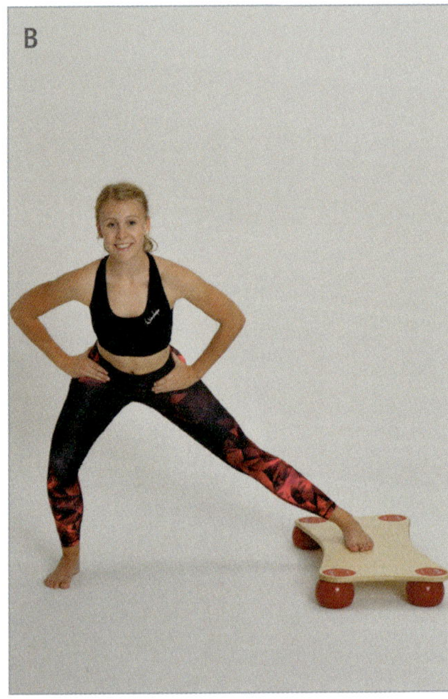

Ziel der Übung: Kräftigung der Hüftstreckmuskulatur (Gesäßmuskel), Beinmuskulatur (Beinstreckmuskeln), Adduktoren und der Rückenmuskulatur (Rückenstrecker).

Material: Erhöhung

Ausführung: Stand. Stehen Sie einen kleinen Schritt neben der Erhöhung. Stellen Sie Ihren linken Fuß auf die Erhöhung. Die Hände sind seitlich an die Hüften gestemmt [A]. Beugen Sie nun Ihr rechtes Knie und schieben Sie Ihr Gesäß weit nach hinten unten in eine tiefe Kniebeugeposition. Dabei neigen Sie Ihren geraden Oberkörper nur leicht nach vorne [B]. Anschließend strecken Sie Ihr rechtes Bein und richten Ihren Oberkörper wieder nach oben in die Ausgangsposition.

SIDE-TO-SIDE

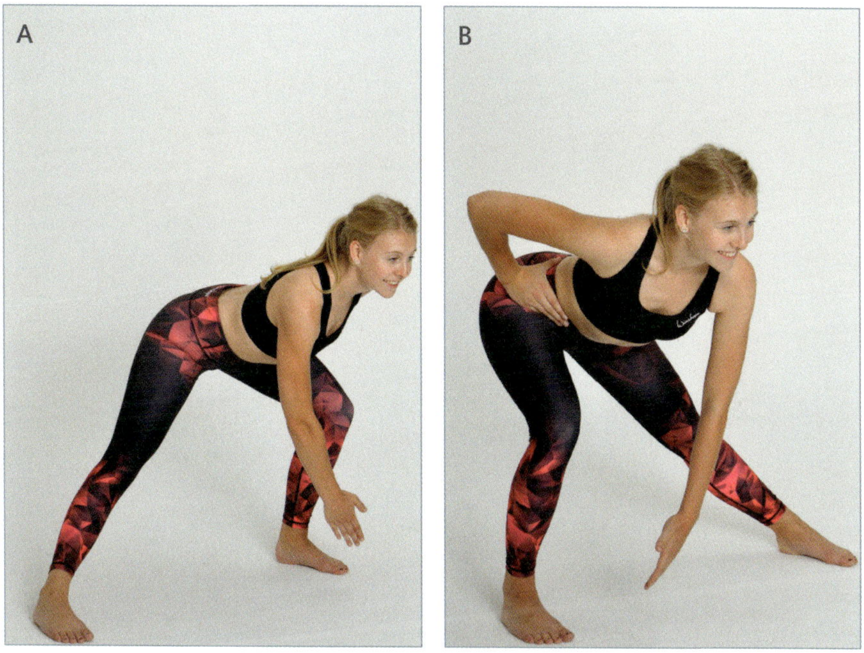

Ziel der Übung: Kräftigung der Knie- und Hüftstreckmuskulatur und Rückenmuskulatur (langer Rückenstrecker); fördert die Koordination, Herz-Kreislauf-Training.

Ausführung: Stand. Die Hände befinden sich seitlich an Ihren Hüften und die Füße sind hüftschmal geöffnet. Führen Sie einen Ausfallschritt zur rechten Seite aus, dabei bewegen Sie die linke Hand diagonal in Richtung Ihrer rechten Fußspitze [A]. Der Rücken bleibt dabei gerade. Nun sich mit dem rechten Bein etwas abdrücken und den Fuß wieder zur Mitte zurückstellen, auch die linke Hand wieder an die Hüfte zurücknehmen. Anschließend machen Sie einen weiten Ausfallschritt nach links mit der gleichen Armbewegung wie eben rechtsherum. Diese Bewegungen dynamisch im Wechsel zu beiden Seiten ausführen.

STABI-KNIEBEUGE, EINBEINIG (BALLSTEP®)

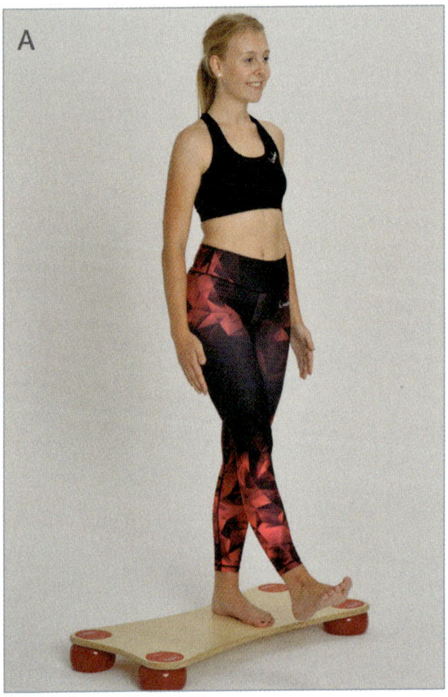

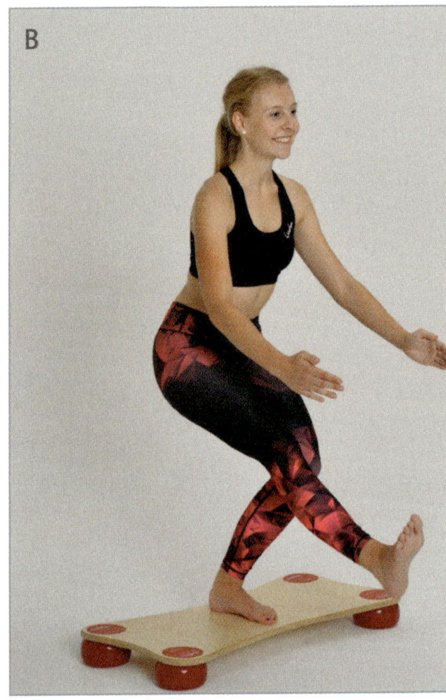

Ziel der Übung: Kräftigung der Hüftstreckmuskulatur (Gesäßmuskel), Beinmuskulatur (Beinstreckmuskeln) und der Rückenmuskulatur (Rückenstrecker); fördert das Gleichgewicht, hohe Stabilität im Kniegelenk.

Material: Balanza® Ballstep®

Ausführung: Stand. Stehen Sie mit einem Fuß auf dem Balanza® Ballstep® und mit am Körper anliegenden Armen. Heben Sie das rechte Bein gestreckt nach vorne [A]. Senken Sie Ihr Becken ab und heben das rechte Bein nach vorne weiter an [B]. Verlagern Sie während der Bewegung Ihren Oberkörper leicht nach vorne.

Wichtig: Die Fußsohle des belasteten Beins hält vollständig den Bodenkontakt. Sich langsam in die Ausgangsposition nach oben drücken. Kontrollierte und eher langsame, dafür „saubere" Bewegungsausführungen!

STEP-ON (BALANZA® BALLSTEP®)

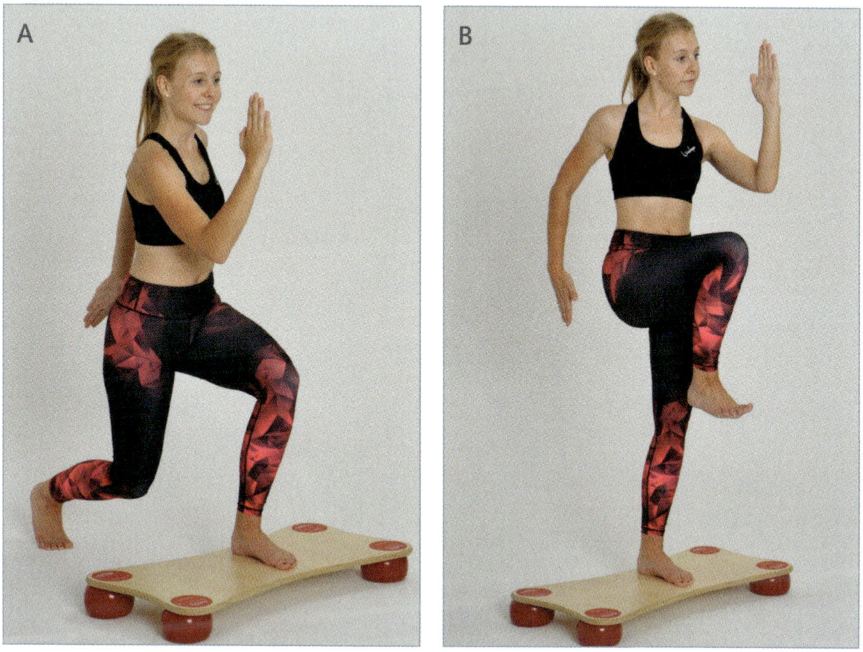

Ziel der Übung: Kräftigung der Hüftstreckmuskulatur (Gesäß), Beinmuskulatur (Beinstreckmuskulatur, Wadenmuskulatur) und der Hüftbeugemuskulatur; fördert das Gleichgewicht und die Koordination.

Material: Erhöhung

Ausführung: Stellen Sie sich mit einer Fußlänge Abstand vor die Erhöhung (Ballstep®). Steigen Sie mit dem linken Bein auf die Erhöhung, sodass sich der Fuß komplett auf dem Tritt befindet. Beugen Sie Ihr hinteres Knie, bis Ihr vorderer Oberschenkel parallel zum Boden ist [A]. Drücken Sie sich mit dem linken Bein ab, bis es komplett gestreckt ist. Zeitgleich ziehen Sie das rechte Knie nach vorne oben, um mit dem rechten Knie mindestens auf Hüfthöhe zu kommen [B]. Die Arme werden während der Bewegung gegengleich sowie gebeugt mitgeführt.

+/– Variation: In unterschiedlichen Höhen ausführen.

TEILKNIEBEUGE

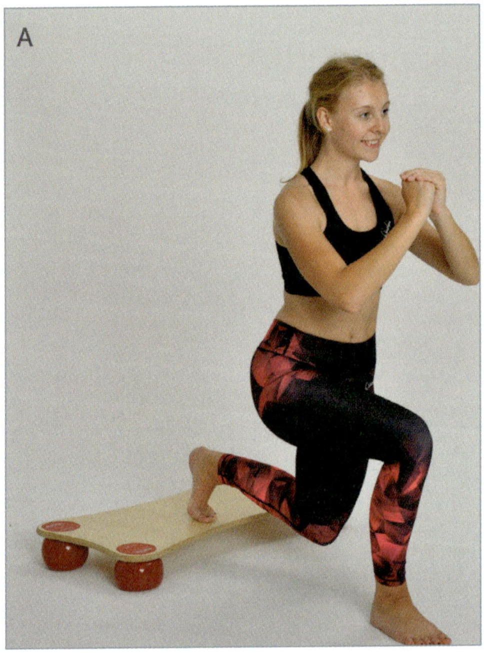

Ziel der Übung: Kräftigung der Hüftstreckmuskulatur (Gesäßmuskel), Beinstreckmuskulatur und der Rückenmuskulatur (langer Rückenstrecker).

Material: Kasten/Erhöhung

Ausführung: Stehen Sie mit mindestens zwei Fußlängen Abstand zur Erhöhung. Den linken Fuß nach hinten mit dem Fußballen auf einer Erhöhung ablegen. Der Oberkörper ist leicht nach vorne geneigt, dabei aber den Rücken gerade halten. Die Arme nach vorne führen, bis die Hände zu Fäusten geballt auf Brusthöhe vor dem Körper sich leicht zusammendrücken. Nun das Becken so weit absenken, bis der rechte Oberschenkel parallel zum Boden ist [Bild]. Anschließend wieder in die Ausgangsstellung nach oben zurückkehren.

ÜBER-KOPF-KNIEBEUGE

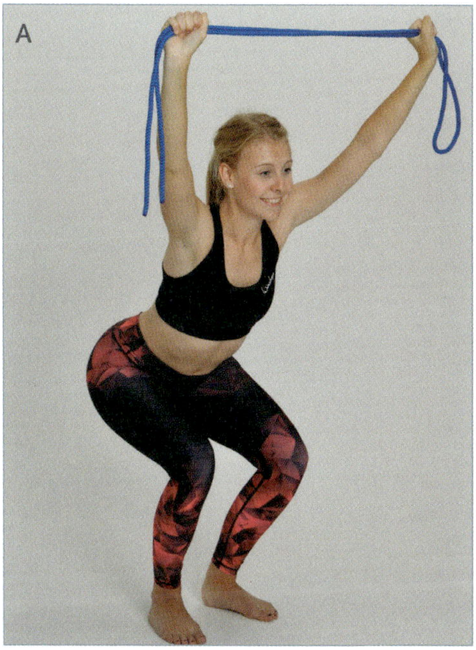

8

Ziel der Übung: Kräftigung der Hüftstreckmuskulatur (Gesäßmuskel), Beinmuskulatur (Beinstreckmuskeln), Rückenmuskulatur (Kapuzenmuskel, Rautenmuskel, Rückenstrecker) und der Schultergürtelmuskulatur.

Material: Gymnastikseil

Ausführung: Sie stehen in einem schulterbreiten Stand. Ihre Arme sind in Hochhalte mit einem gespannten Seil zwischen den Händen. Das Körpergewicht ruht auf den gesamten Fußsohlen. Die Fußspitzen zeigen in die gleiche Richtung wie die Knie. Nun die Beine beugen und das Gesäß möglichst weit nach hinten führen. Dabei den Arm-Rumpf-Winkel so geöffnet lassen, wie es geht [Bild]. Sobald die Oberschenkel parallel zum Boden sind, kommen Sie wieder hoch, bis Ihre Hüfte gestreckt ist.

8.1.4 Komplexe und rumpfkräftigende Übungen, dynamisch, im FT (KRÜ)

AFRIKANISCHER TANZ

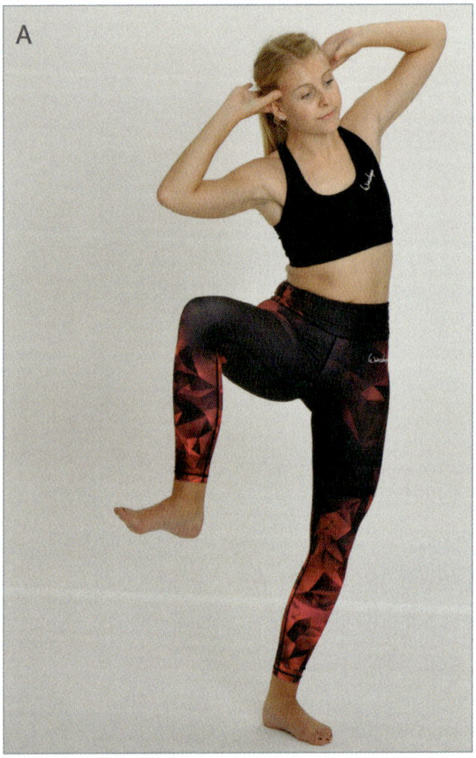

Ziel der Übung: Kräftigung der Bauchmuskulatur (innere und äußere schräge Abdominalmuskulatur), des quadratischen Lendenmuskels, der Rückenmuskulatur (Rückenstrecker, Schultermuskulatur), Hüftstreckmuskulatur, Hüftbeugemuskulatur und der Beinmuskulatur.

Ausführung: Stand. Die Hände sind hinter dem Kopf und die Ellbogen auf Höhe der Ohren. Heben Sie das rechte Knie nach oben und zur Seite, während Sie gleichzeitig den rechten Ellbogen zum Knie hin absenken [Bild]. Wiederholen Sie diese Bewegung auf der anderen Seite. Wechseln Sie langsam von einer Seite zur anderen, bis Ihre Bauchmuskeln brennen.

ALLRAD MIT LOOP®

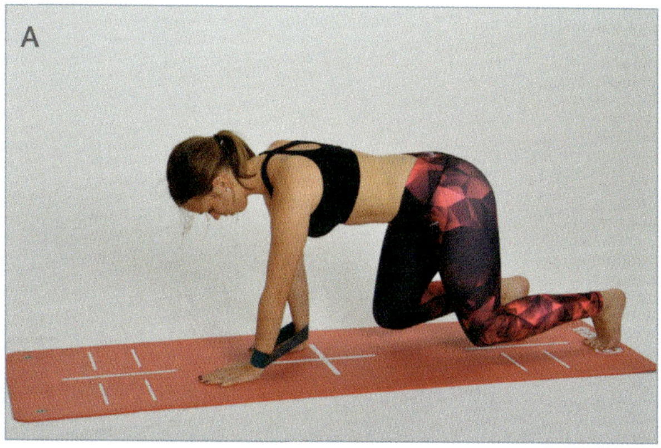

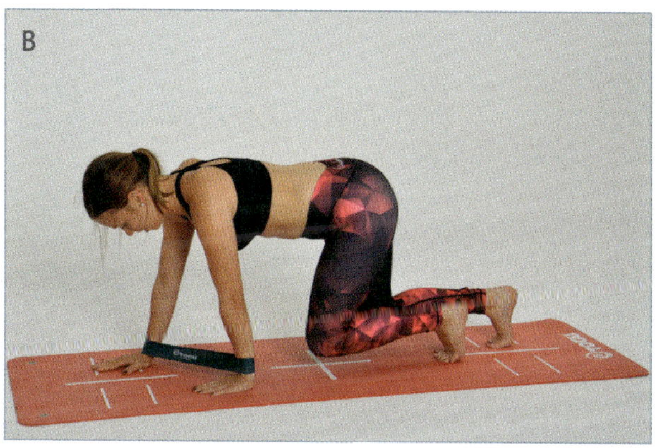

Ziel der Übung: Kräftigung der Rückenmuskulatur (Rautenmuskel, Kapuzenmuskel Rückenstrecker, Musculi multifidii), Schultermuskulatur, Armmuskulatur (Trizeps), Hüftstreckmuskulatur (Gesäßmuskel) und der Beinmuskulatur.

Material: Gymnastikmatte und ein Loop®

Ausführung: Gehen Sie in eine Bankstellung. Die Hände sind senkrecht unter den Schultern positioniert und die Knie befinden sich etwas mehr als hüftbreit unter dem Becken. Ein Ringband (Loop®) ist um Ihre beiden Handgelenke gespannt. Strecken Sie den Rücken, der Kopf befindet sich in Verlängerung der Wirbelsäule. Spannen Sie die Bauch- und Beckenbodenmuskulatur an. Heben Sie zunächst Ihre Knie ein wenig vom Boden ab und bewegen sich, auf allen vieren aufgestützt, (auf beiden Händen und den Zehen) nach vorne. Setzen Sie dazu Ihre linke Hand und den rechten Fuß ein Stück nach vorne [A], danach folgt die rechte Hand mit Ihrem linken Fuß [B]. Auf diese Art krabbeln Sie im „Allrad-Modus" auf Ihrer Gymnastikmatte vor und wieder zurück.

AUSFALLSCHRITT LATFLEX

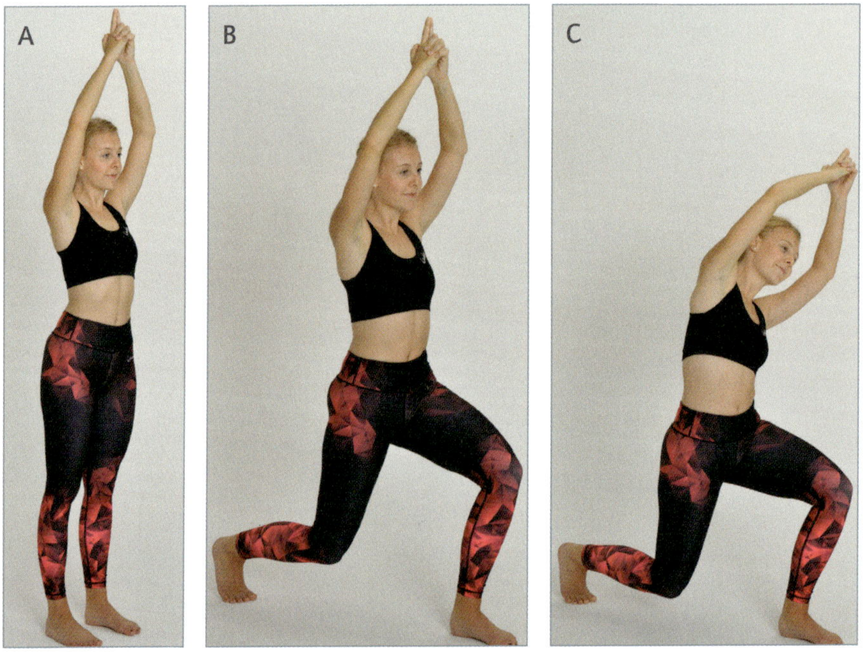

Ziel der Übung: Kräftigung der Hüftstreckmuskulatur (Gesäß), Beinmuskulatur (Beinstreckmuskulatur, Wadenmuskulatur), der quadratischen Lendenmuskeln und der Rückenmuskulatur (Rückenstrecker); Gleichgewicht.

Ausführung: Stand. Strecken Sie Ihre Arme über den Kopf und verschränken Sie die Hände miteinander [A]. Machen Sie mit dem linken Bein einen Schritt nach vorne [B] und gleichzeitig beugen Sie den Oberkörper zur Seite in Richtung des vorderen Beins nach links [C]. Anschließend richten Sie Ihren Rumpf wieder auf und bringen aus dieser Position das rechte Bein nach vorne. Senken Sie gleichzeitig das linke Knie und beugen Sie den Oberkörper nach rechts.

BANK-POWER MIT LOOP®

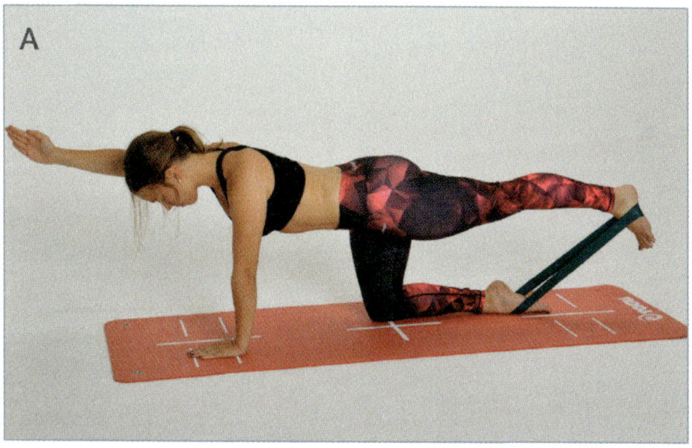

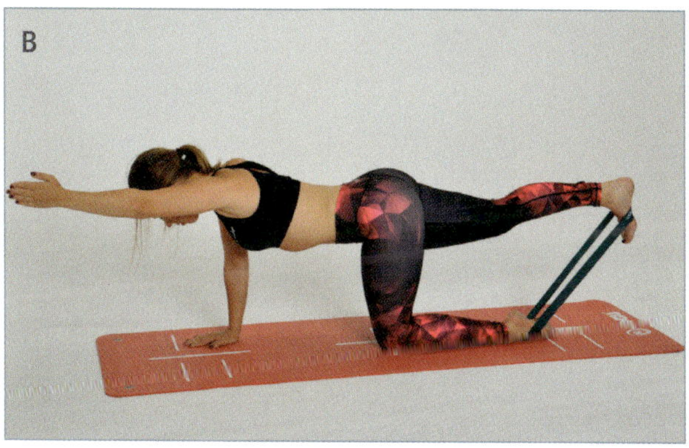

Ziel der Übung: Kräftigung der Rückenmuskulatur (Rautenmuskel, Rückenstrecker, Musculi multifidii), Schultermuskulatur, Armmuskulatur, Hüftstreckmuskulatur (Gesäßmuskel) und der Beinmuskulatur.

Material: Gymnastikmatte und Loop®

Ausführung: Gehen Sie in eine Bankstellung. Die Hände sind senkrecht unter den Schultern positioniert und die Knie befinden sich etwas mehr als hüftbreit unter dem Becken. Ein Ringband (Loop®) ist um beide Füße gespannt. Strecken Sie den Rücken, der Kopf befindet sich in Verlängerung der Wirbelsäule. Spannen Sie Bauch- und Beckenbodenmuskulatur an. Strecken Sie nun den rechten Arm nach vorne bis auf Schulterhöhe aus. Gleichzeitig strecken Sie das linke Bein nach hinten aus. Ziehen Sie dabei Ihre Fußspitze an [A]. Anschließend kommen Sie langsam wieder in die Ausgangsposition zurück und führen diesen Bewegungsablauf mit Ihrem linken Arm und rechten Bein durch [B].

+/− Variation: Unterschiedliche Ringbandstärken verwenden.

BURPEE BASIC

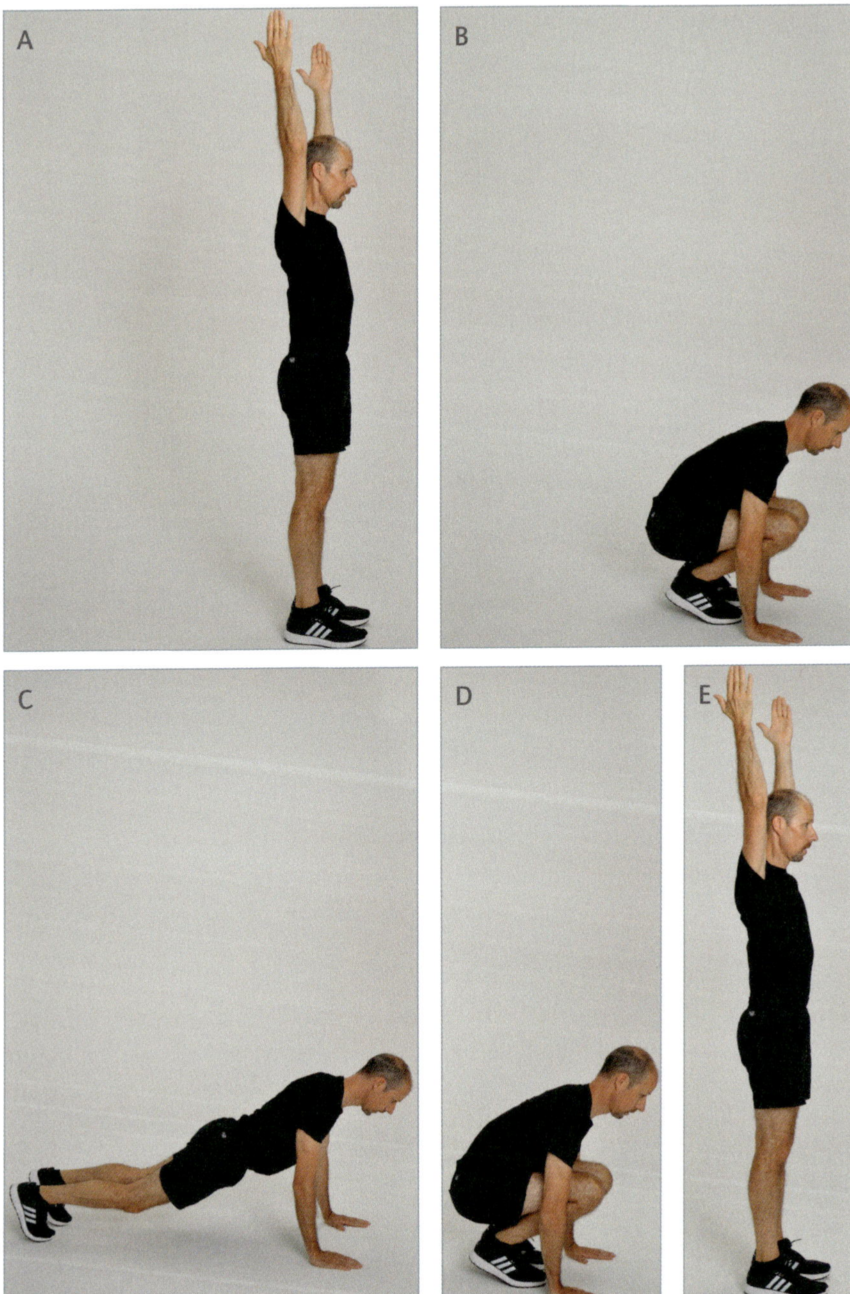

Ziel der Übung: Kräftigung der Brustmuskulatur, Rückenmuskulatur (langer Rückenstrecker, Kapuzenmuskel, Rautenmuskel), Armmuskulatur (Trizeps), Hüftbeugemuskulatur, Hüftstreckmuskulatur, Kniestreckmuskulatur und der Bauchmuskulatur (gerade und quere Abdominalmuskulatur); Herz-Kreislauf-Training.

Ausführung: Stehen Sie aufrecht und positionieren Sie Ihre Füße schulterbreit, dabei halten Sie Ihre Arme nach oben ausgestreckt [A]. Gehen Sie wie bei einer Kniebeuge in die Hocke und stützen Sie sich mit den Händen seitlich vor den Füßen auf dem Boden ab [B]. Springen Sie mit Ihren Füßen nach hinten ab, sodass Sie in eine Liegestützposition kommen [C]. Springen Sie aus dieser Position wieder in die Hocke [D]. Richten Sie sich auf in eine aufrechte Position und strecken dabei Ihre Arme nach oben aus.

+/− Variation: Das gewählte Ausführungstempo verändern.

BURPEE

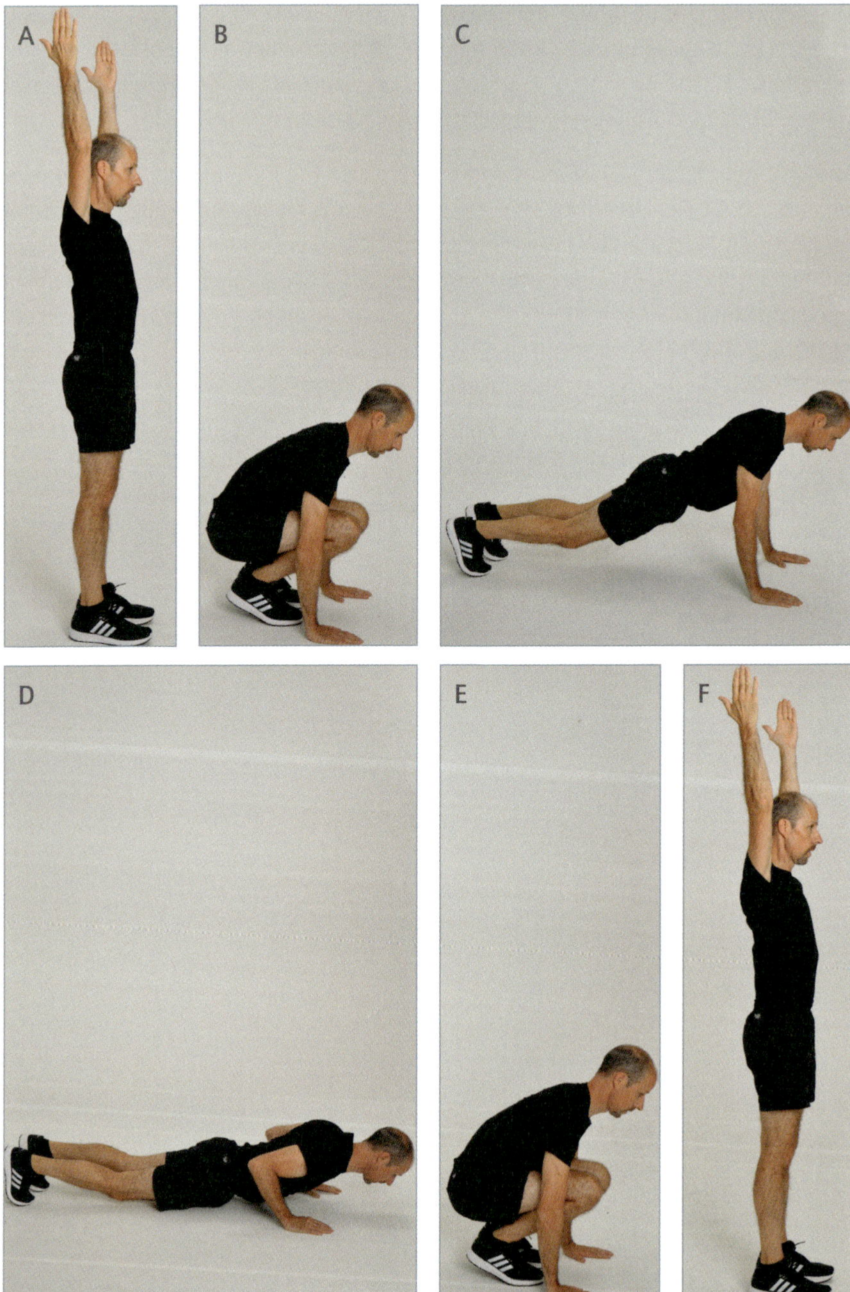

Ziel der Übung: Kräftigung der Brustmuskulatur, Rückenmuskulatur (langer Rückenstrecker, Kapuzenmuskel, Rautenmuskel), Armmuskulatur (Trizeps), Hüftbeugemuskulatur, Hüftstreckmuskulatur, Kniestreckmuskulatur und der Bauchmuskulatur (gerade und quere Abdominalmuskulatur); Herz-Kreislauf-Training.

Ausführung: Sie stehen im schulterbreiten Stand mit nach oben gestreckten Armen [A]. Jetzt nach unten in eine Hockposition gehen [B]. Mit den Beinen nach hinten abspringen, um in eine Liegestützposition zu gelangen [C]. Die Arme beugen [D], bis der ganze Körper auf dem Boden liegt, die Hände vom Boden kurz lösen und wieder aufstützen. Anschließend sich durch Strecken der Arme in die Liegestützposition hochdrücken, mit den Füßen an die Hände heranspringen, um erneut in die Hockposition zu kommen. Führen Sie dann einen Sprung nach oben aus, wobei Sie die Hände zur Unterstützung nach oben mitziehen. Sie landen wieder in einer aufrechten Position und sind bereit für den nächsten Burpee.

+/− Variation: Die Ausführungsgeschwindigkeit verändern.

BUTTERFLY SIT-UP

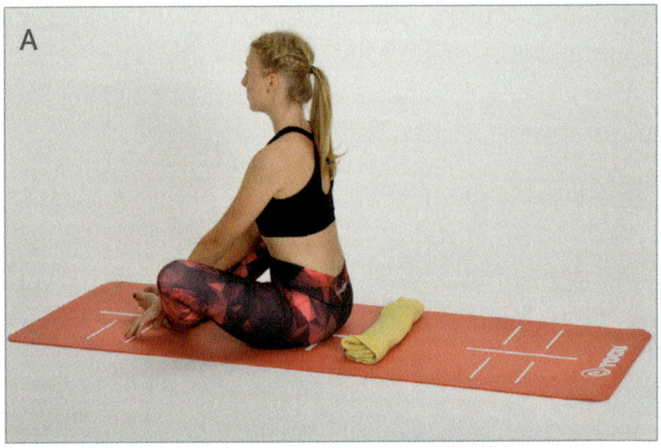

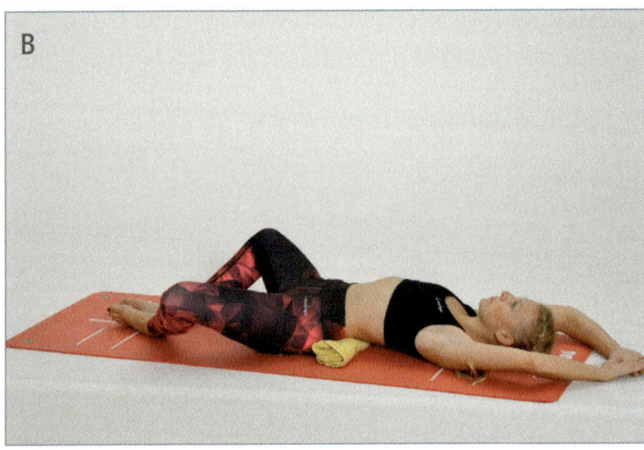

Ziel der Übung: Kräftigung der Bauchmuskulatur (gerade, innere und äußere schräge sowie quere Abdominalmuskulatur) und der Hüftbeugemuskulatur.

Material: Gymnastikmatte und Handtuch

Ausführung: Sitz. Die Füße stehen nah am Körper. Die Fußsohlen berühren sich dabei, sodass beide Knie nach außen fallen. Die Hände berühren den Boden bei den Füßen [A]. Rollen Sie nun den Oberkörper nach hinten unten zum Boden ab, strecken Sie die Arme dabei über den Kopf und berühren Sie mit beiden Händen den Boden [B]. Nun rollen Sie den Oberkörper wieder nach vorne oben in den Sitz auf und berühren mit beiden Händen den Boden vor den Füßen.

+ Variation: Die Arme gestreckt neben dem Körper mitführen.

CORE PUR IM EINBEINSTAND

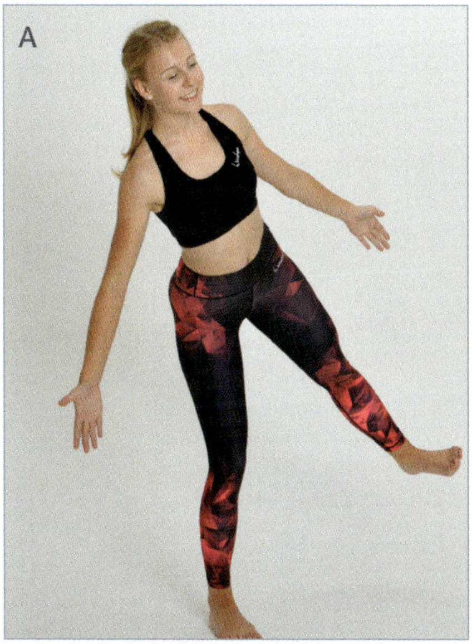

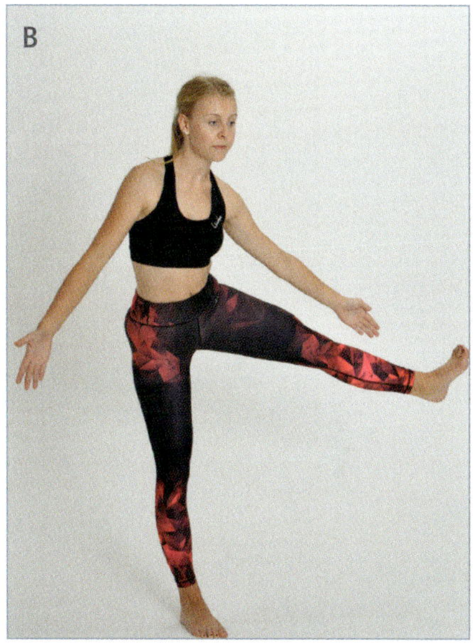

8

Ziel der Übung: Kräftigung der Bauchmuskulatur (innere und äußere schräge und quer verlaufende Abdominalmuskulatur), des quadratischen Lendenmuskels, der Rückenmuskulatur (Rückenstrecker) und der Abduktoren; fördert das Gleichgewicht.

Ausführung: Einbeinstand. Ziehen Sie den Bauchnabel ein wenig nach innen und aktivieren somit Ihre „Core-Spannung". Verlagern Sie aus dem Stand Ihr Körpergeweicht auf das rechte Bein und halten dabei Ihre Arme seitlich neben dem Körper ausgestreckt, sodass die Handflächen nach vorne zeigen. Das Spielbein ist zur linken Seite gestreckt angehoben [A]. Nun das Spielbein und den Oberkörper zueinander- [B] und wieder auseinanderführen.

+ Variation: Als Steigerung den Ellbogen und das Knie zusammenführen. [C]

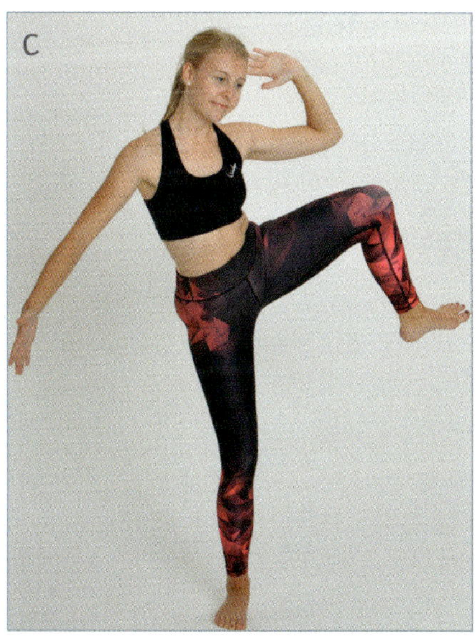

CRUNCH POWER

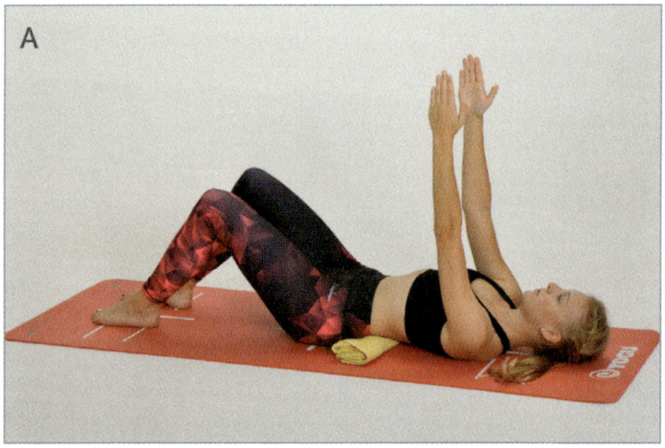

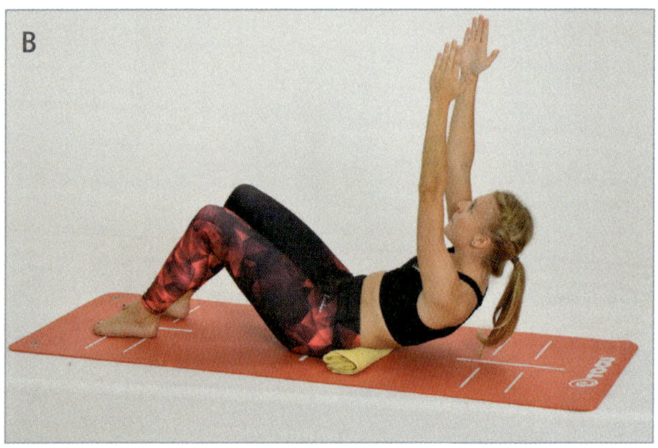

Ziel der Übung: Kräftigung der Bauchmuskulatur (gerade, innere und äußere schräge sowie quere Abdominalmuskulatur).

Material: Gymnastikmatte

Ausführung: Rückenlage. Die Füße sind aufgestellt und die Knie im 90°-Winkel gebeugt. Die Fersen drücken Sie in den Boden, die Zehenspitzen sind angezogen. Strecken Sie beide Arme senkrecht nach oben in Richtung Decke [A].

Rollen Sie Kopf und Schulterblätter langsam vom Boden ab. Der Kopf wird in Verlängerung der Wirbelsäule gehalten. Die Hände ziehen dabei senkrecht nach oben [B]. Anschließend rollen Sie wieder in Richtung Boden ab, aber ohne den Kopf, die Schulterblätter und die Ellbogen komplett abzulegen.

+ Variation: Die Arme in Verlängerung zum Rumpf nach hinten ausstrecken.

CRUNCH REVERSE

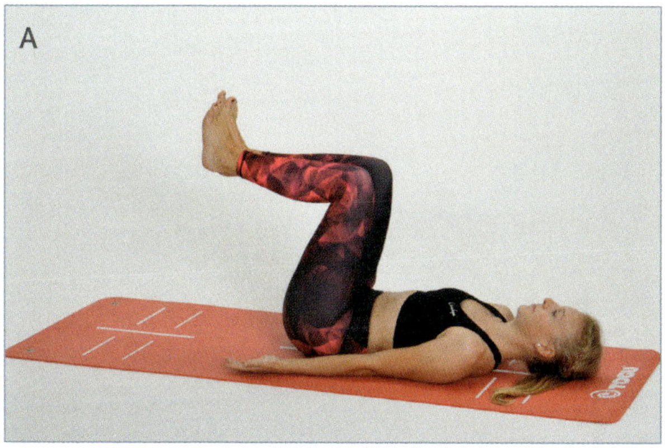

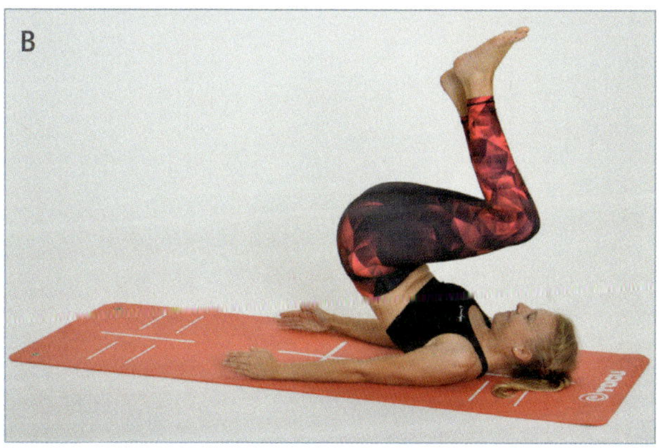

8

Ziel der Übung: Kräftigung der Bauchmuskulatur (gerade, innere und äußere schräge, quere), Hüftbeugemuskulatur.

Ausführung: Rückenlage. Ihre Arme liegen entspannt neben Ihrem Körper. Ihre Lendenwirbelsäule sollte durch die natürliche Krümmung leicht vom Boden gelöst sein. Die Beine anheben, sodass im Knie- und Hüftgelenk ein rechter Winkel entsteht [A]. Nun, vom Becken beginnend, die Wirbelsäule aufrollen, bis Ihre Knie etwa auf Augenhöhe sind [B]. Anschließend langsam wieder abrollen zurück in die Ausgangsposition.

+ Variation: Beide Arme nach hinten ausgestreckt auf dem Boden ablegen.

CRUNCH, KLASSISCH

A

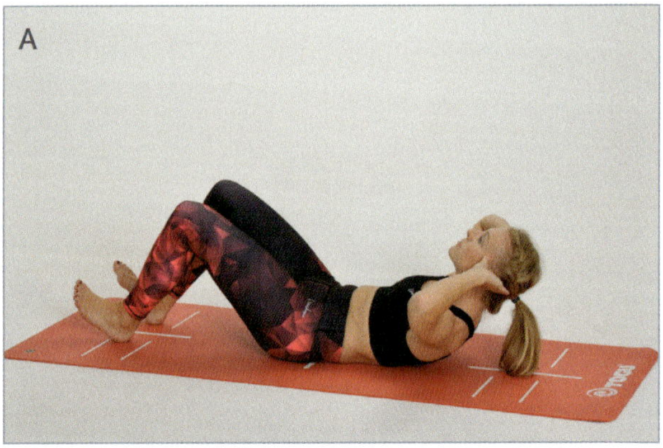

B

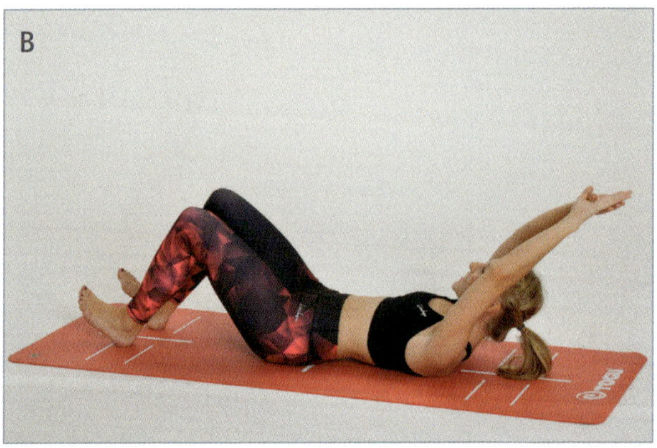

Ziel der Übung: Kräftigung der Bauchmuskulatur (gerade, innere und äußere schräge sowie quere Abdominalmuskulatur).

Ausführung: Rückenlage. Die Füße sind aufgestellt und die Knie im 90°-Winkel gebeugt. Die Fersen drücken Sie in den Boden, die Zehenspitzen sind angezogen. Die Hände nehmen Sie seitlich an den Kopf, sodass die Ellbogen nach außen weisen. Heben Sie die Arme leicht an und rollen Sie Kopf und Schulterblätter langsam vom Boden ab [A]. Anschließend rollen Sie wieder in Richtung Boden, aber ohne den Kopf, die Schulterblätter und die Ellbogen komplett abzulegen.

+ Variation: Beide Arme in Verlängerung zur Körperachse nach hinten nehmen [B].

FLIEGER-LIEGESTÜTZ

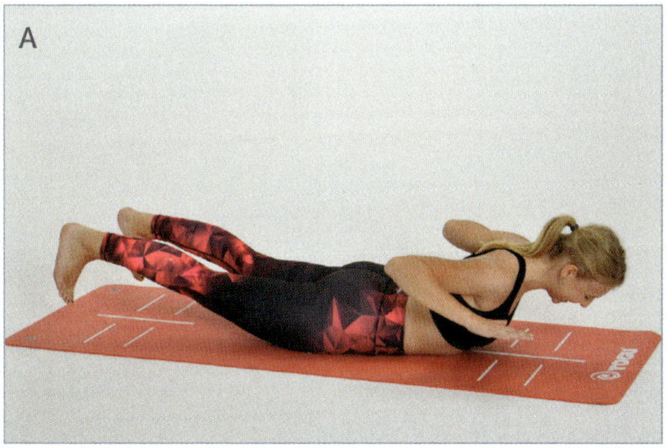

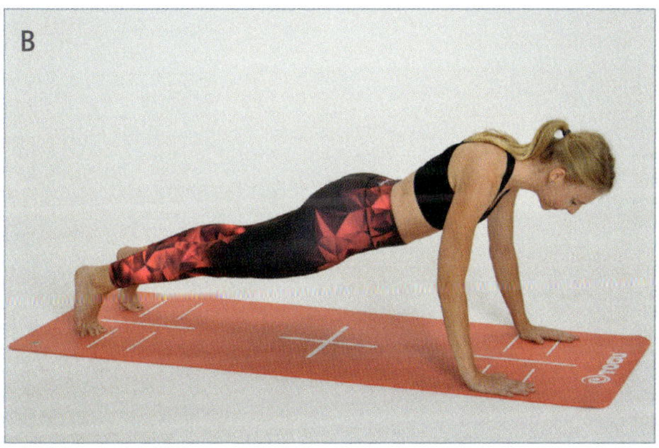

Ziel der Übung: Kräftigung der gesamten Bauchmuskulatur, Rückenmuskulatur (Rückenstrecker, Rautenmuskel, Kapuzenmuskel), Gesäßmuskulatur und der Beinmuskulatur (Beinstreck- und Beugemuskulatur).

Material: Gymnastikmatte

Ausführung: Bauchlage. Die Zehen sind aufgestellt und die Hände befinden sich seitlich auf Schulterhöhe auf der Matte. Spannen Sie Bauch- und Gesäßmuskeln an und heben Ihre gebeugten Arme und Beine an [A]. Ziehen Sie dabei Ihre Schulterblätter zusammen und in Richtung Ihres Gesäßes. Nun die Beine und Arme wieder ablegen. Mit dem Ausatmen drücken Sie sich durch Strecken der Arme nach oben in die Liegestützposition [B]. Beim Einatmen senken Sie den Körper langsam ab in die Bauchlage und kehren in die Ausgangsposition zurück.

HANDLAUF

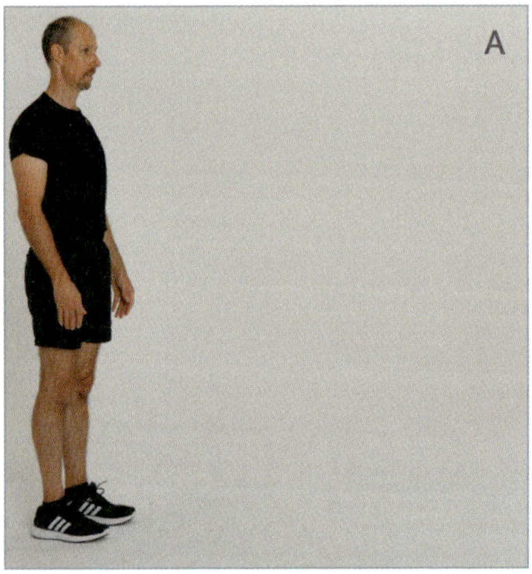

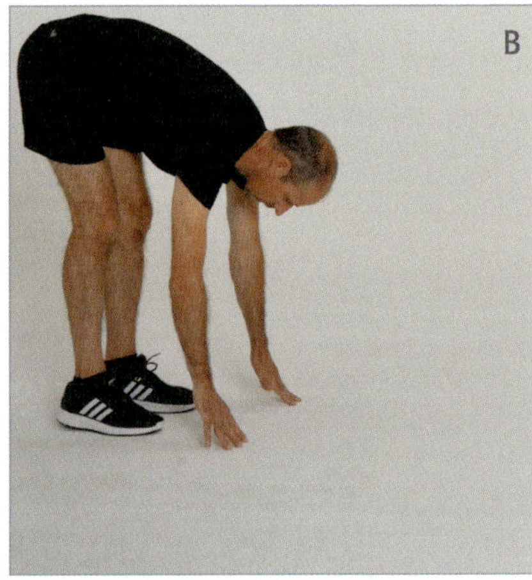

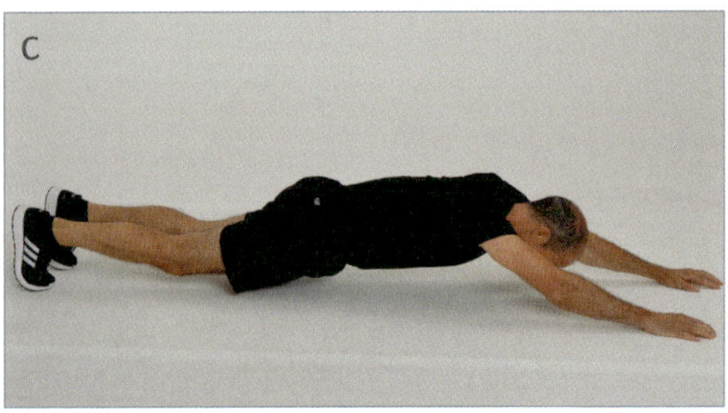

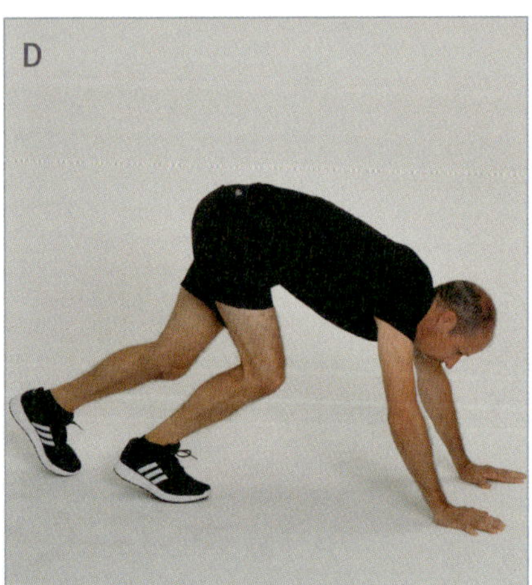

Ziel der Übung: Kräftigung der Brustmuskulatur, Rückenmuskulatur (Rückenstrecker), Armmuskulatur (Trizeps), Hüftstreck- und Beugemuskulatur, Bauchmuskulatur (gerade und schräge) und der Kniestreckmuskulatur.

Ausführung: Stand [A]. Den Oberkörper so weit nach vorne neigen, bis Sie Ihre Hände nah vor den Füßen auf dem Boden aufsetzen können [B]. Bauch- und Gesäßmuskeln anspannen! Nun auf den Händen mit gestreckten Beinen in die maximale Körperstreckung nach vorne laufen – d. h., mit Ihren Händen laufen Sie, so weit es geht, bis vor Ihre Schultern [C]. Anschließend mit gestreckten Beinen in kleinen Schritten (nur aus den Sprunggelenken heraus „arbeiten"!) so nahe an die Hände heranlaufen wie möglich [D].

+/- Variation: Je nachdem, wie weit man mit den Händen nach vorne weiterläuft und somit der Rumpf immer tiefer kommt, desto intensiver wird diese Übung!

LIEGESTÜTZ SUPERMAN-BERGSTEIGER

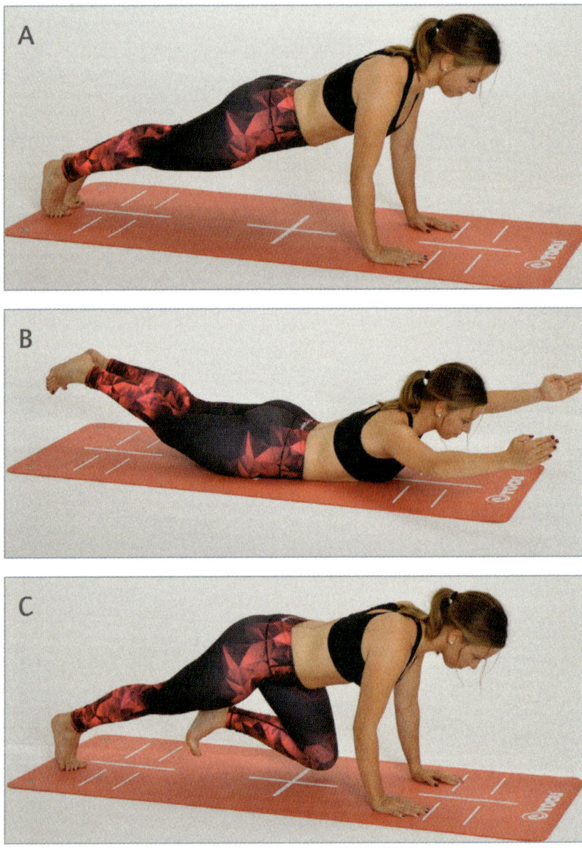

Ziel der Übung: Kräftigung der Bauchmuskulatur (quere, gerade, innere und äußere schräge Abdominalmuskulatur), Rückenmuskulatur, des Gesäßmuskels, der Beinmuskulatur, der Schultermuskeln und der Brustmuskulatur.

Material: Gymnastikmatte

Ausführung: Liegestützposition. Nur die Zehen und Hände haben Kontakt zum Boden und der Körper bildet eine gerade Linie [A]. Beim Einatmen senken Sie den Körper langsam ab in Bauchlage und strecken Ihre Arme nach vorne aus. Spannen Sie Bauch- und Gesäßmuskeln an und heben Ihre Arme und Beine an [B]. Sie drücken sich danach mit dem Ausatmen durch Strecken der Arme wieder nach oben. Anschließend führen Sie zuerst das linke Knie in Richtung Ihres rechten Ellbogens [C], dann das rechte Knie zum linken Ellbogen. Diesen Ablauf mehrmals wiederholen.

SEITLICHER UNTERARMSTÜTZ PLUS WIPPE

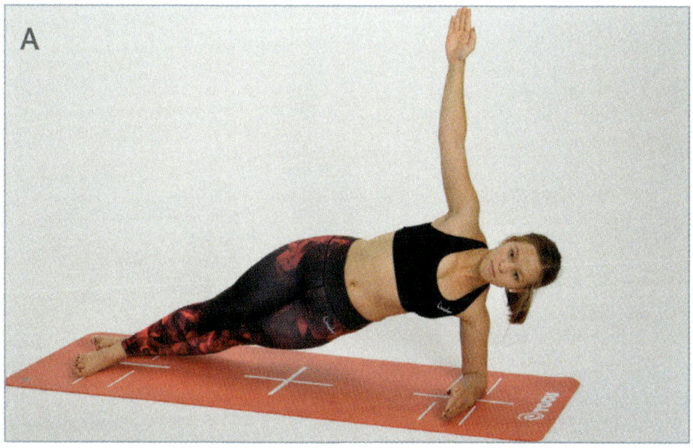

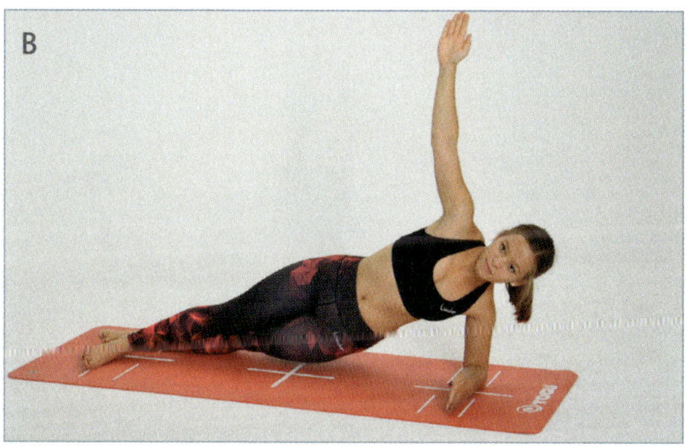

Ziel der Übung: Kräftigung der Bauchmuskulatur (M. transversus, gerade, innere und äußere schräge Abdominalmuskulatur), Abduktoren und der Schultermuskulatur.

Material: Gymnastikmatte

Ausführung: Seitlage. Stützen Sie sich in Seitlage auf den linken Unterarm. Die Schulter ist senkrecht über dem Ellbogen, die Füße ruhen hintereinander auf dem Boden. Heben Sie den rechten Arm, sodass er gerade nach oben zeigt. Stellen Sie sich vor, Sie wären ein Brett und heben das Becken an. Sie stützen nun auf der Außen- bzw. Innenseite der Füße und auf dem linken Unterarm [A]. Senken Sie Ihre Hüfte merklich nach unten ab [B] und heben diese anschließend wieder an.

– Variation: Den Hebel verkürzen und die Bewegungsausführung mit gebeugten Knien durchführen.

+ Variation: Das obere Bein zusätzlich abspreizen.

SEITLICHER UNTERARMSTÜTZ PLUS CRUNCH

A

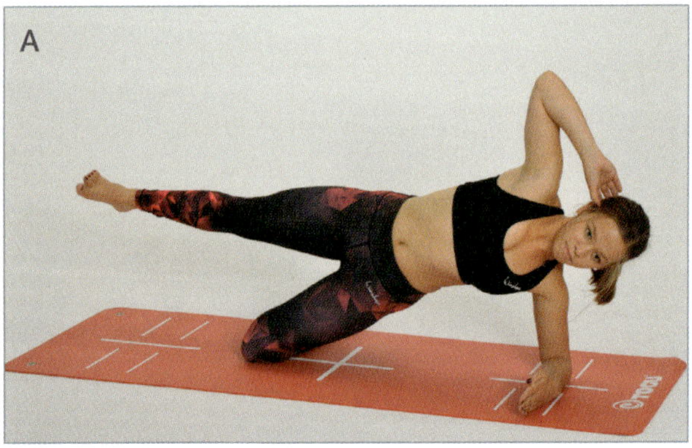

B

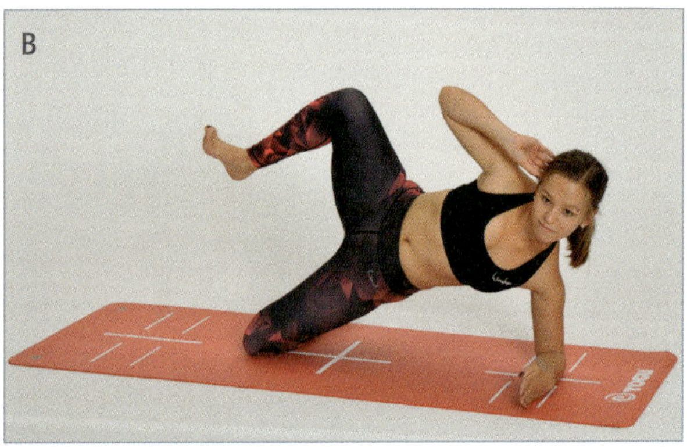

Ziel der Übung: Kräftigung der Bauchmuskulatur (M. transversus, gerade, innere und äußere schräge Abdominalmuskulatur), des quadratischen Lendenmuskels, der Abduktoren und der Schultermuskulatur; Förderung des Gleichgewichts und der Koordination.

Material: Gymnastikmatte

Ausführung: Seitlage. Stützen Sie sich in Seitlage auf den linken Unterarm. Die Schulter ist senkrecht über dem Ellbogen. Die Unterschenkel nach hinten anwinkeln. Die freie Hand hinter dem Kopf stützen und das obere Bein in Verlängerung des Oberkörpers ausstrecken. Stellen Sie sich vor, Sie wären ein Brett und heben das Becken an. Sie stützen nun auf dem Unterschenkel und auf dem linken Unterarm [A]. Nun den Ellbogen und das Knie zueinander- und auseinanderbewegen. Dabei bleibt die Hüfte angehoben!

+ Variation: Mit dem unteren Bein sich gestreckt auf dem Boden abstützen.

PLANK PLUS WENDE

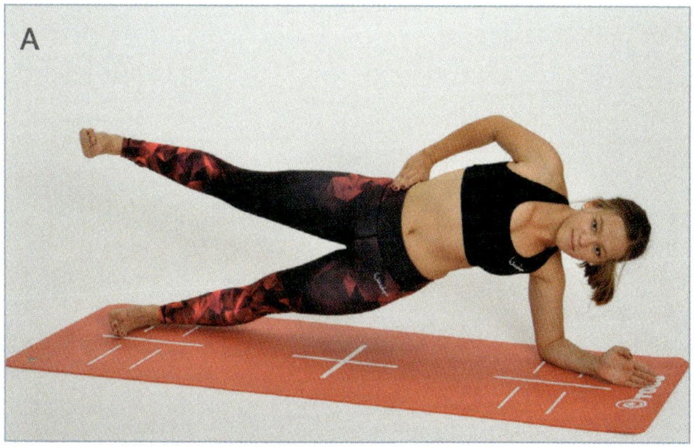

8

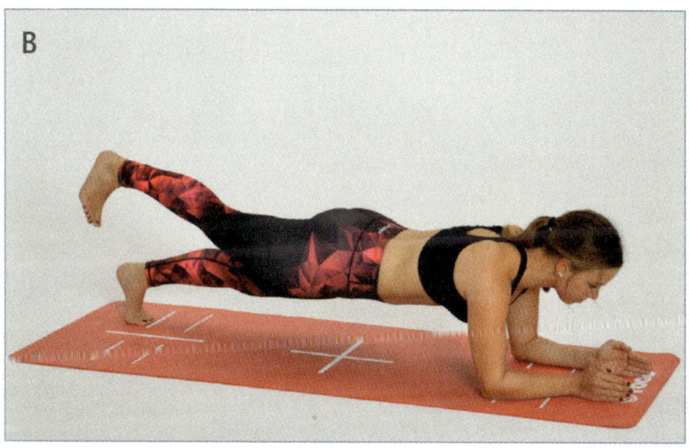

Ziel der Übung: Kräftigung der Bauchmuskulatur (M. transversus, gerade, innere und äußere schräge Abdominalmuskulatur), Abduktoren und der Schultermuskulatur; Förderung des Gleichgewichts.

Material: Gymnastikmatte

Ausführung: Seitlage. Stützen Sie sich in Seitlage auf den linken Unterarm. Die Schulter ist senkrecht über dem Ellbogen, die Füße ruhen übereinander auf dem Boden. Stellen Sie sich vor, Sie wären ein Brett und heben das Becken an. Sie stützen nun auf der Außen- bzw. Innenseite der Füße und auf dem linken Unterarm. Das obere Bein abspreizen [A] und 10-mal heben und senken. Kommen Sie in die Plankposition auf den Unterarmen. Heben und senken Sie je 5-mal das rechte [B] und linke Bein. Drehen Sie sich in die Side-Plank auf dem rechten Oberarm und wiederholen sie den Ablauf.

PLANK MAL VIER

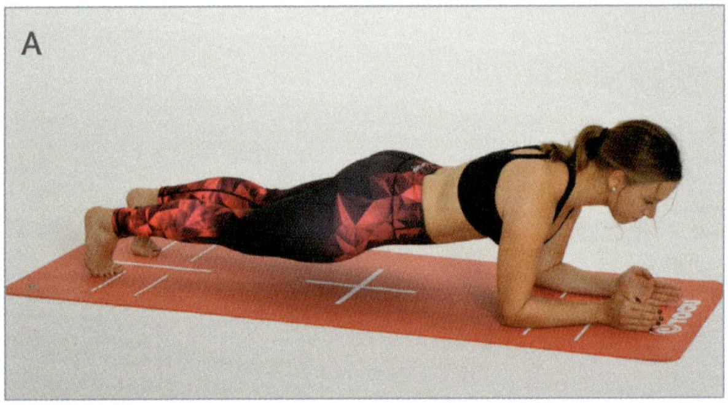

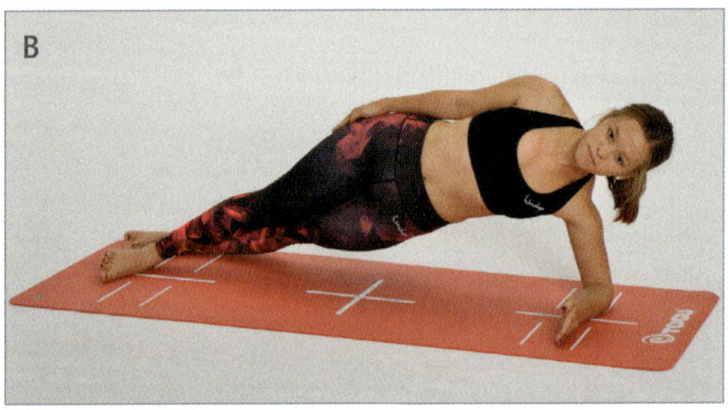

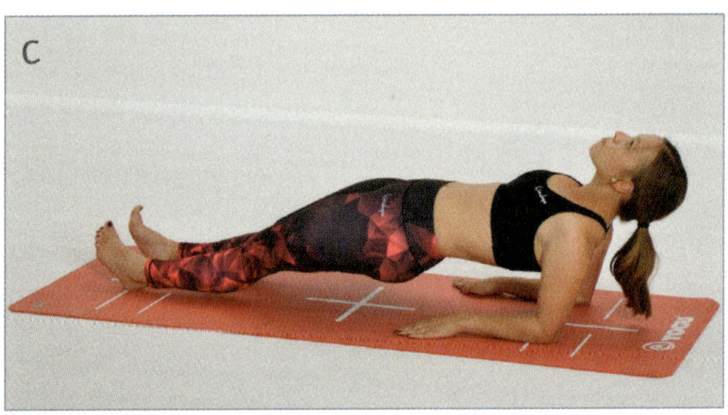

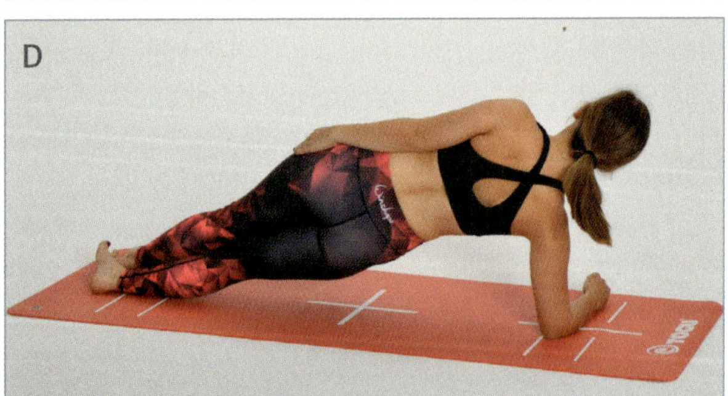

Ziel der Übung: Kräftigung der Bauchmuskulatur (quere, gerade, innere und äußere schräge Abdominalmuskulatur), Rückenmuskulatur, des quadratischen Lendenmuskels, des Gesäßmuskels, der Beinmuskulatur, der Schultermuskeln und der Brustmuskulatur; Förderung des Gleichgewichts.

Material: Gymnastikmatte

Ausführung: Unterarmstütz. Dabei stellen Sie Ihre Unterarme schulterbreit auf, die Finger zeigen nach vorn, die Füße sind mit den Zehen aufgestellt. Ihre Schultern befinden sich über den Ellbogen [A]. Mit der Ausatmung aktivieren Sie die Bauchmuskeln und machen den Nacken lang. Richten Sie den Blick auf die Matte und halten
Sie den Körper in einer Linie. Nun drehen Sie sich zuerst auf die linke Seite [B] in den Unterarmstütz und halten diese Position für 20 Sekunden. Anschließend weiterdrehen in die Plankrücklings-Position [C] und halten sie für 20 Sekunden. Danach auf die rechte Seite drehen [D] und nochmals 20 Sekunden die Position halten.

PLANK-DREIECK

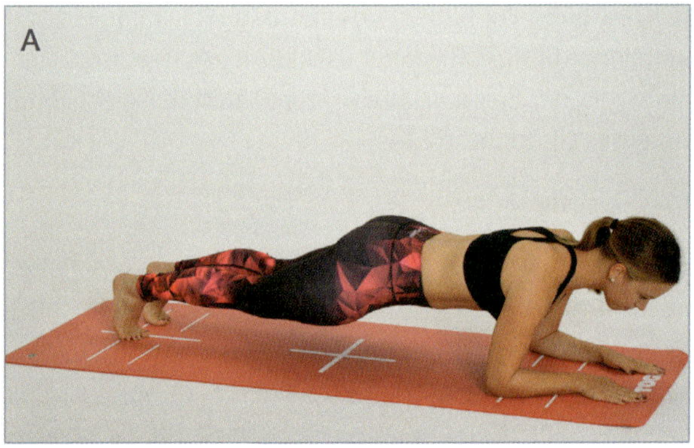

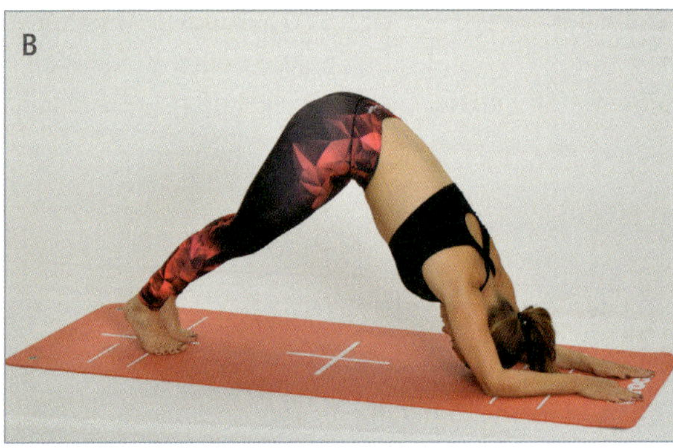

Ziel der Übung: Kräftigung der Bauchmuskulatur (quere, gerade, innere und äußere schräge Abdominalmuskulatur), Schultermuskeln, Brustmuskulatur, Hüftbeugemuskulatur und der Gesäßmuskulatur; Förderung der Beweglichkeit und Flexibilität.

Material: Gymnastikmatte

Ausführung: Unterarmstütz. Dabei stellen Sie Ihre Unterarme schulterbreit auf, die Handflächen liegen flach auf dem Boden, die Füße sind mit den Zehen aufgestellt. Ihre Schultern befinden sich etwas vor den Ellbogen [A]. Richten Sie den Blick auf die Matte und halten Sie den Körper in einer Linie. Mit der Ausatmung aktivieren Sie die Rumpfmuskulatur und machen den Nacken lang. Schieben Sie Ihre Schultern nach hinten und das Gesäß nach oben, sodass ein 90°-Winkel in der Hüfte entsteht [B]. Einen Augenblick verharren, um dann wieder in den Unterarmstütz zurückzukehren.

RAUPENGANG

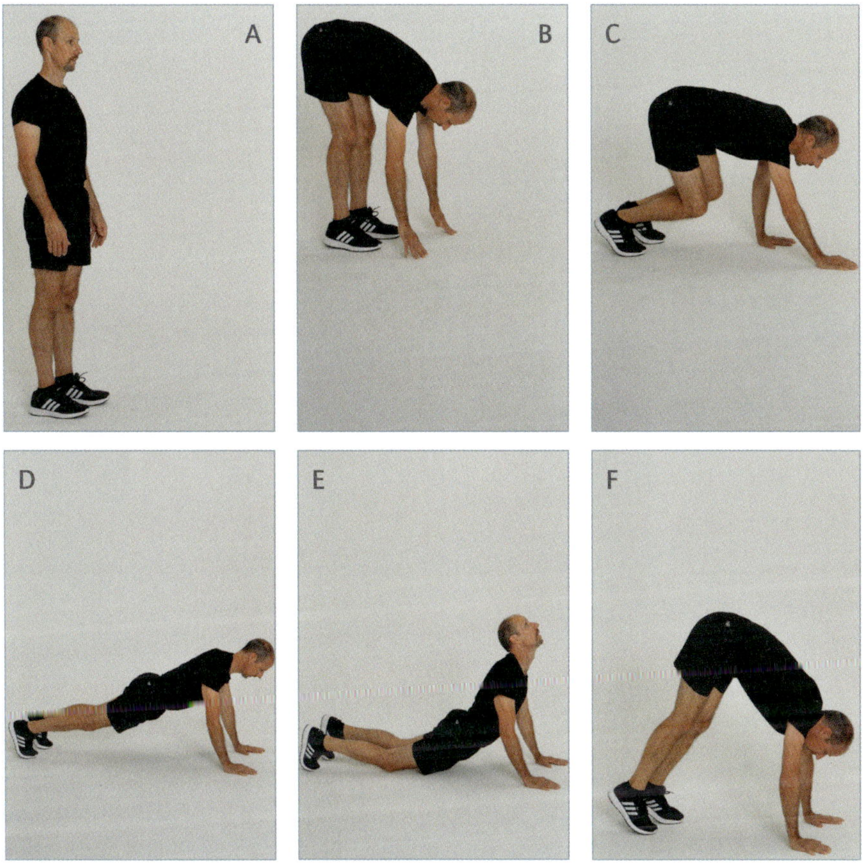

Ziel der Übung: Kräftigung der Brustmuskulatur, Rückenmuskulatur (Rückenstrecker, breiter Rückenmuskel, Kapuzenmuskel, Rautenmuskel), Armmuskulatur (Trizeps), Hüftbeugemuskulatur, Bauchmuskulatur und der Kniestreckmuskulatur.

Ausführung: Stehen Sie aufrecht und positionieren Sie Ihre Füße schulterbreit, mit an den Seiten angelegten Armen [A]. Beugen Sie Ihren Oberkörper bei gestreckten Beinen nach vorne, sodass Sie Ihre Hände nah vor den Füßen auf dem Boden abstützen können [B]. Laufen Sie mit den Händen nach vorne [C]. So erreichen Sie die Liegestützposition [D]. Nun überstrecken Sie aktiv Ihren Rumpf, sodass Sie nach vorne oben schauen [E]. Laufen Sie jetzt mit den Füßen zu Ihren Händen heran [F].

ROLL-UP

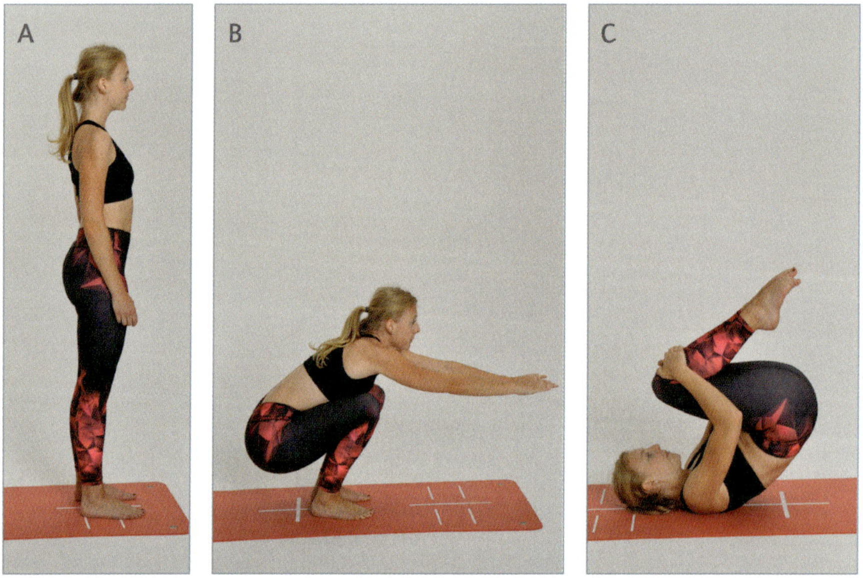

Ziel der Übung: Kräftigung der Bauchmuskulatur, Rückenmuskulatur, Beinmuskulatur und der Hüftbeugemuskulatur.

Material: Gymnastikmatte

Ausführung: Sie stehen schulterbreit am Anfang Ihrer Gymnastikmatte mit seitlich anliegenden Armen [A]. Beugen Sie Ihre Beine und gehen Sie in eine tiefe Hockposition, dabei heben Sie Ihre Arme nach vorne an [B]. Nun rollen Sie über Ihren Rücken nach hinten, bis nur noch Ihre Schultern Kontakt zum Boden haben [C]. Während der Rollbewegung umgreifen Sie mit den Händen Ihre Knie. Sie bleiben nach wie vor so klein zusammengerollt, wie es geht, und rollen in dieser Körperhaltung nach vorne, bis Sie wieder in der tiefen Hocke gelandet sind. Anschließend strecken Sie Ihre Beine und kommen in die Ausgangsposition nach oben zurück.

ROLLENDES KLAPPMESSER

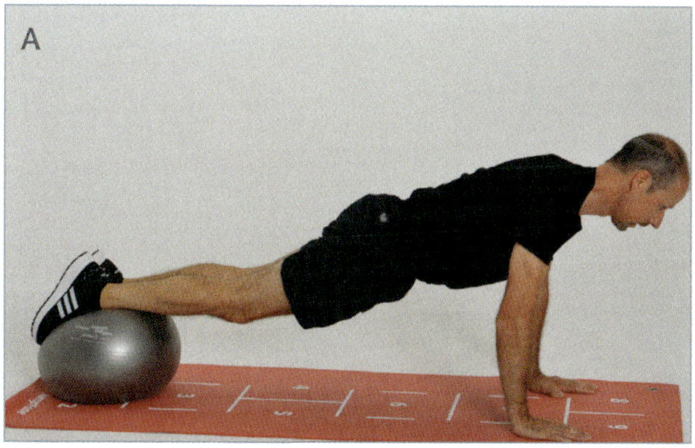

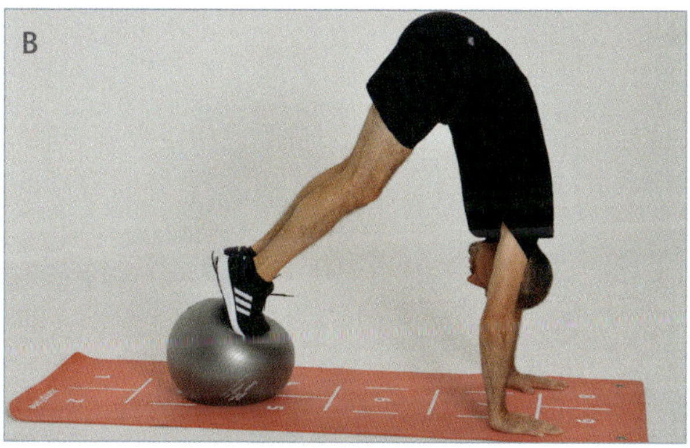

Ziel der Übung: Kräftigung der Bauchmuskulatur (quere, gerade, innere und äußere schräge Abdominalmuskulatur), Rückenmuskulatur (breiter Rückenmuskel), Beinmuskulatur, Schultermuskulatur, Armstreckmuskulatur (Trizeps) und der Brustmuskulatur.

Material: Gymnastikmatte und Redondo® Ball Plus

Ausführung: Liegestützposition. Die Arme sind gestreckt und die Hände stehen schulterbreit auseinander. Ihre Fingerspitzen zeigen in Richtung „12 Uhr". Die Füße befinden sich mit dem Fußrücken auf dem Ball [A]. Spannen Sie Ihre Bauch- und Gesäßmuskeln an, damit Sie nicht in der Lendenwirbelsäule durchhängen. Nun beugen Sie Ihre Hüfte und ziehen Ihre Füße mit gestreckten Beinen zu Ihren Händen, sodass Ihr Rumpf wie ein Klappmesser zusammenklappt [B]. Anschließend langsam wieder zurück in die Liegestützposition kommen.

TAILLENWIPPE

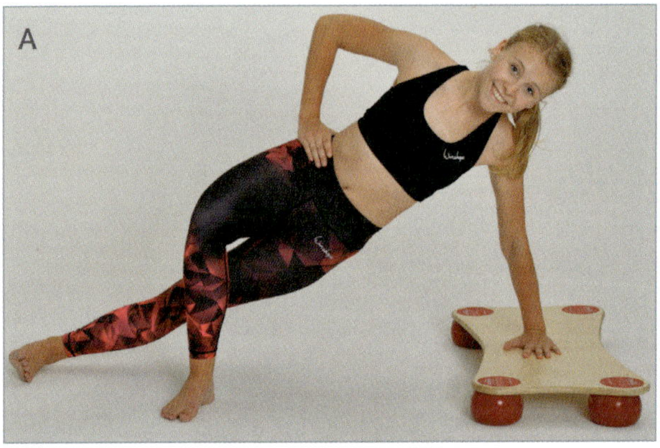

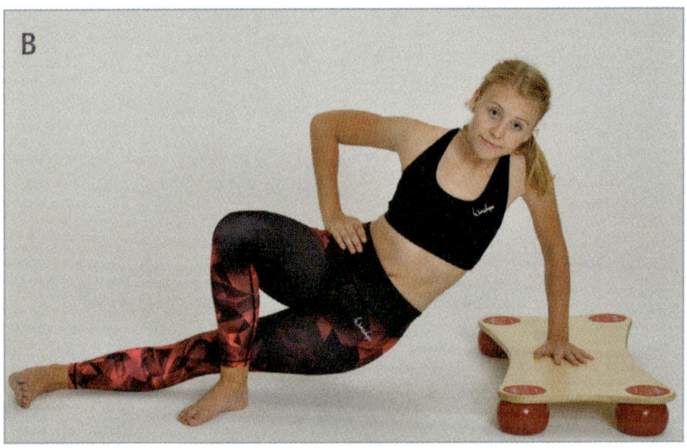

Ziel der Übung: Kräftigung der Bauchmuskulatur (gerade, innere und äußere schräge und quere Abdominalmuskulatur), des quadratischen Lendenmuskels, der Armstreckmuskulatur (Trizeps), der Schultermuskeln, der Brustmuskulatur und der Abduktoren.

Material: Erhöhung

Ausführung: Armstütz seitlich. Sie stützen sich in Seitlage mit der linken Hand auf der Erhöhung ab. Ihr unteres Bein liegt gestreckt auf dem Boden, während Ihr oberes Bein im Knie gebeugt etwas vor dem Oberschenkel des unteren Beins mit der Fußsohle auf dem Boden steht. Die rechte Hand ist seitlich an der Hüfte. Ihr Becken ist so weit angehoben, dass der Oberkörper mit dem unteren Bein eine gerade Linie bildet [A]. Nun senken Sie langsam Ihre Taille nach unten [B] bis kurz vor dem Boden und heben sie wieder an.

TAILLENFORMER

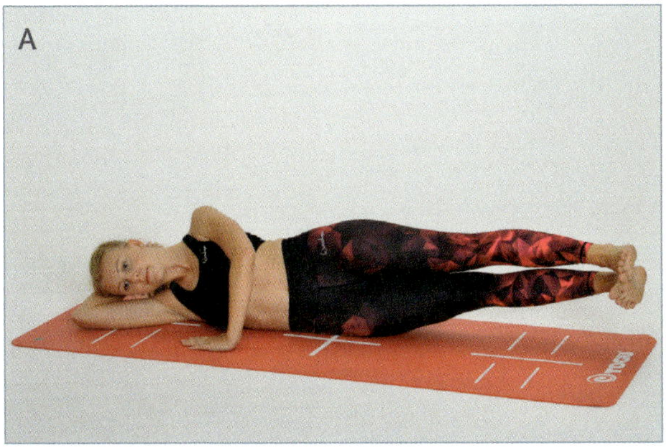

8

Ziel der Übung: Kräftigung der Rückenmuskulatur (Rückenstrecker, einseitig), Bauchmuskulatur (innere und äußere schräge, jeweils einseitig), des quadratischen Lendenmuskels (einseitig) und der Abduktoren.

Material: Gymnastikmatte

Ausführung: Seitenlage. Der Kopf liegt auf dem unteren Arm, die obere Hand stützt vor dem Oberkörper. Strecken Sie Ihre Hüften und Ihre Beine, sodass sie eine Linie bilden. Die Zehenspitzen sind angezogen. Mit der Ausatmung den Bauchnabel sanft nach innen ziehen. Heben Sie nun beide Beine vom Boden ab [Bild] und senken Sie sie wieder, jedoch ohne den Boden erneut zu berühren. Dabei bleiben während der gesamten Bewegungsausführung die Bauch- und Gesäßmuskeln angespannt. Der Körper sollte dabei gestreckt bleiben!

WINDMÜHLE

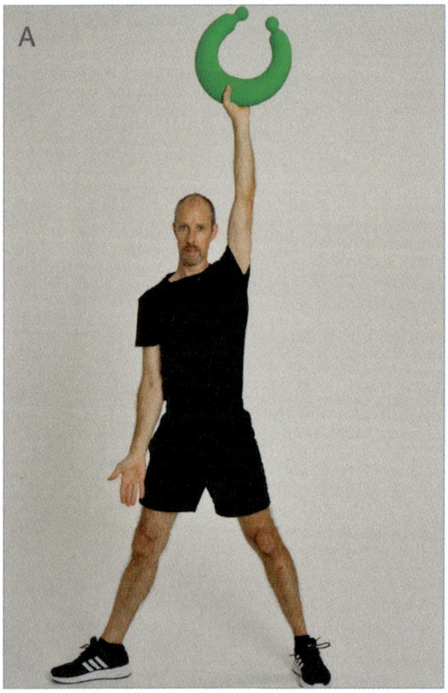

A

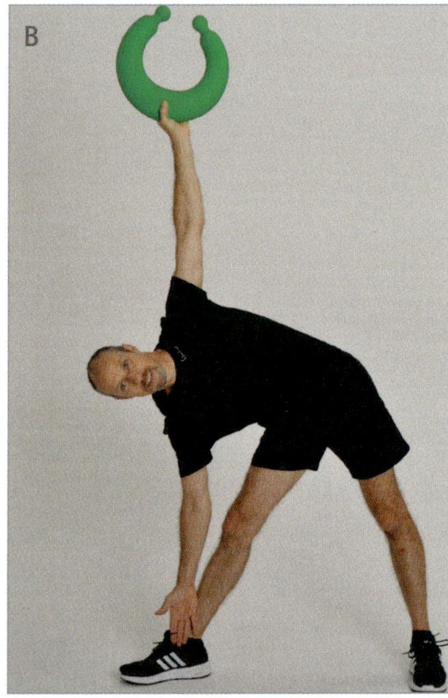

B

Ziel der Übung: Kräftigung der Bauchmuskulatur (viereckiger Lendenmuskel, innere und äußere schräge, gerade sowie quere Abdominalmuskulatur), Rückenmuskeln (Rückenstrecker, breiter Rückenmuskel, Rautenmuskel), des Schultermuskels (Deltamuskel), des Armmuskels (Trizeps); erhöht die Schulterstabilität.

Material: Topanga®

Ausführung: Aufrechter und etwas mehr als schulterbreiter Stand. Den rechten Fuß circa 90° nach rechts ausdrehen. Den Topanga® in der linken Hand mit senkrecht nach oben gestrecktem Arm halten [A]. Die Schulterblätter aktiv nach hinten unten ziehen. Das Gewicht auf die Fersen verlagern, dabei die rechte Hüfte weit nach links außen schieben. Nun den gestreckten Oberkörper nach links zur Seite neigen [B]. Während der Bewegung weist der linke Arm mit dem Topanga® (oder einem anderen Gewicht) stets nach oben, sodass das Gewicht immer senkrecht über der Schulter ruht.

+ Variation: Einen schweren Topanga® einsetzen.

8.1.5 Rotatorische Übungen, dynamisch, im FT (RÜ)

AUSFALLSCHRITT MIT DREHUNG (THERAGYM® TUBE)

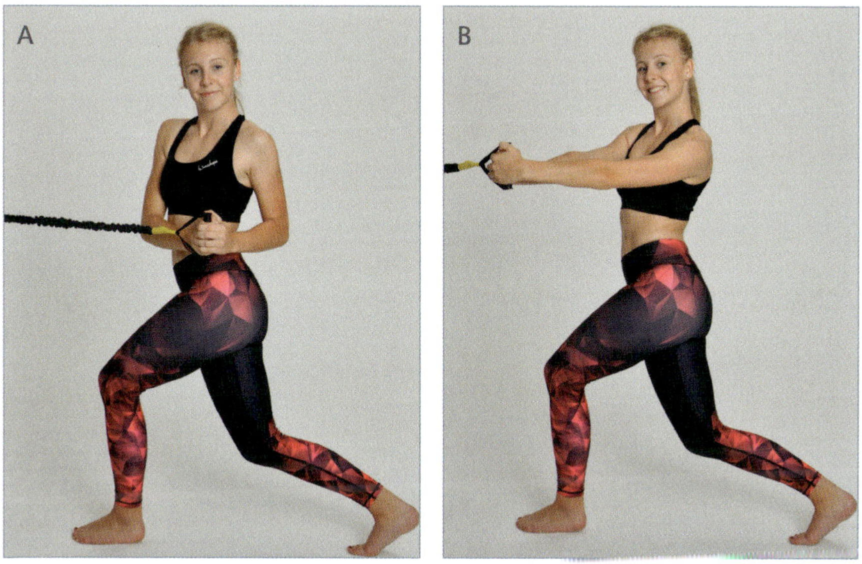

8

Ziel der Übung: Kräftigung der rumpfstabilisierenden Muskulatur (Bauchmuskulatur, Rückenmuskulatur, quadratischer Lendenmuskel, Beckenbodenmuskulatur), Hüftstreckmuskulatur (Gesäßmuskel), Beinmuskulatur (Beinstreckmuskeln), Abduktoren, Schultermuskulatur (Deltamuskel) und der Armmuskulatur.

Material: Theragym® Tube

Ausführung: Nehmen Sie eine stehende Position ein, die Beine sind hüftbreit geöffnet. Ihre Oberarme sind seitlich an Ihrem Oberkörper bei einem im 90°-Winkel gebeugten Ellbogen. Dabei umgreifen Sie mit beiden Händen das Theragym® Tube mittig vor Ihrem Körper. Ausatmen und die Bauchfaszien, „Core", aktivieren, die Schulterblätter sind zusammengezogen. Machen Sie einen Ausfallschritt mit dem linken Bein nach vorne und bleiben Sie im Rumpf stabil. Jetzt führen Sie eine Drehung nur mit dem Oberkörper zur linken Seite durch [A], Ihr Becken jedoch bleibt währenddessen gerade fixiert und macht keine Drehung mit! Langsam wieder zurückdrehen, um nach einer kurzen Unterbrechung (1-2 Sekunden) weitere Drehbewegungen durchzuführen.

+ Variation: Die gleiche Bewegungsausführung, jedoch mit lang nach vorne gestreckten Armen [B] ausführen.

+/− Variation: Unterschiedlich starke Tubes verwenden.

BANKSCHIEBER

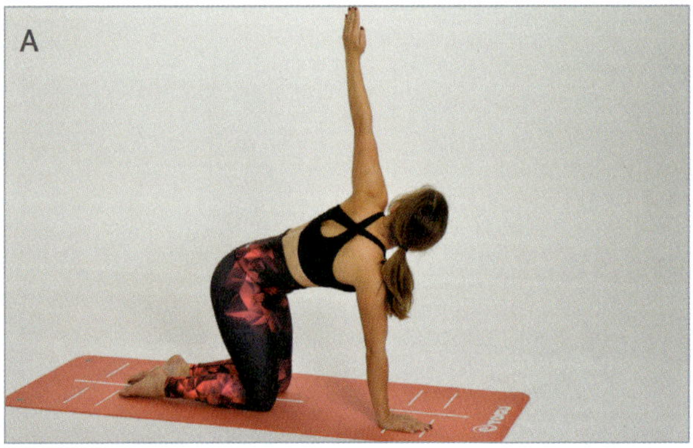

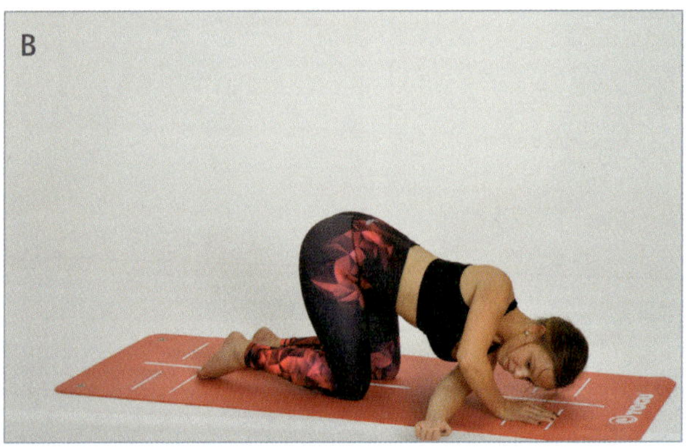

Ziel der Übung: Kräftigung der Rückenmuskulatur (Kapuzenmuskel, Rautenmuskel, Rückenstrecker, Musculi multifidii), Schultermuskulatur, Armmuskulatur und der Bauchmuskulatur (quere, innere und äußere schräge).

Material: Gymnastikmatte

Ausführung: Bankstellung. Spannen Sie die Bauch- und Beckenmuskulatur an. Heben Sie aus der Bankstellung heraus den linken Arm an und strecken ihn nach oben zur Decke. Dabei drehen Sie den Oberkörper mit nach links auf [A]. Nun beugen Sie langsam beide Arme und führen Sie die linke Hand unter dem Körper nach rechts und strecken Sie sie aus [B]. Gehen Sie dann mit dem linken Arm wieder in die Ausgangsposition zurück.

BANK-WECHSEL

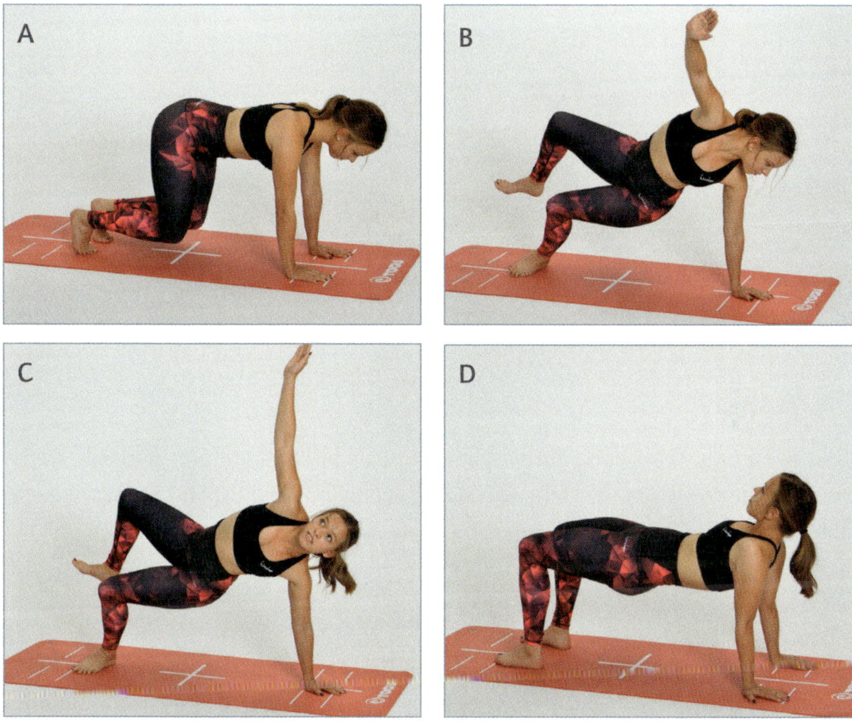

Ziel der Übung: Kräftigung der Rückenmuskulatur (Kapuzenmuskel, Rautenmuskel, Rückenstrecker, Musculi multifidii), Schultermuskulatur, Armmuskulatur, Hüftstreckmuskulatur und der Bauchmuskulatur (quere, innere und äußere schräge).

Material: Gymnastikmatte

Ausführung: Bankstellung. Die Hände befinden sich senkrecht unter den Schultern, die Knie senkrecht unter den Hüftgelenken. Die Knie knapp über dem Boden schweben lassen [A]. Achten Sie auf eine neutrale Lendenwirbelsäule. Spannen Sie Bauch- und Beckenmuskulatur an. Nun heben Sie die rechte Hand vom Boden ab und drehen sich nach rechts in Richtung Decke. Das rechte Bein anheben [B]. Den ganzen Körper weiter nach rechts drehen [C]. Den rechten Fuß und die Hand wieder abstellen, um so in eine Bankstellung rücklings zu gelangen [D].

BAUCHWIPPE PLUS ROTATION

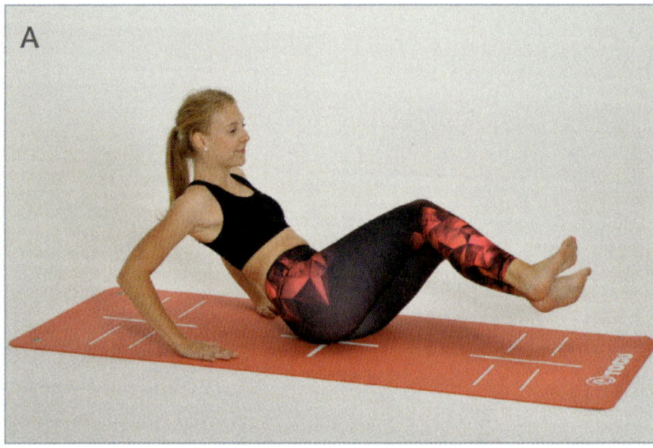

Ziel der Übung: Kräftigung der gesamten Bauchmuskulatur (quere, innere und äußere schräge sowie gerade verlaufende Abdominalmuskulatur) und der Hüftbeugemuskulatur.

Material: Gymnastikmatte

Ausführung: Sitz. Mit den Händen stützen Sie sich etwa 20 cm hinter dem Gesäß ab. Beide Beine anheben, sodass die Unterschenkel parallel zur Unterlage zeigen. Drehen Sie die angewinkelten Beine jetzt nach links, sodass die rechte Gesäßhälfte sich möglichst weit vom Boden abhebt [Bild]. Wechseln Sie von einer zur anderen Seite.

+ Variation: Zur Übungssteigerung führen Sie den Bewegungsablauf mit gestreckten Beinen durch.

BEINWIPPE

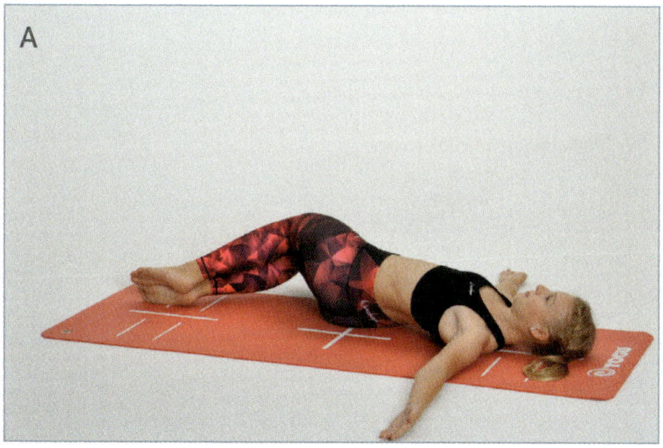

Ziel der Übung: Kräftigung der gesamten Bauchmuskulatur (quere, innere und äußere schräge und gerade Abdominalmuskulatur).

Material: Gymnastikmatte

Ausführung: Rückenlage. Legen Sie die Arme seitlich in Schulterhöhe auf den Boden. Stellen Sie beide Füße auf, sodass die Kniegelenke etwa eine 90°-Position erlangen. Kippen Sie nun Ihr Becken und nehmen eine leichte Hohlkreuzhaltung ein. Mit der Ausatmung den Bauchnabel sanft nach innen ziehen. Klappen Sie Ihre Knie zur rechten Seite, ohne den Boden zu berühren [A]. Nun bewegen Sie Ihre Knie mehrmals zu beiden Seiten, stets nur bis knapp über dem Boden. Dies ist eine sehr moderate Bauchmuskelübung!

CORE-PERFORMANCE

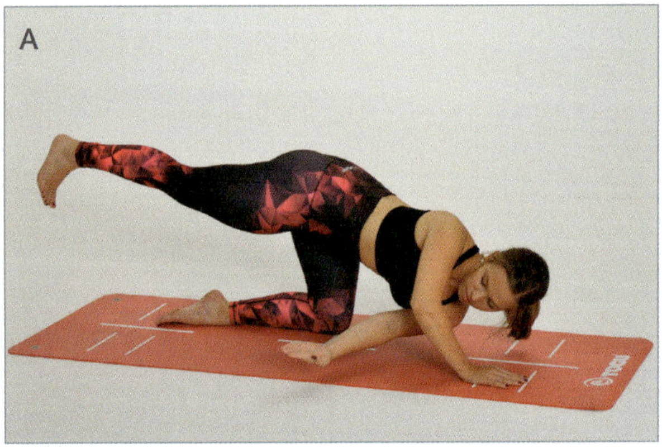

Ziel der Übung: Kräftigung der Rückenmuskulatur (Kapuzenmuskel, Rautenmuskel, Rückenstrecker, Musculi multifidii), Schultermuskulatur, Armmuskulatur, Gesäßmuskulatur und der Bauchmuskulatur (quere, innere und äußere schräge); fördert die Koordination und das Gleichgewicht.

Material: Gymnastikmatte

Ausführung: Bankstellung. Spannen Sie Bauch- und Beckenbodenmuskulatur an. Strecken Sie den linken Arm nach oben aus, sodass die Finger in Richtung Decke weisen und der Blick über den Arm nach oben gerichtet ist. Zeitgleich strecken Sie das rechte Bein nach hinten aus, bis es sich parallel zum Boden befindet. Ziehen Sie Ihre Zehen an. Nun beugen Sie langsam beide Arme und führen den linken Arm, so weit es geht, unter dem Rumpf nach rechts und strecken ihn aus [Bild]. Der Blick folgt während der Bewegung Ihrer Hand. Gehen Sie dann mit dem linken Arm wieder in die Ausgangsposition zurück.

- Variation: Beide Knie aufgestützt lassen.

CORE-„ROTATION“ IM AUSFALLSCHRITT

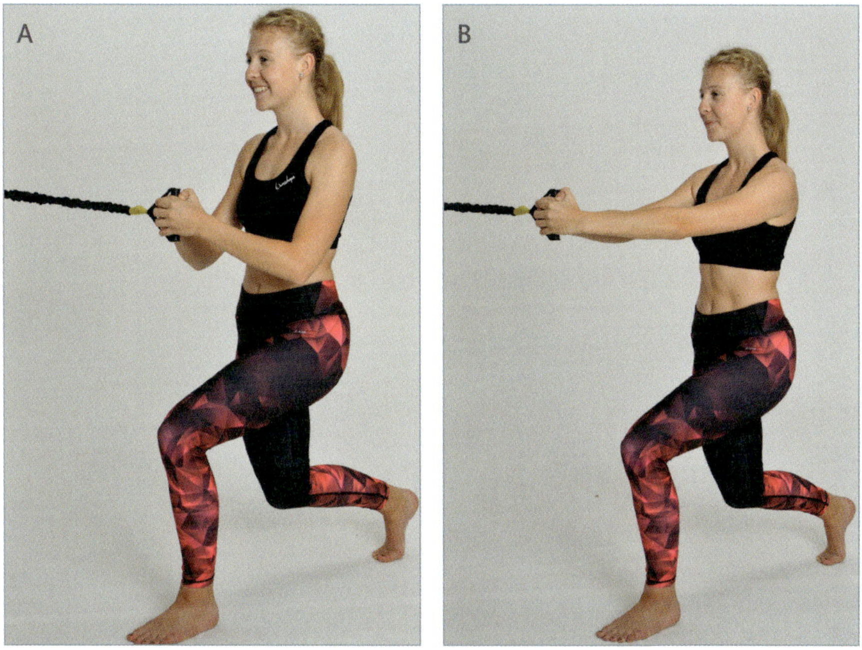

Ziel der Übung: Kräftigung der rumpfstabilisierenden Muskulatur (Bauchmuskulatur, Rückenmuskulatur, quadratischen Lendenmuskel, Beckenbodenmuskulatur), Hüftstreckmuskulatur (Gesäßmuskel), Beinmuskulatur (Beinstreckmuskeln) und der Abduktoren.

Material: Theragym® Tube

Ausführung: Nehmen Sie eine stehende Position ein, die Beine sind hüftbreit geöffnet. Ihre Oberarme sind seitlich an Ihrem Oberkörper bei im 90°-Winkel gebeugten Ellbogen. Dabei umgreifen Sie mit beiden Händen das Theragym® Tube mittig vor Ihrem Körper. Ausatmen und die Bauchfaszien, „Core“, aktivieren, die Schulterblätter sind zusammengezogen. Nun führen Sie einen Ausfallschritt nach vorne aus und bleiben im Rumpf stabil [A]. Anschließend drücken Sie sich mit dem vorderen Bein ab und gelangen in die Ausgangsposition zurück.

+ Variation: Bei der gleichen Bewegungsausführung bleiben, jedoch mit nach vorne gestreckten Armen [B].

CRUNCHROTATION

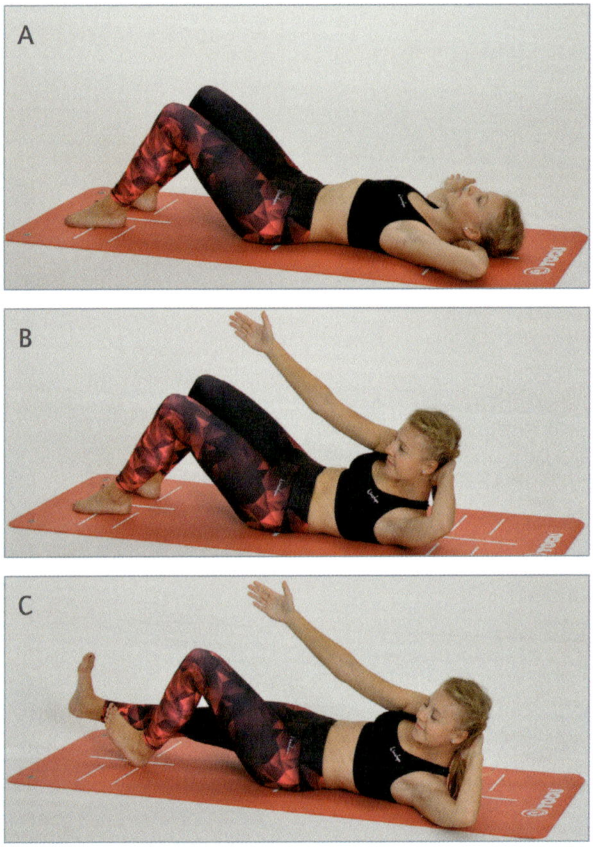

Ziel der Übung: Kräftigung der Bauchmuskulatur (innere und äußere schräge, gerade sowie quere Abdominalmuskulatur).

Material: Gymnastikmatte

Ausführung: Rückenlage. Die Füße sind aufgestellt und die Knie im 90°-Winkel gebeugt. Den rechten Arm auf Schulterhöhe zur Seite wegstrecken. Die linke Hand nehmen Sie seitlich an den Kopf, sodass der Ellbogen nach außen weist [A]. Die Füße drücken Sie in den Boden. Heben Sie Kopf und Schulterblätter langsam vom Boden ab, rollen Sie auf und rotieren nach links, sodass Ihr rechter Arm in Richtung linkes Knie zieht [B]. Anschließend rollen Sie wieder in Richtung Boden, aber ohne den Kopf, die Schulterblätter und die Ellbogen/die Arme komplett abzulegen.

+ Variation: Das rechte Bein gestreckt anheben, sodass beide Oberschenkel parallel sind [C].

HOLZHACKER, DIAGONAL

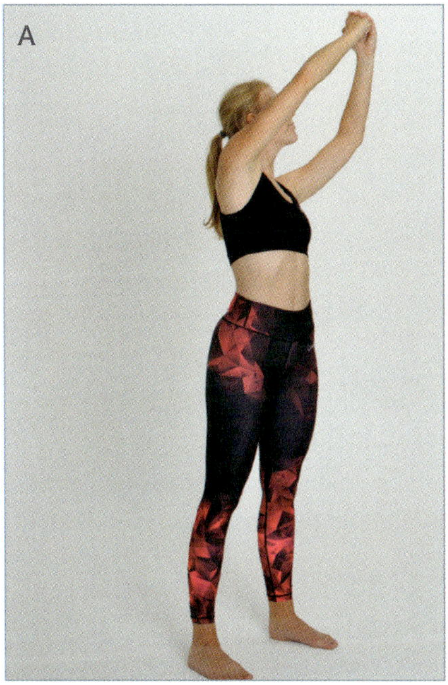

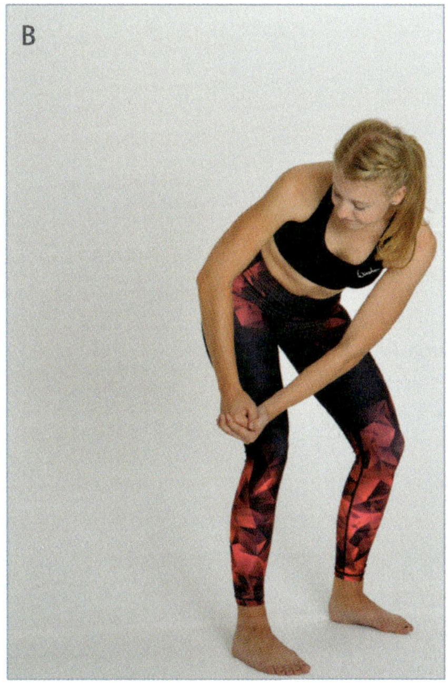

Ziel der Übung: Kräftigung der Bauchmuskulatur (innere und äußere schräge, gerade und quer verlaufender Anteil der Abdominalmuskulatur), des quadratischen Lendenmuskels, der Rückenmuskulatur (Rückenstrecker) und der Beckenbodenmuskulatur.

Ausführung: Stand. Die Füße stehen schulterbreit auseinander mit leicht gebeugten Beinen. Strecken Sie die Arme auf Brusthöhe nach vorne und verschränken Sie die Hände miteinander, als würden Sie eine Axt schwingen. Atmen Sie ein und holen Sie zum Schlag aus, indem Sie sich auf einer diagonalen Bewegungsbahn in Richtung der linken oberen Ecke strecken [A]. Atmen Sie aus, kontrahieren Sie Ihre Bauchmuskeln und führen Sie die Arme schnell auf einer diagonalen Bewegungsbahn zur unteren rechten Seite [B]. Anschließend zurück in die Ausgangsposition gehen, mit den Armen vor dem Körper auf Brusthöhe haltend. Nun absolvieren Sie die Bewegung von der rechten oberen Ecke zur linken unteren diagonalen Seite.

HÜFTDREHEN IM LIEGESTÜTZ, ERHÖHT

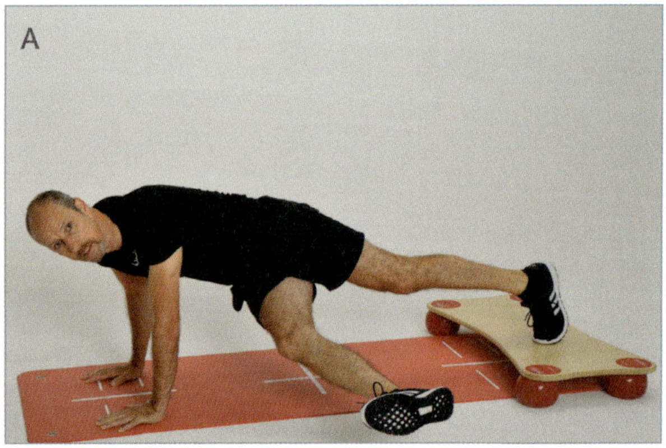

Ziel der Übung: Kräftigung der Bauchmuskulatur (quere, gerade, innere und äußere schräge Abdominalmuskulatur), Rückenmuskulatur, Brustmuskulatur, Schultermuskulatur und der Beinmuskulatur.

Material: Erhöhung (z. B. Balanza® Ballstep®)

Ausführung: Gehen Sie in die Liegestützposition und setzen Sie Ihre Füße auf eine Erhöhung (z. B. Balanza® Ballstep®). Setzen Sie Ihre Zehen auf. Aktivieren Sie Ihre Rumpfmuskulatur und spannen Sie die Gesäßmuskulatur an. Ziehen Sie langsam Ihr rechtes Bein an. Drehen Sie jetzt mit Ihrer Hüfte nach links auf und strecken Sie gleichzeitig Ihr rechtes Bein unter dem Körper zur linken Seite [Bild]. Halten Sie die Position für 1-2 Sekunden. Kehren Sie kontrolliert wieder in die Ausgangsposition zurück. Anschließend führen Sie diesen Bewegungsablauf mit dem linken Bein durch.

KLAPPMESSER, DIAGONAL, IM STÜTZ

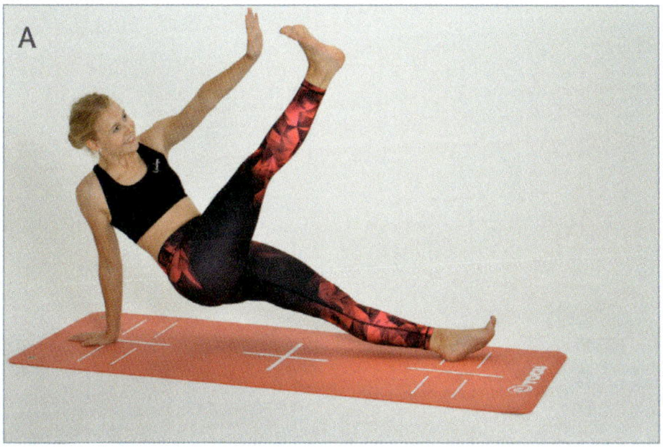

8

Ziel der Übung: Kräftigung der gesamten Bauchmuskulatur (quere, schräge und gerade), Hüftbeugemuskulatur und der Kniestreckmuskulatur (in ihrer Funktion als Synergisten zur Hüftbeugemuskulatur).

Material: Gymnastikmatte

Ausführung: Langsitz. Die Beine sind gestreckt, der Rücken ist lang gemacht und die Hände befinden sich seitlich etwas nach hinten versetzt auf der Matte, mit den Fingern nach hinten zeigend. Mit der Ausatmung den Bauchnabel sanft nach innen ziehen. Dann die Hüfte anheben in eine Stützposition rücklings. Nun diagonal das rechte Bein sowie die linke Hand lösen und gestreckt nach oben führen [Bild], bis sie sich kurz berühren können. Anschließend wieder in den Stütz gelangen und mit der anderen Diagonalen das Workout weiterführen.

KNIEBEUGE-FLIEGER

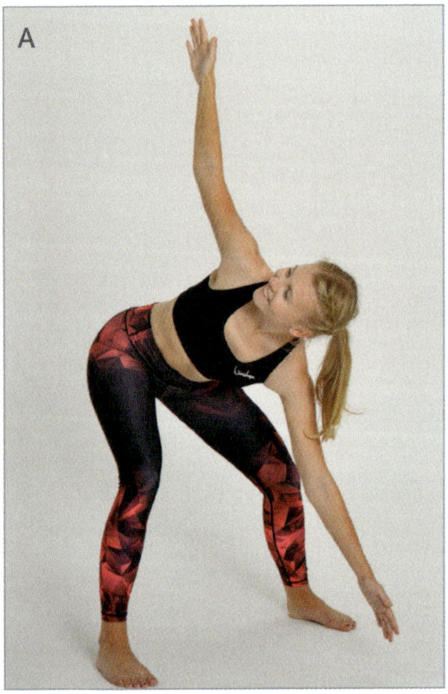

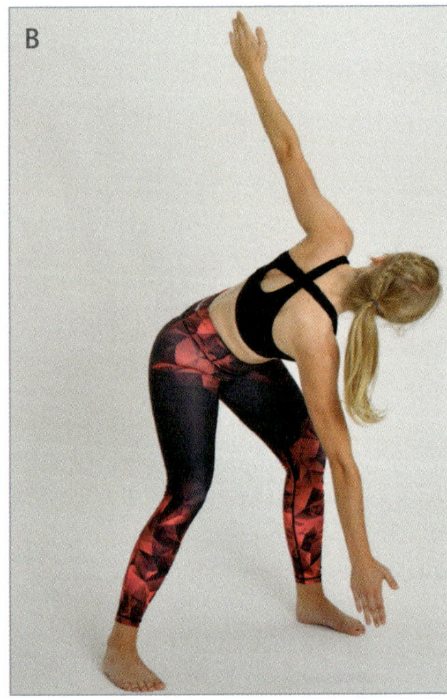

Ziel der Übung: Kräftigung der Hüftstreckmuskulatur (Gesäßmuskel), Beinmuskulatur (Beinstreckmuskeln), Rückenmuskulatur (Rückenstrecker) und der Schultergürtelmuskulatur.

Ausführung: Stehen Sie etwas mehr als schulterbreit und die Arme sind auf Schulterhöhe zur Seite ausgestreckt. Ihr ganzes Körpergewicht ruht auf den gesamten Fußsohlen. Die Fußspitzen zeigen in die gleiche Richtung wie Ihre Knie. Der Rücken ist gerade und weit nach vorne geneigt und Ihre Beine sind dabei gebeugt. Drehen Sie aus dieser Position Ihren Oberkörper nach rechts, der Blick geht zu Ihrer rechten Hand [A]. Anschließend drehen Sie den Oberkörper zur linken Seite [B], wobei der Blick jetzt auf Ihre linke Hand gerichtet ist. Bleiben Sie stets in der Vorneigung und drehen dynamisch Ihren Rumpf zu beiden Seiten.

SEITLICHER UNTERARMSTÜTZ PLUS ROTATION

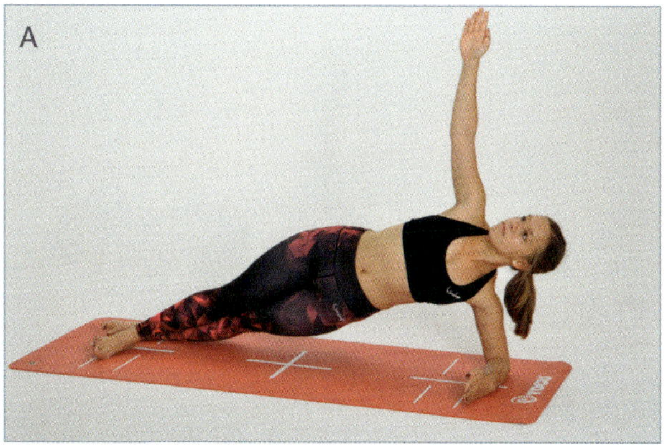

8

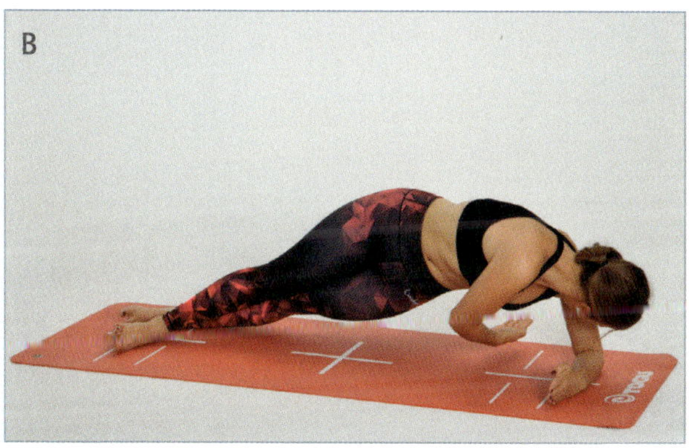

Ziel der Übung: Kräftigung der Bauchmuskulatur (M. transversus, gerade, innere und äußere schräge Abdominalmuskulatur), Abduktoren und der Schultermuskulatur; Förderung des Gleichgewichts und der Koordination.

Material: Gymnastikmatte

Ausführung: Stützen Sie sich in Seitlage auf den linken Unterarm. Die Schulter ist senkrecht über dem Ellbogen, die Füße stehen hintereinander. Heben Sie den rechten Arm, sodass er gerade nach oben zeigt. Stellen Sie sich vor, Sie wären ein Brett und heben das Becken an. Sie stützen nun auf der Außen- bzw. Innenseite Ihrer Füße und auf dem linken Unterarm [A]. Drehen Sie den Rumpf langsam und führen Sie den rechten Arm in den Raum zwischen Ihrem Rumpf und dem Boden [B]. Ihre Füße bewegen sich nicht, die Drehung hängt völlig von den Hüften und dem Becken ab.

PLANK MIT HÜFTROTATION

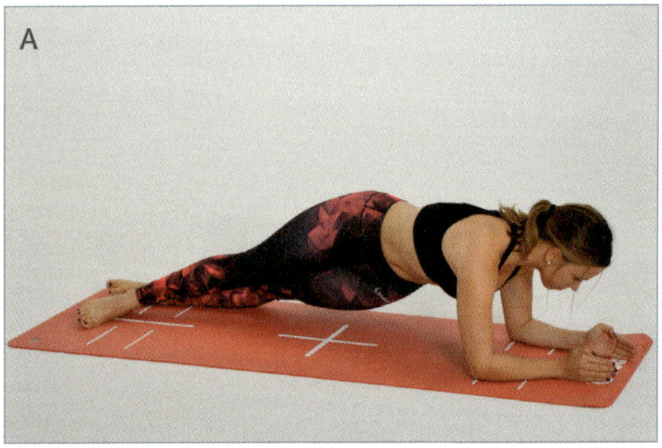

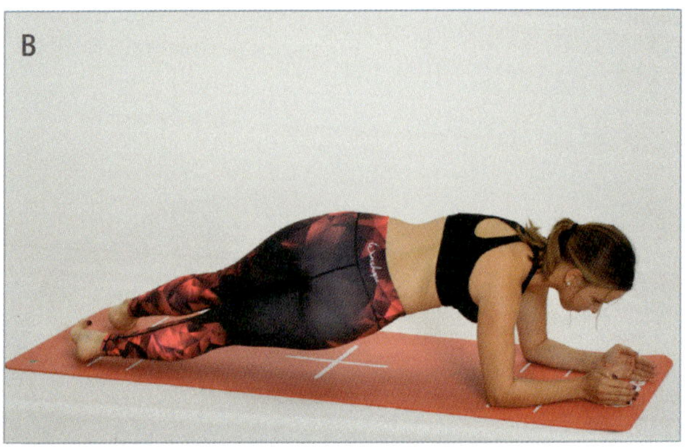

Ziel der Übung: Kräftigung der Bauchmuskulatur (quere, gerade, innere und äußere schräge Abdominalmuskulatur), Schultermuskeln, Brustmuskulatur und Gesäßmuskulatur (einseitig).

Material: Gymnastikmatte

Ausführung: Unterarmstütz. Dabei stellen Sie Ihre Unterarme schulterbreit auf, die Finger zeigen nach vorn, die Füße sind mit den Zehen aufgestellt. Ihre Schultern befinden sich über den Ellbogen. Mit der Ausatmung aktivieren Sie die Bauchmuskeln und machen den Nacken lang. Richten Sie den Blick auf die Matte und halten Sie den Körper in einer Linie. Nun drehen Sie Ihre Hüfte nach rechts [A] und nach links [B] im Wechsel. Dabei liegen die Füße mal auf der Innen- bzw. Außenseite der einen bzw. anderen Seite.

PLANK MIT DREHUNG

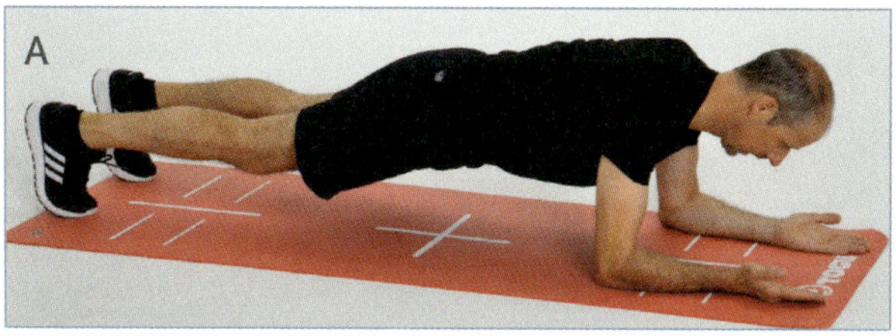

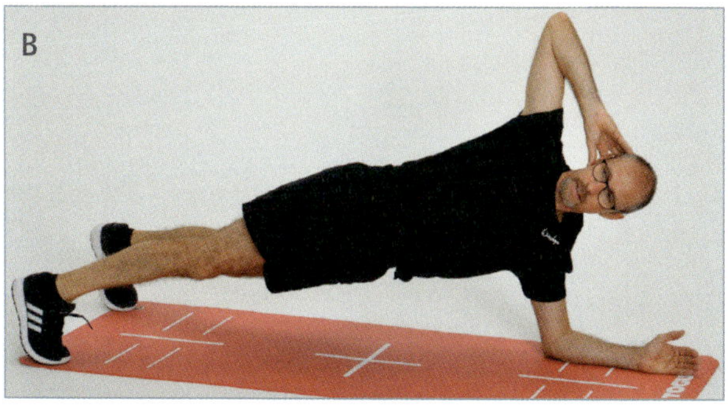

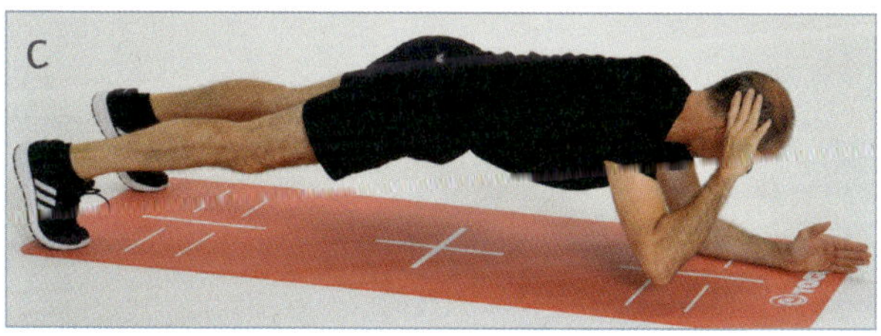

Ziel der Übung: Kräftigung der Bauchmuskulatur (quere, gerade, innere und äußere schräge Abdominalmuskulatur), Schultermuskeln, Brustmuskulatur und der Gesäßmuskulatur (einseitig).

Material: Gymnastikmatte

Ausführung: Unterarmstütz. Dabei stellen Sie Ihre Unterarme schulterbreit auf, die Finger zeigen nach vorn, die Füße sind mit den Zehen aufgestellt. Ihre Schultern befinden sich über den Ellbogen. Richten Sie den Blick auf die Matte und halten Sie den Körper in einer Linie [A]. Mit der Ausatmung aktivieren Sie die Bauchmuskeln und machen den Nacken lang. Stützen Sie sich nun auf den linken Unterarm, beugen den rechten Arm und führen Sie die rechte Hand seitlich an den Kopf. Halten Sie eine Drei-Punkt-Stütze – beide Füße und der linke Unterarm –, drehen Sie den Rumpf nach rechts, sodass die Oberarme auf einer Linie stehen [B]. Nun führen Sie Ihren rechten Ellbogen nach unten in Richtung Boden [C], (ohne dass er die Matte berührt!).

RÜCKENPOWER

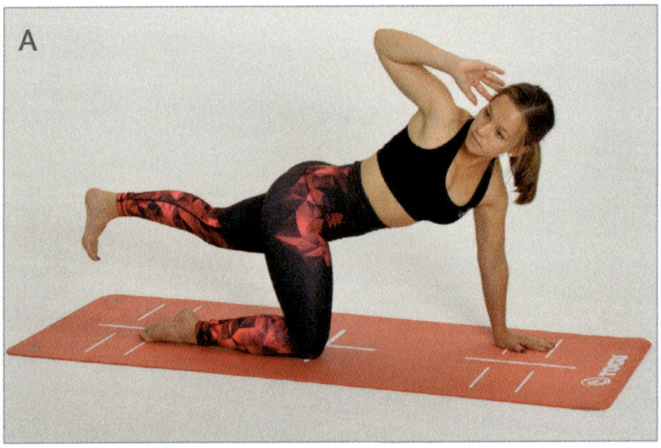

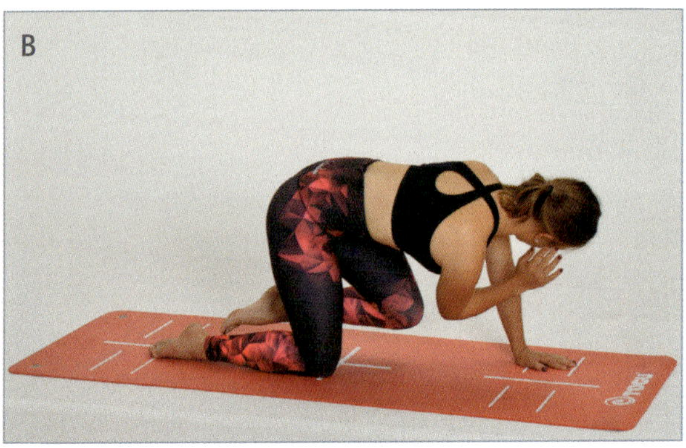

Ziel der Übung: Kräftigung der Rückenmuskulatur (Kapuzenmuskel, Rautenmuskel, Rückenstrecker, Musculi multifidii), Schultermuskulatur, Armmuskulatur und der Bauchmuskulatur (quere, innere und äußere schräge); fördert die Koordination und das Gleichgewicht.

Material: Gymnastikmatte

Ausführung: Bankstellung. Heben Sie aus der Bankstellung heraus den rechten Arm, führen Sie die rechte Hand zur Schläfe und drehen Ihren Oberkörper nach rechts. Ihr rechter Ellbogen zeigt so schräg zur Decke nach oben. Zusätzlich heben Sie Ihr linkes Bein und strecken es nach hinten aus, sodass sich Ihr Bein parallel zum Boden befindet [A]. Nun ziehen Sie Ihr linkes Knie unter dem Körper schräg nach vorne, während Sie zeitgleich den Oberkörper nach innen eindrehen und dabei Ihren rechten Ellbogen dem linken Knie entgegenbewegen [B].

SCHEIBENWISCHER

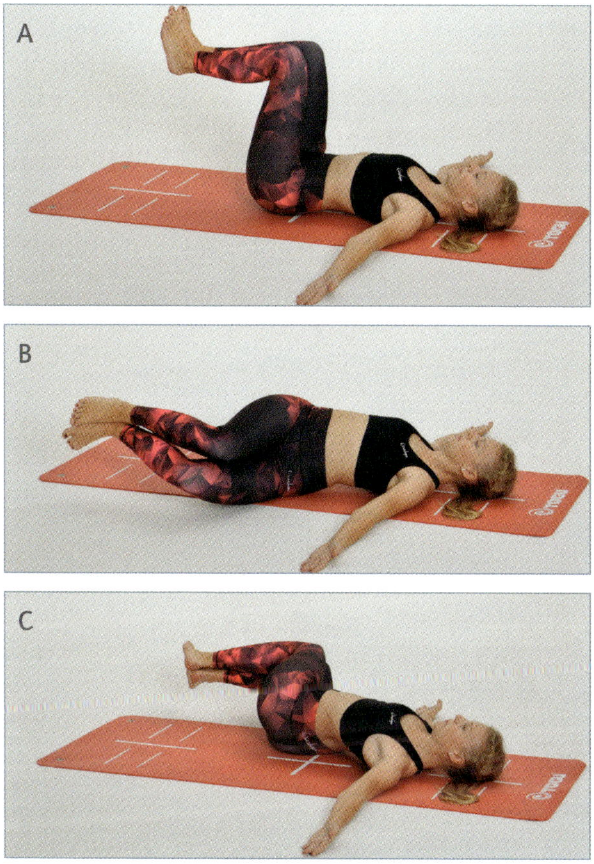

Ziel der Übung: Kräftigung der gesamten Bauchmuskulatur.

Material: Gymnastikmatte

Ausführung: Rückenlage. 90°-Winkel im Hüft- und Kniegelenk, sodass die Unterschenkel parallel zum Boden sind. Die Arme liegen seitlich auf Schulterhöhe [A]. Mit dem Einatmen lassen Sie Ihre Knie nach links sinken. Dabei lösen Sie Ihre rechte Gesäßhälfte und die rechte Seite des Brustkorbs vom Boden. Schultern und Arme bewegen sich nicht und bleiben fest am Boden [B]. Atmen Sie aus und bewegen Sie die Knie langsam aus der Kraft der Körpermitte über die Ausgangsposition weiter zur rechten Seite [C].

+ Variation: Die Bewegung mit nach oben gestreckten Beinen ausführen!

SCHULTERBRÜCKE, EINBEINIG, PLUS ROTATION

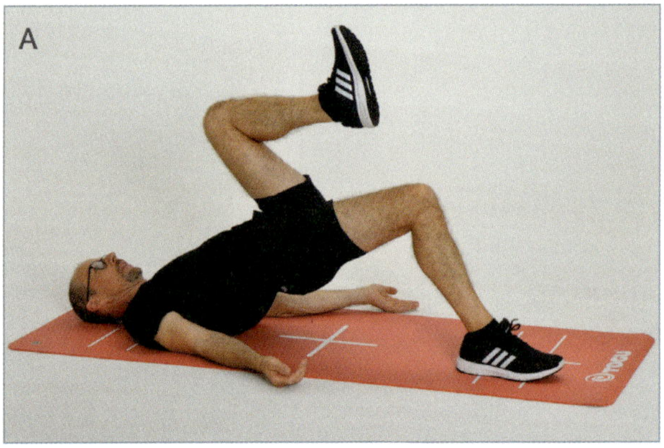

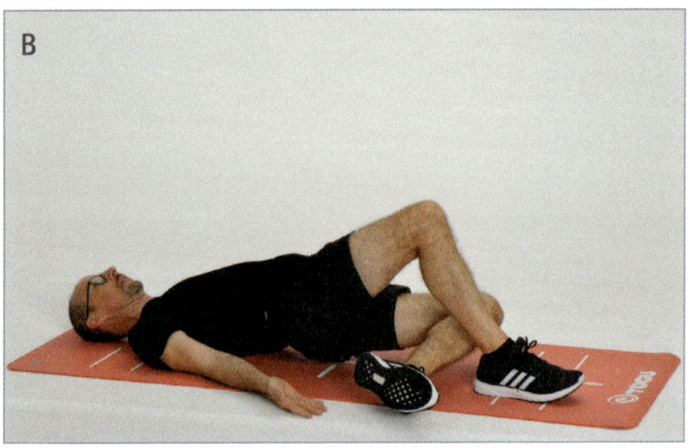

Ziel der Übung: Kräftigung der Rückenmuskulatur (Rückenstrecker), Bauchmuskeln (innere und äußere schräge), Gesäßmuskeln und der Beinbeugemuskulatur.

Material: Gymnastikmatte

Ausführung: Rückenlage. Ihre Arme liegen entspannt neben Ihrem Körper. Stellen Sie die Fersen weit vom Körper entfernt auf den Boden. Heben Sie nun langsam Ihr Becken an, sodass Ihr Körper von der Schulter über die Hüfte bis zu den Knien eine Linie bildet. Achten Sie dabei auf entspannte Schultern und einen entspannten Nacken. Aus dieser Position ziehen Sie Ihr linkes Knie zu sich heran [A]. Nun führen Sie Ihren linken Fuß zwischen dem rechten Bein und dem Boden so weit hindurch wie möglich [B]. Dabei bleibt die Hüfte oben! Anschließend das Knie wieder zurück in Richtung Brustmuskel bringen.

SCHULTERSTÜTZ MIT ROTATION

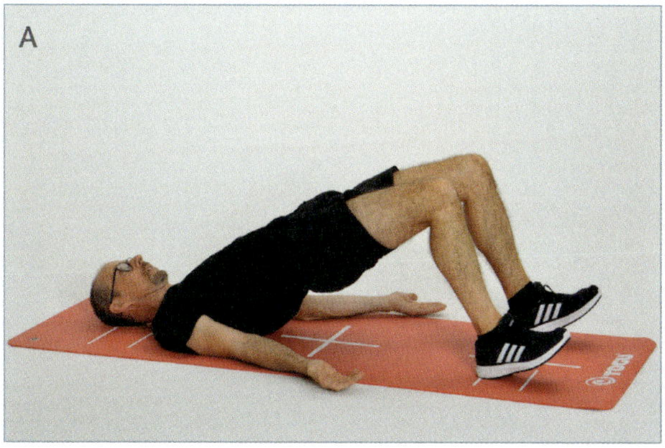

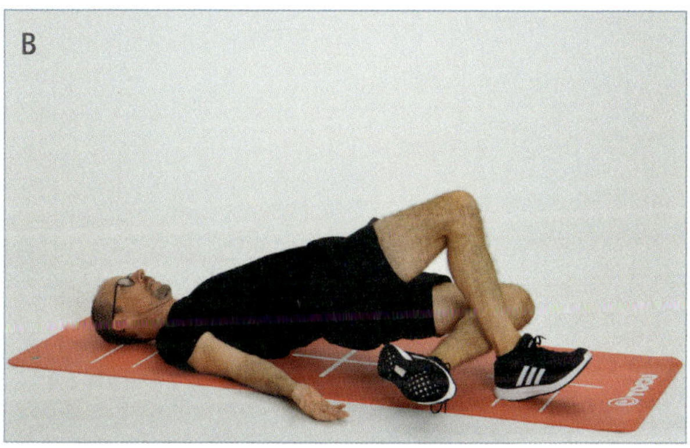

Ziel der Übung: Kräftigung der Rückenmuskulatur (Rückenstrecker, unterer Anteil, Musculi rotatores), Bauchmuskulatur (innere und äußere schräge), des Gesäßmuskels und der Beinbeugemuskulatur.

Material: Gymnastikmatte

Ausführung: Rückenlage. Ihre Arme liegen entspannt neben Ihrem Körper. Heben Sie nun langsam Ihr Becken an, sodass Ihr Körper von der Schulter über die Hüften bis zu den Knien eine Linie bildet [A]. Achten Sie dabei auf entspannte Schultern und auf einen entspannten Nacken. Ihr linkes Knie anheben, sodass im Hüft- und Kniegelenk ein rechter Winkel entsteht. Nun das linke gebeugte Bein unter dem aufgestellten rechten Bein hindurchführen [B]. Das Becken kippt auf die Seite des Spielbeins. Anschließend das linke Bein wieder zurückführen, bis Knie- und Hüftgelenk wieder die 90°-Winkel aufweisen.

SKORPION, LIEGEND

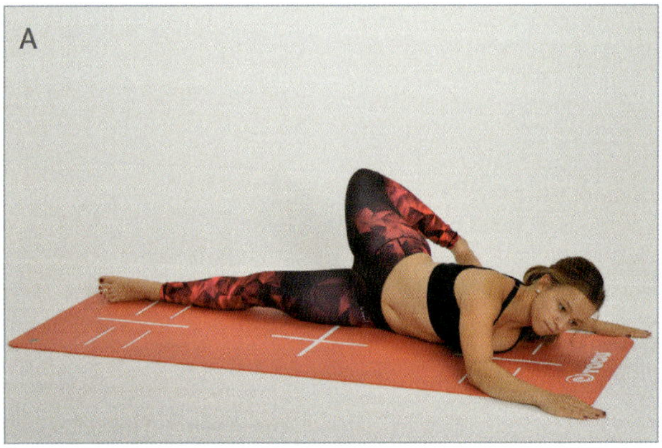

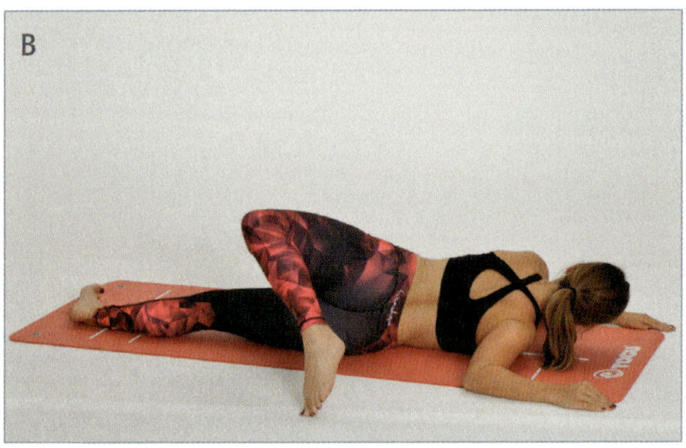

Ziel der Übung: Kräftigung der Rückenmuskulatur (Rückenstrecker), des Gesäßmuskels, des Beinbeugemuskels und der Bauchmuskulatur (innere und äußere schräge Bauchmuskeln).

Material: Gymnastikmatte

Ausführung: Bauchlage. Die Beine sind gestreckt, die Zehen aufgestellt. Ihr Kopf und Ihr Nacken befinden sich in Verlängerung der Wirbelsäule. Die Arme liegen im 90°-Winkel auf dem Boden. Atmen Sie aus und ziehen Sie dabei sanft den Bauchnabel nach innen in Richtung Wirbelsäule. Das rechte Bein anheben, anwinkeln und nach hinten drehen. Versuchen Sie, mit den Zehenspitzen den Boden zu berühren [A]. Wieder in die Ausgangsposition zurückkommen, auf der anderen Seite wiederholen [B].

SUMO-ARMPOWER

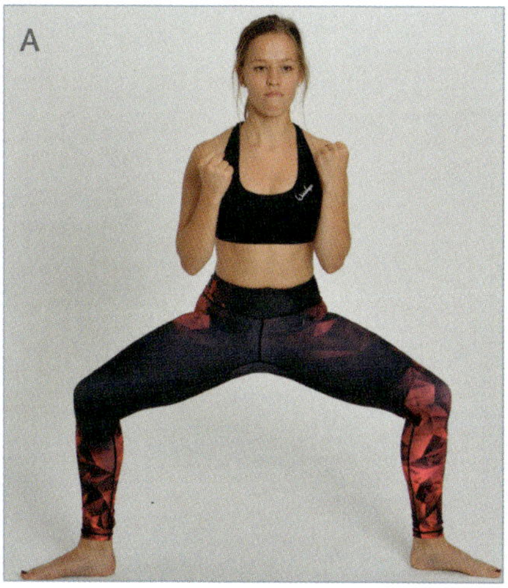

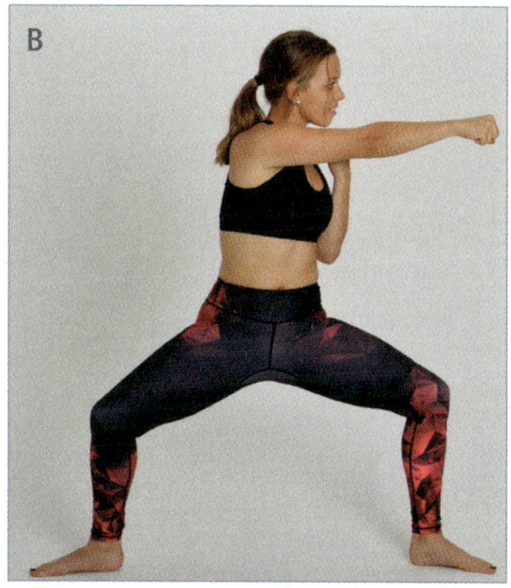

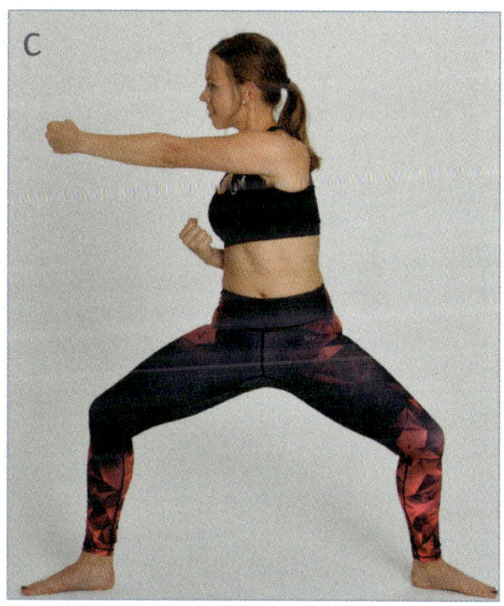

Ziel der Übung: Kräftigung des Hüftstreckmuskulatur (Gesäßmuskel), Beinmuskulatur (Beinstreckmuskeln), Rückenmuskulatur (Rückenstrecker), Armmuskulatur (Trizeps) und der Schultermuskulatur.

Ausführung: Sie stehen in einem breiten Grätschstand und halten Ihre Arme gebeugt mit zu Fäusten geballten Händen vor dem Körper [A]. Ihre Oberschenkel sind parallel zum Boden und die Knie zeigen in die Richtung Ihrer Fußspitzen. Mit der Ausatmung aktivieren Sie Ihre Rumpfmuskulatur und ziehen dabei Ihren Bauchnabel sanft nach innen. Führen Sie zunächst mit Ihrem linken Arm einen „Luftschlag" zur rechten Seite aus, dabei drehen Sie Ihren Oberkörper mit nach rechts [B]. Nun ziehen Sie Ihren Arm wieder zurück und kommen wieder in Ihre Ausgangsposition zurück. Nun führen Sie diese dynamische Armbewegung mit Ihrem rechten Arm zur linken Seite durch [C]. Die Arme führen Sie jeweils auf einer Ebene zu beiden Seiten, sodass am Ende der Bewegung die Ellbogen immer noch minimal gebeugt bleiben. Diese Bewegung konzentriert mit maximaler Spannung in den Armen und im Rumpf im Wechsel zu beiden Seiten durchführen.

8.1.6 Rumpfstabilisierende Übungen, statisch, im FT (RSÜ)

DIE BEINE ABSENKEN IN RÜCKENLAGE

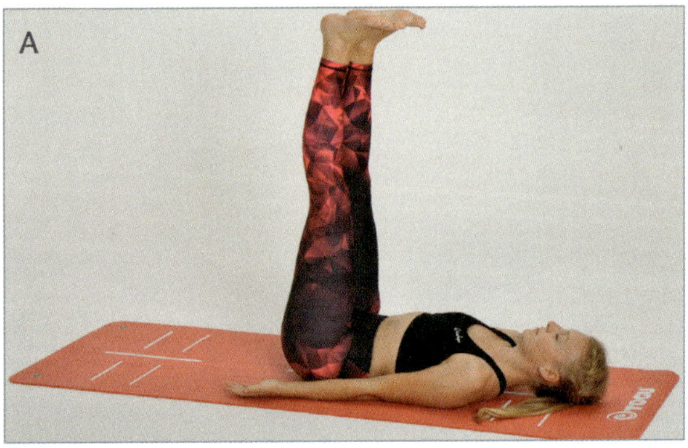

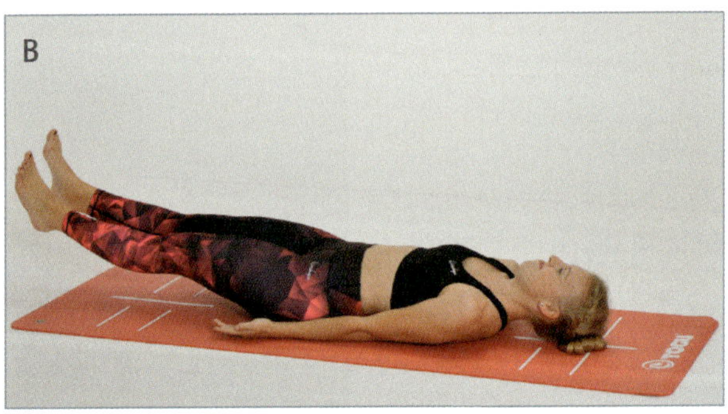

Ziel der Übung: Kräftigung der Bauchmuskulatur (quere, innere und äußere schräge sowie gerade Bauchmuskulatur), Hüftbeugemuskulatur und der Beinstreckmuskulatur (in ihrer Funktion als Synergisten zur Hüftbeugemuskulatur).

Material: Gymnastikmatte

Ausführung: Rückenlage. Ihre Arme liegen entspannt neben Ihrem Körper. Die Beine senkrecht nach oben gestreckt halten [A]. Nun die Beine langsam in Richtung Boden absenken. **Achtung:** Ihre Lendenwirbelsäule sollte nur leicht – durch die natürliche Krümmung (Lordose) – vom Boden gelöst bleiben! Ihre Beine maximal bis kurz vor dem Boden absenken [B] und anschließend wieder nach oben führen.

Wichtig: Die Lendenlordose muss stets beibehalten werden, weder ins Hohlkreuz „fallen" noch die Lendenwirbelsäule in den Boden drücken.

+/− Variation: Je kleiner der vorhandene Abstand zwischen den Beinen und dem Boden ist, umso intensiver wird diese Übung.

BEINKRAULEN, LIEGEND

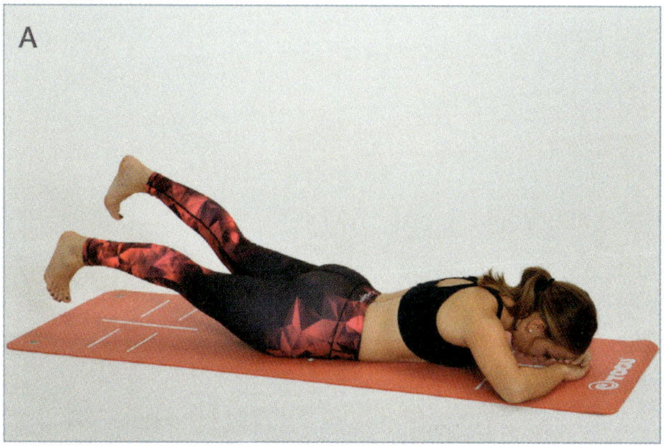

Ziel der Übung: Kräftigung der Rückenmuskulatur (Rückenstrecker (unterer Anteil, tief liegende Muskeln des Rückenstreckers)), des Gesäßmuskels und der Beinbeuger (funktionell in der Hüftstreckung als Synergist).

Material: Gymnastikmatte

Ausführung: Bauchlage. Die Beine sind gestreckt, die Zehen aufgestellt. Ihre Stirn ruht auf Ihren Händen. Atmen Sie aus und ziehen Sie dabei sanft den Bauchnabel nach innen in Richtung Wirbelsäule. Machen Sie Ihre Beine „lang", indem Sie sie aus der Hüfte heraus schieben in Richtung Ihrer Füße. Nun beide Beine etwas vom Boden anheben und eine gleichmäßige Beinkraulbewegung durchführen, ohne dabei den Boden zu berühren.

HACKER

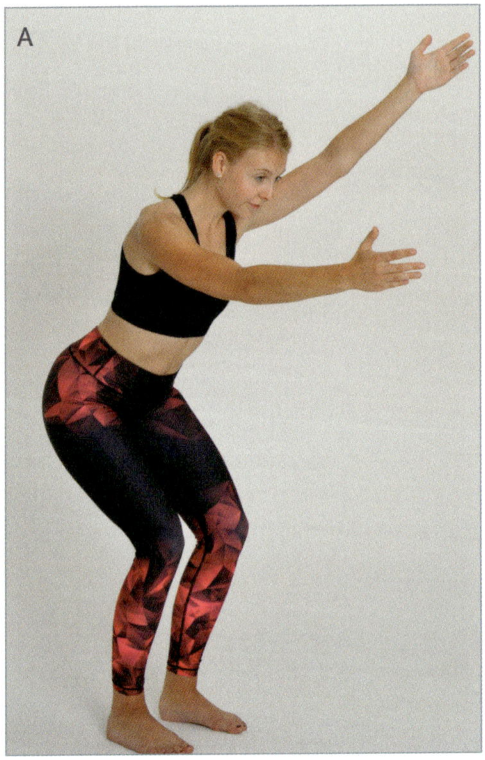

Ziel der Übung: Kräftigung der Rückenmuskulatur (gesamte Rückenstrecker mit den tiefer liegenden Anteilen, Kapuzenmuskel, Rautenmuskel), des Schultermuskels, des Gesäßmuskels und der Beinmuskulatur.

Ausführung: Kniebeuge. Die Füße sind hüftbreit geöffnet und der Oberkörper ist leicht nach vorne geneigt. Der Kopf befindet sich in Verlängerung der Wirbelsäule, sodass Ihr Blick nach schräg vorne unten auf einen fixen Punkt etwa 2 m vor den Füßen gerichtet ist, und der Rücken sollte dabei gerade bleiben. Ziehen Sie dafür den Bauchnabel ein wenig nach innen. Halten Sie Ihre Arme gestreckt nach vorne über den Kopf. Nun führen Sie schnelle, wechselseitige, hackende Hoch-tief-Bewegungen mit gestreckten Armen durch.

Wichtig: Die Bewegungen kommen ausschließlich aus den Schultern. Stabilisieren Sie sich während der dynamischen Armbewegungen in der Körpermitte, sodass Oberkörper und Hüften ruhig bleiben.

KÄFER

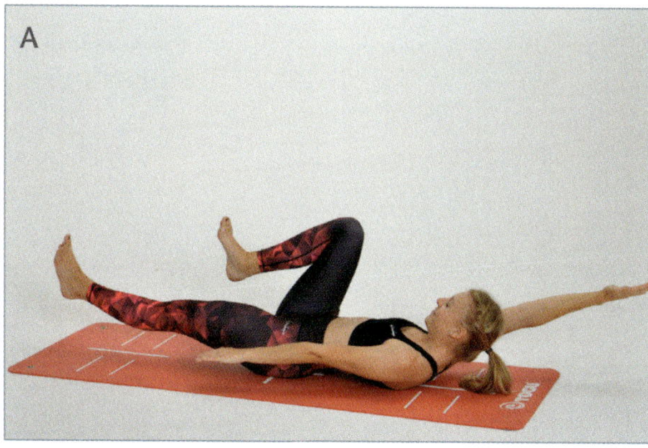

Ziel der Übung: Kräftigung der gesamten Bauchmuskulatur (quere, innere und äußere schräge und gerade Abdominalmuskulatur), Hüftbeugemuskulatur und der Kniestreckmuskulatur (in ihrer Funktion als Synergisten zur Hüftbeugemuskulatur).

Material: Gymnastikmatte

Ausführung: Rückenlage. Mit der Ausatmung den Bauchnabel sanft nach innen ziehen. Den Kopf und die Schultern etwas vom Boden abheben. Das rechte Knie gebeugt in Richtung der Brustmuskeln heranziehen, dabei den rechten Arm in Verlängerung nach hinten ausstrecken. Zeitgleich das gestreckte linke Bein vom Boden lösen sowie den linken Arm seitlich über den Boden halten. Im Wechsel jeweils beide Arme und Beine vor- und zurückbewegen.

– Variation: Die Bewegungsausführung erfolgt entweder nur mit den Beinen oder mit den Armen!

MEDIZINBALLKREISEL

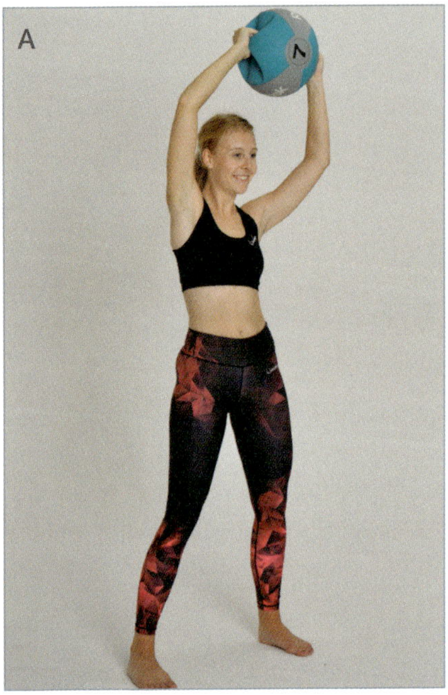

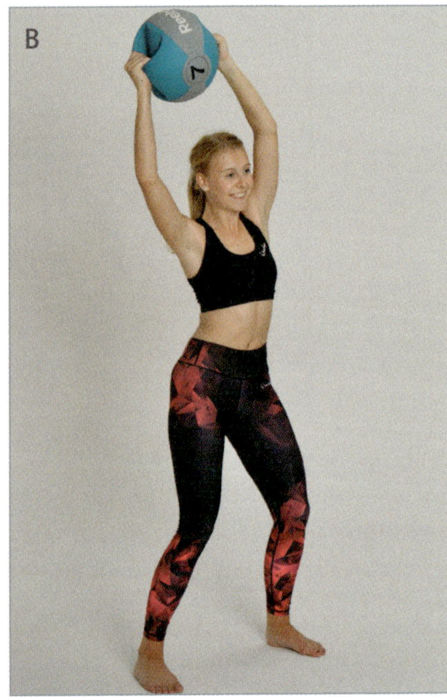

Ziel der Übung: Kräftigung der Rückenmuskeln (langer Rückenstrecker, Kapuzenmuskel, Rautenmuskel, quadratischer Lendenmuskel), Bauchmuskeln (quere, innere und schräge sowie gerade Abdominalmuskulatur), Armstreckmuskulatur (Trizeps) und der Schultermuskulatur (Deltamuskel).

Material: Medizinball

Ausführung: Stand. Die Füße sind schulterbreit geöffnet. Halten Sie den Medizinball zwischen beiden Händen mittig vor Ihrer Brust fest. Die Griffe (Hörner) sind dabei an der Unterseite. Spannen Sie Ihre Bauch- und Gesäßmuskulatur an, damit Sie nicht ins „Hohlkreuz" fallen und Ihre Lendenwirbelsäule stabil gehalten werden kann. Nun heben Sie den Medizinball bis über Ihren Kopf. Anschließend drehen Sie den Medizinball gleichmäßig um Ihren Kopf herum. Achten Sie auf maximale Spannung in der Rumpfmuskulatur.

Wichtig: Der Medizinball umkreist Ihren Kopf – nicht andersherum!

+/– Variation: Die Wahl des Gewichts für den Medizinball verändern.

UNTERARMSTÜTZ – PLANK

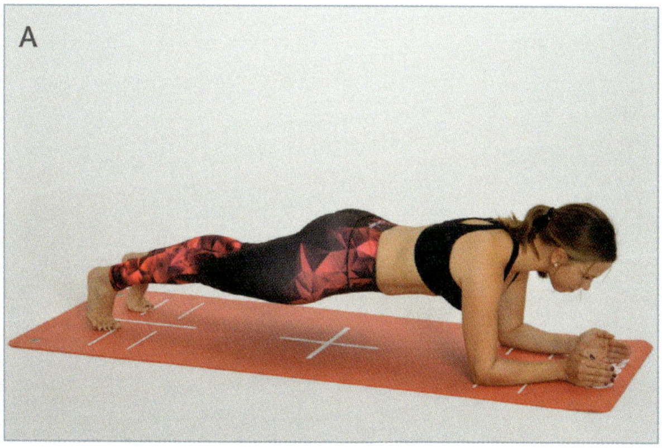

Ziel der Übung: Kräftigung der Bauchmuskulatur (quere, innere und äußere schräge, gerade abdominale Bauchmuskulatur), Brustmuskulatur, Armmuskulatur (Trizeps), Beinstreckmuskulatur; Ganzkörperstabilisation.

Material: Gymnastikmatte

Ausführung: Unterarmstütz. Die Ellbogen befinden sich unterhalb der Schultergelenke. Die Handkanten liegen auf dem Boden. Die Füße berühren den Boden nur mit den Zehen. Das Becken ist so weit angehoben, dass sich eine gerade Linie vom Rumpf über die Beine bildet. Die Bauchmuskulatur, „Core", ist aktiviert und die Schulterblätter werden nach unten (in Richtung Gesäßtaschen) gezogen. Diese Position halten!

PLANK, RÜCKLINGS

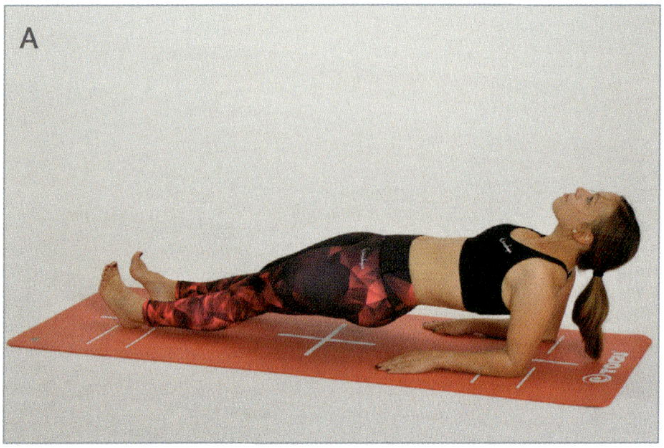

Ziel der Übung: Kräftigung der gesamten rückwärtigen Muskulatur; Schultermuskulatur, Rückenmuskulatur, Gesäßmuskulatur und der Beinmuskulatur.

Material: Gymnastikmatte

Ausführung: Unterarmstütz, rücklings. Dabei stellen Sie Ihre Unterarme schulterbreit auf und die Handflächen liegen flach auf dem Boden. Ihre Schultern befinden sich über den Ellbogen [Bild]. Mit der Ausatmung aktivieren Sie die Rumpfmuskulatur und machen den Nacken lang. Richten Sie den Blick zur Decke und halten Sie den Körper in einer Linie.

SEITUNTERARMSEITSTÜTZ PLUS BEINABSPREIZEN

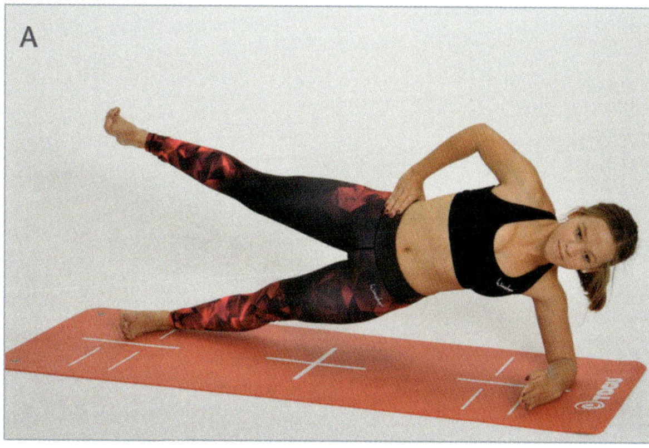

Ziel der Übung: Kräftigung der Bauchmuskulatur (M. transversus, gerade, innere und äußere schräge Abdominalmuskulatur), Abduktoren und der Schultermuskulatur; Förderung des Gleichgewichts.

Material: Gymnastikmatte

Ausführung: Seitlage. Stützen Sie sich in Seitlage auf den linken Unterarm. Die Schulter ist senkrecht über dem Ellbogen, die Füße ruhen hintereinander auf dem Boden. Stellen Sie sich vor, Sie wären ein Brett und heben das Becken an. Sie stützen sich nun auf der Außen- bzw. Innenseite der Füße und dem linken Unterarm ab. Das obere Bein abspreizen [Bild] und langsam absenken, ohne dabei das untere Bein zu berühren.

– Variation: Übungsausführung, ohne das obere Bein abzuheben.

SEITLICHER UNTERARMSTÜTZ

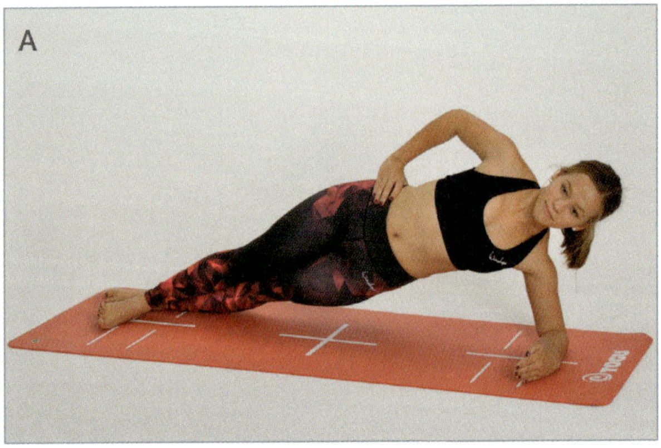

A

Ziel der Übung: Kräftigung der Bauchmuskulatur (M. transversus, gerade, innere und äußere schräge Abdominalmuskulatur), Abduktoren und der Schultermuskulatur; Förderung des Gleichgewichts.

Material: Gymnastikmatte

Ausführung: Seitlage. Stützen Sie sich in Seitlage auf den linken Unterarm. Die Schulter ist senkrecht über dem Ellbogen, die Füße ruhen hintereinander auf dem Boden. Stellen Sie sich vor, Sie wären ein Brett und heben das Becken an. Sie stützen sich nun auf der Außen- bzw. Innenseite der Füße und dem linken Unterarm ab.

PLANK, DREI-PUNKT-STÜTZ

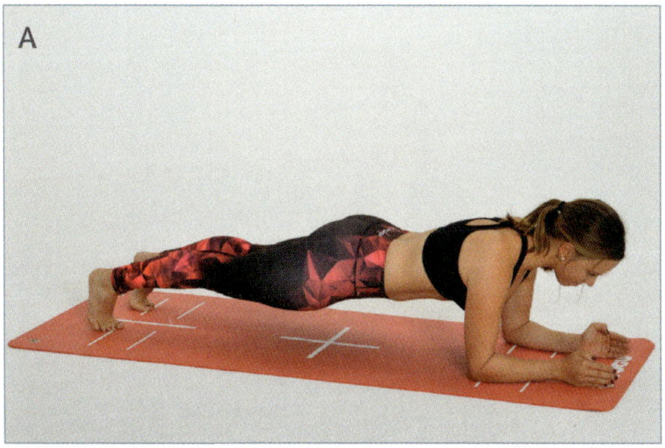
A

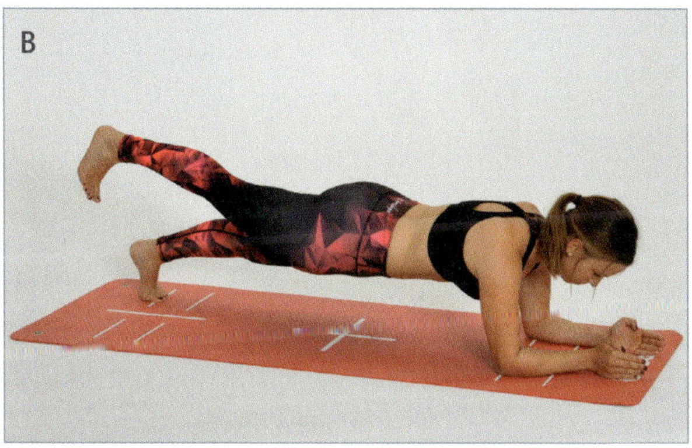
B

Ziel der Übung: Kräftigung der Bauchmuskulatur (quere, gerade, innere und äußere schräge Abdominalmuskulatur), Schultermuskeln, Brustmuskulatur und der Gesäßmuskulatur (einseitig).

Material: Gymnastikmatte

Ausführung: Aus der Bauchlage in den Unterarmstütz kommen. Dabei stellen Sie Ihre Unterarme schulterbreit auf, die Finger zeigen nach vorn, die Handkanten berühren den Boden, die Füße sind mit den Zehen aufgestellt. Ihre Schultern befinden sich über den Ellbogen [A]. Mit der Ausatmung aktivieren Sie die Bauchmuskeln und machen den Nacken lang. Richten Sie den Blick auf die Matte und halten Sie den Körper in einer Linie. Beim Ausatmen das rechte Bein anheben [B]. Diese Position ca. 20-30 Sekunden halten, danach Beinwechsel. Darauf achten, dass Ihre Hüfte gerade, sprich parallel zum Boden, bleibt.

RUMPF-STABI IN DER KNIEBEUGE (BALLSTEP®)

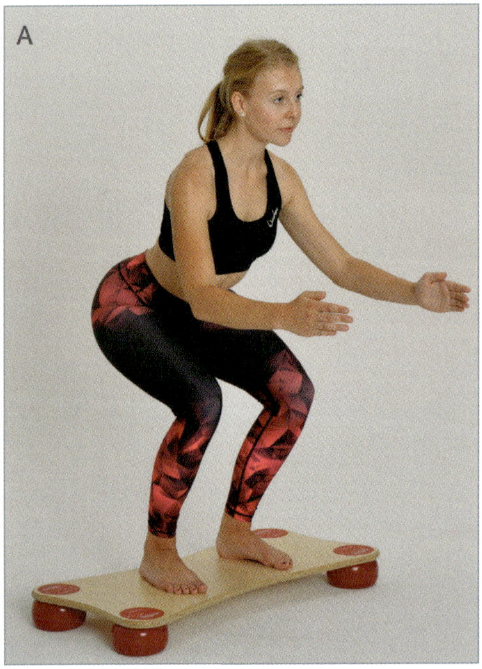

Ziel der Übung: Kräftigung der Hüftstreckmuskulatur (Gesäßmuskel), Beinmuskulatur (Beinstreckmuskeln) und der Rückenmuskulatur (Musculi multifidii, langer Rückenstrecker).

Material: Balanza® Ballstep®

Ausführung: Sie stehen schulterbreit und halten Ihre Arme vorne. Das Körpergewicht ruht auf den gesamten Fußsohlen, den Groß- und Kleinzehenballen sowie auf der Ferse. Die Fußspitzen zeigen in die gleiche Richtung wie Ihre Knie. Jetzt die Beine beugen und das Gesäß möglichst weit nach hinten unten führen, in eine tiefe Squatposition [Bild]. Ausatmen und den Bauchnabel sanft nach innen ziehen und somit die notwendige „Core"-Spannung aufbauen. In dieser Position schnelle, kleine, hackende Bewegungen (ca. 20 Sekunden) mit den Armen ausführen. Zwischen jeder „Hackbewegung" sich kurz aufrichten und den Körper strecken.

SCHIFFCHEN IN RÜCKENLAGE

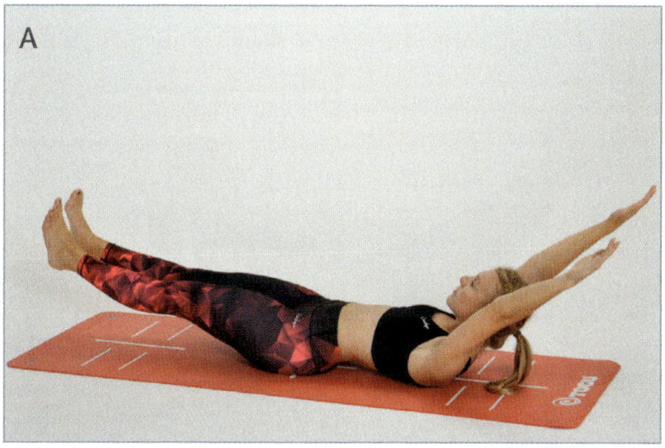

Ziel der Übung: Kräftigung der gesamten Bauchmuskulatur (quere, schräge und gerade), Hüftbeugemuskulatur und der Kniestreckmuskulatur.

Material: Gymnastikmatte

Ausführung: Rückenlage. Lang mit nach hinten ausgestreckten Armen auf dem Boden liegen. Mit der Ausatmung den Bauchnabel sanft nach innen ziehen. Die Arme und Beine so weit vom Boden lösen, dass der ganze Körper eine Art „Schiffchen" formt [A]. Sofern diese Körperhaltung gehalten werden kann, in eine wippende Bewegung übergehen. Dabei nähern sich im Wechsel einmal die Füße, dann wieder beide Hände dem Boden.

- Variation: Den Bewegungsablauf mit gebeugten Beinen oder vor dem Brustkorb verschränkten Armen ausführen.

SCHWEBESITZ

A

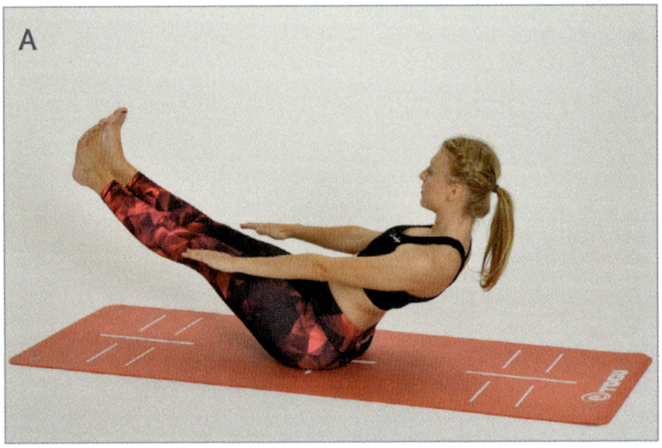

Ziel der Übung: Kräftigung der gesamten Bauchmuskulatur (quere, schräge und gerade), Hüftbeugemuskulatur und der Kniestreckmuskulatur (in der Funktion als Synergisten zur Hüftbeugemuskulatur).

Material: Gymnastikmatte

Ausführung: Langsitz. Die Beine anstellen, mit beiden Händen jeweils an der Oberschenkelrückseite festhalten, dabei die Füße etwas vom Boden lösen und den Oberkörper leicht nach hinten verlagern. Sobald man das Gleichgewicht gefunden hat, die Beine ausstrecken, die Hände lösen und die Arme parallel zum Boden halten [A], sodass im Hüftgelenk etwa ein 90°-Winkel entsteht.

+ Variation: Die Arme in Verlängerung nach hinten ausstrecken.

SCHWEBESITZ-ÜBERGABE (STONIE)

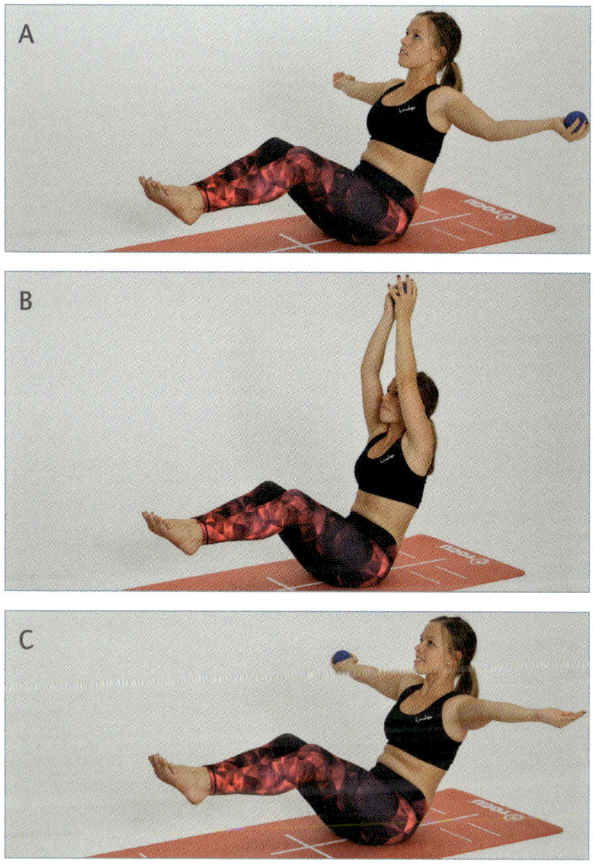

Ziel der Übung: Kräftigung der gesamten Bauchmuskulatur (quere, innere und äußere schräge, gerade Abdominalmuskulatur), Hüftbeugemuskulatur und der Beinstreckmuskulatur (in der Funktion als Synergisten zur Hüftbeugemuskulatur); fördert das Gleichgewicht.

Material: Gymnastikmatte und ein Gewicht

Ausführung: Langsitz. Setzen Sie sich mit angewinkelten Beinen auf die Gymnastikmatte. Strecken Sie Ihren Rücken und halten ihn gerade. Beide Füße vom Boden abheben. Die Arme befinden sich seitlich neben dem Körper parallel zum Boden. In der linken Hand halten Sie das Gewicht [A]. Das Gewicht nun über dem Kopf in die rechte Hand übergeben [B]. Sobald Sie das Gewicht in der anderen Hand halten [C], übergeben Sie dieses wieder über dem Kopf in die andere Hand.

+/− Variation: Unterschiedlich schwere Gewichte einsetzen.

SCHWIMMEN MIT LOOPS®

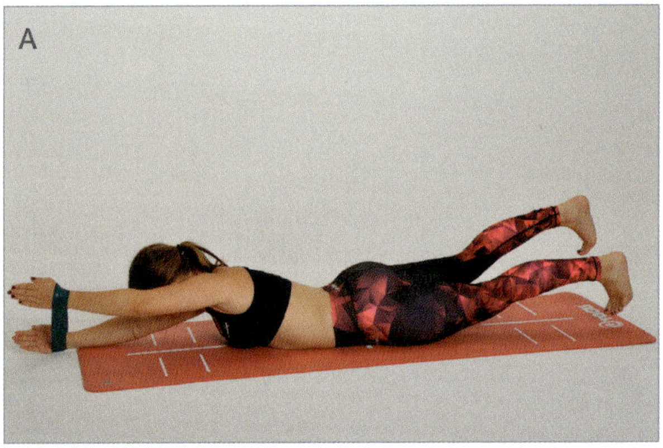

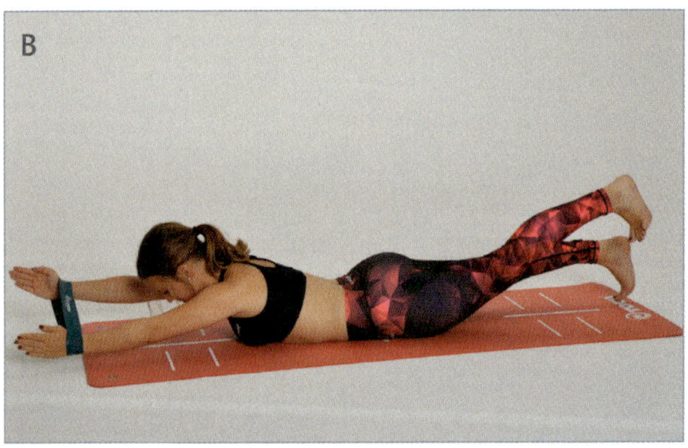

Ziel der Übung: Kräftigung der Rückenmuskulatur (langer Rückenstrecker, Kapuzenmuskel, Rautenmuskel), des Schultermuskels (Deltamuskel), der Hüftstreckmuskulatur (Gesäßmuskel) und der Beinmuskulatur.

Material: Gymnastikmatte und ein Loop®

Ausführung: Bauchlage. Sie liegen mit ausgestreckten Armen in Bauchlage auf dem Boden. Das Ringband (Loop®) ist um die Hände gespannt. Schieben Sie sich mit Ihren Armen und Beinen zunächst in die Länge und spannen Ihre Bauch- und Gesäßmuskeln an. Nun heben Sie Ihre Arme und Beine etwas vom Boden ab und führen schwimmartige Bewegungen durch. Dabei bewegen sich Ihre Arme und Beinen immer gegengleich; das heißt, Ihr linker Arm und Ihr rechtes Bein [A] sowie Ihr rechter Arm und Ihr linkes Bein [B] agieren zusammen.

+/− Variation: Die Verwendung unterschiedlich starker Loops.

UNTERARMSCHIEBER

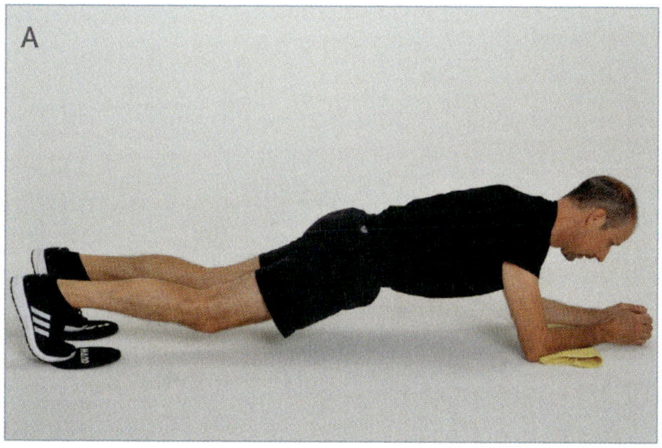

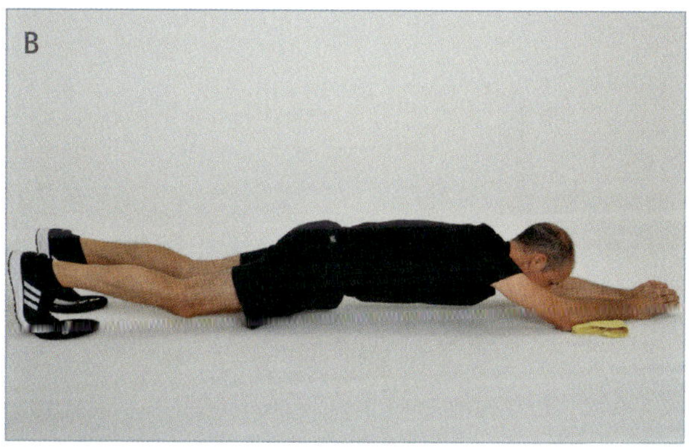

Ziel der Übung: Kräftigung der Bauchmuskulatur (quere, gerade, innere und äußere schräge Abdominalmuskulatur), Rückenmuskulatur (breiter Rückenmuskel, Kapuzenmuskel, Rautenmuskel), Schultermuskeln, Brustmuskulatur und der Beinmuskulatur.

Material: ein Handtuch und zwei Pads

Ausführung: Unterarmstütz. Sie stützen sich mit Ihren Unterarmen schulterbreit auf einem Handtuch auf, dabei zeigen die Finger nach vorn und die Füße sind mit den Zehen je auf einem Pad aufgestellt. Ihre Schultern befinden sich über den Ellbogen. Richten Sie den Blick auf die Matte und halten Sie den Körper in einer Linie [A]. Mit der Ausatmung aktivieren Sie die Bauchmuskeln und machen den Nacken lang. Nun schieben Sie Ihren Körper mit den Unterarmen, gegen den Boden drückend, nach hinten weg. So tief, wie es für Sie geht [B]. Danach ziehen Sie sich mit Ihren Unterarmen wieder nach vorne in die Ausgangsposition zurück.

V-SITZ FLOW

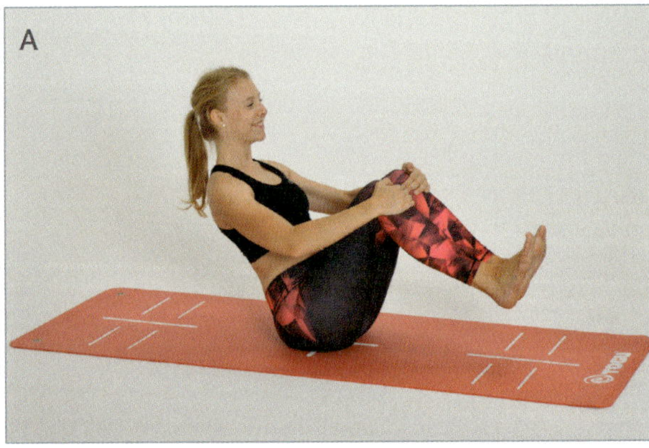

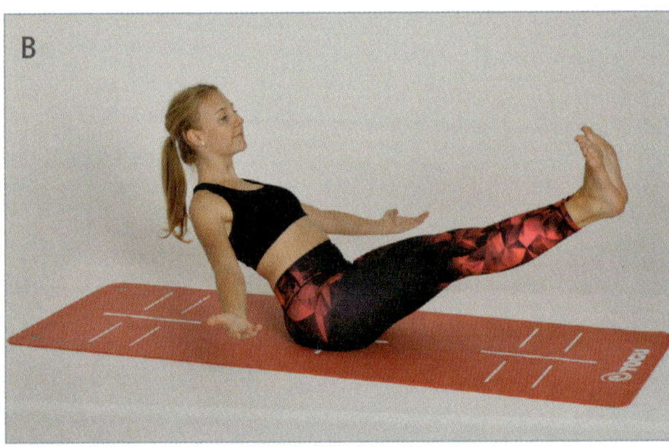

Ziel der Übung: Kräftigung der gesamten Bauchmuskulatur (quere, innere und äußere schräge und gerade verlaufende Abdominalmuskulatur), Hüftbeugemuskulatur und der Kniestreckmuskulatur; Förderung der Gleichgewichtsfähigkeit.

Material: Gymnastikmatte

Ausführung: Sitz. Die Beine anstellen und mit den Händen beide Knie umfassen, dabei den Rücken strecken. Nun die Füße vom Boden abheben und den Oberkörper leicht nach hinten verlagern [A]. Sobald man das Gleichgewicht gefunden hat, die Beine ausstrecken, die Hände lösen und die Arme zur Seite führen [B]. Der Rücken sowie die Beine bleiben gestreckt, sodass im Hüftgelenk etwa ein 90°-Winkel entsteht.

- Variation: Die Beine gebeugt lassen!

8.1.7 Koordinative, lauf- und sprungbetonte Übungen im FT (KLSÜ)

EISLÄUFER

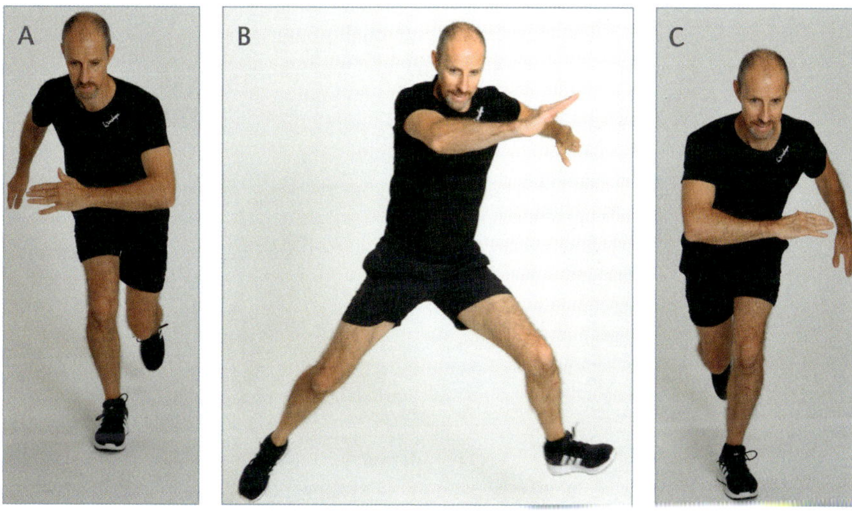

Ziel der Übung: Kräftigung der Beinmuskulatur (Abduktoren, Beinstreckmuskulatur), Gesäßmuskulatur und der Rumpfmuskulatur; fördert die explosive Beinkraft und das Gleichgewicht.

Ausführung: Sie stehen schulterbreit. Führen Sie das linke Bein und den rechten Arm nach hinten. Beugen Sie das rechte Knie. Neigen Sie den Oberkörper nach vorne und führen Sie den linken Arm gebeugt nach vorne [A]. Drücken Sie sich explosiv mit dem rechten Bein nach links ab. Nutzen Sie den Schwung, um den rechten Arm und das linke Bein gebeugt nach vorne zu bringen [B]. Landen Sie auf dem linken Bein. Nun den linken Arm nach hinten und den rechten Arm gebeugt nach vorne nehmen [C]. Das rechte Bein ist nach hinten gebracht, um den nächsten Sprung zurück nach rechts auszuführen zu können.

HAMPELMANN

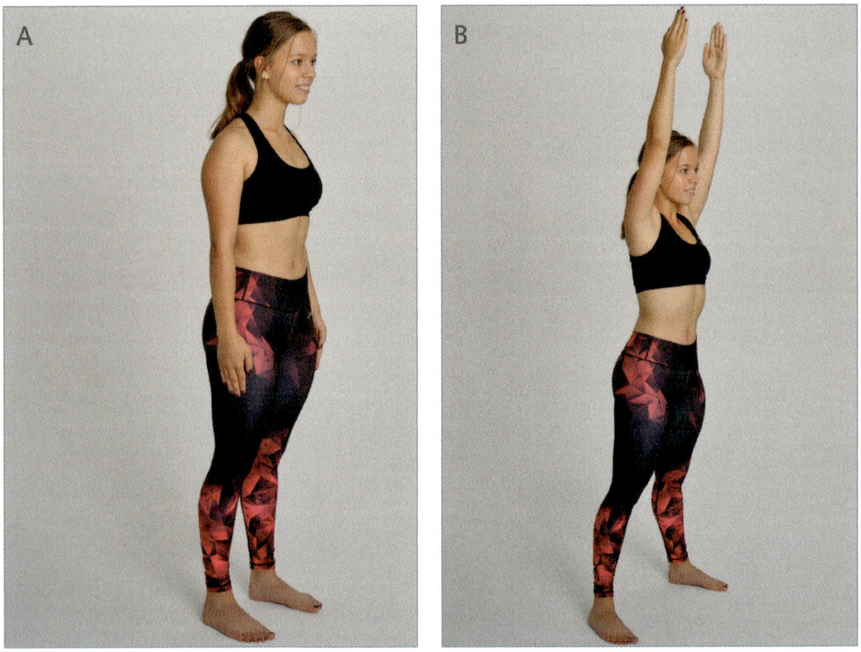

Ziel der Übung: Kräftigung der Beinmuskulatur (Wadenmuskulatur); Herz-Kreislauf-Training und fördert die Koordination.

Ausführung: Stellen Sie sich mit geschlossenen Beinen und mit an den Seiten angelegten Armen hin [A]. Beginnen Sie zu hüpfen, wobei Sie die Beine öffnen und schließen. Führen Sie gleichzeitig die Arme zur Seite und nach oben [B] und unten.

HOCKSPRUNG

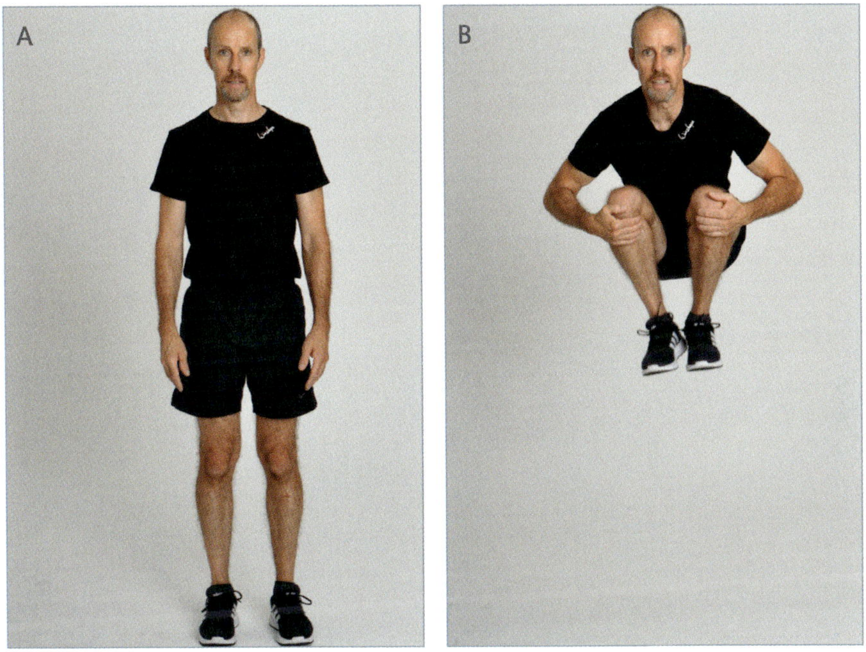

Ziel der Übung: Kräftigung der Hüftstreckmuskulatur (Gesäß), Beinstreckmuskulatur (Quadrizeps), Beinbeugemuskulatur (ischiokrurale Gruppe), Wadenmuskeln und der Rückenmuskulatur (langer Rückenstrecker); Cardio-Training.

Ausführung: Stellen Sie sich mit an den Seiten angelegten Armen und den hüftbreit positionierten Füßen hin [A]. Springen Sie nun vom Boden ab und ziehen Sie dabei Ihre Knie, so weit es geht, zu Ihrem Brustkorb heran. Dabei umgreifen Sie mit Ihren Händen die Knie [B]. Sie landen wieder in einer aufrechten Position mit leicht gebeugten Knien.

KASTENSPRUNG

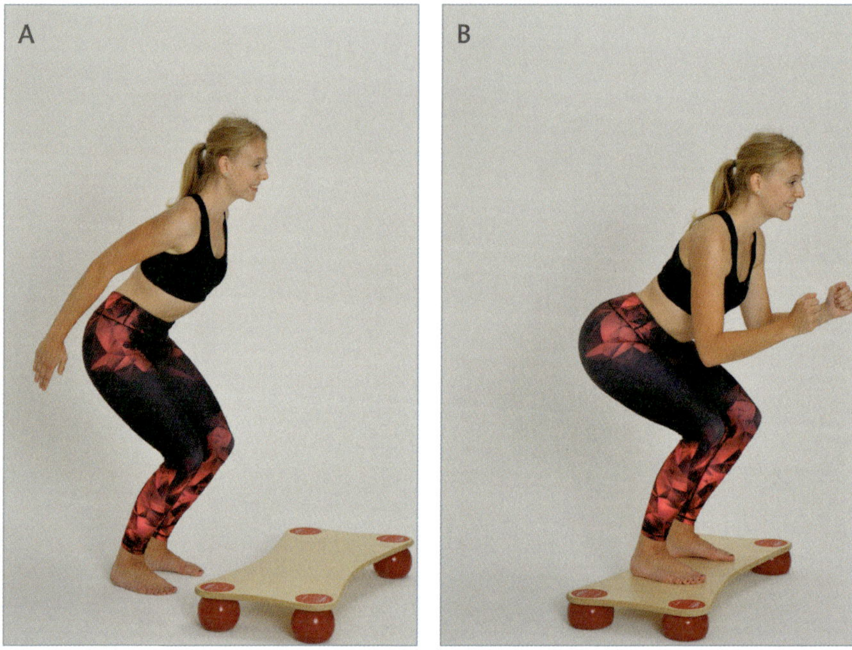

Ziel der Übung: Kräftigung der Hüftstreckmuskulatur, Beinstreckmuskulatur und der Wadenmuskulatur; fördert die Schnellkraft.

Material: Kasten

Ausführung: Stehen Sie etwas mehr als schulterbreit und mit mindestens einer Fußlänge Abstand zum Kasten. Das Körpergewicht liegt auf den gesamten Fußsohlen. Jetzt schnell das Becken etwas absenken [A]. Dann explosiv hochspringen und mit gebeugten Knien auf dem Kasten landen [B]. Anfänger springen beim Runterkommen vom Kasten nach vorne. Fortgeschrittene nach hinten.

+/− Variation: Die Höhe des Kastens verändern.

LINIENSPRÜNGE

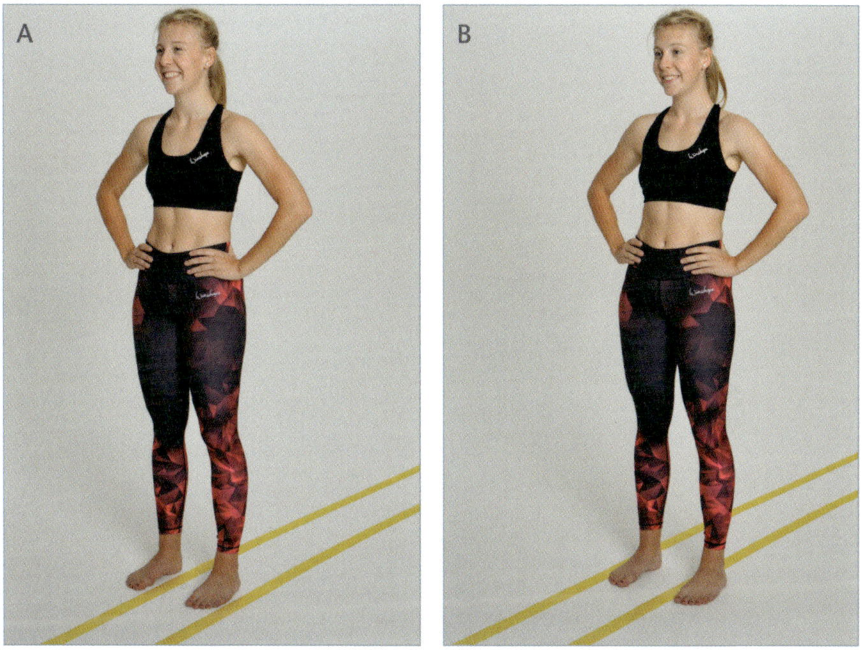

Ziel der Übung: Kräftigung der Beinmuskulatur (Wadenmuskulatur); Herz-Kreislauf-Training und fördert die Koordination.

Material: zwei Linien

Ausführung: Stehen Sie im hüftschmalen Stand mit jedem Fuß rechts von einer Linie. Die Hände sind seitlich in die Hüften gestemmt [A]. Beginnen Sie zu hüpfen, wobei die Beine immer gleich weit geöffnet bleiben. Achten Sie unbedingt darauf, dass Sie als eine „Einheit" von einer Seite der Linie auf die andere hüpfen [B]. Hüpfen Sie ohne Pause mit jedem Fuß nur über seine eigene Linie hin und her, dabei bleiben die Beine immer direkt unter Ihrem Rumpf. Die Bewegung findet in erster Linie mit dem Sprunggelenk statt!

PRELLSPRÜNGE

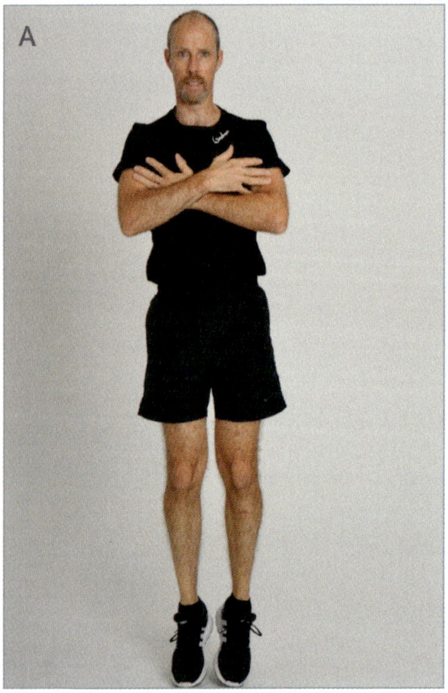

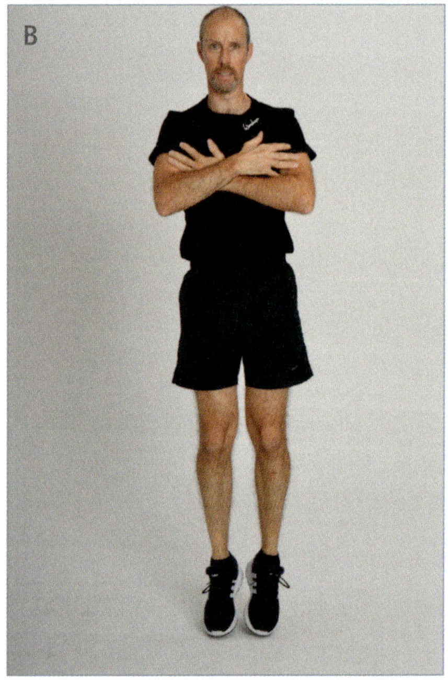

Ziel der Übung: Kräftigung der Wadenmuskulatur und der Rumpfmuskulatur.

Ausführung: Stellen Sie sich mit vor dem Körper verschränkten Händen hin. Ziehen Sie Ihren Bauchnabel sanft nach innen. Führen Sie nun Prellsprünge aus, die Kraft kommt aus den Sprunggelenken.

SEEMANN

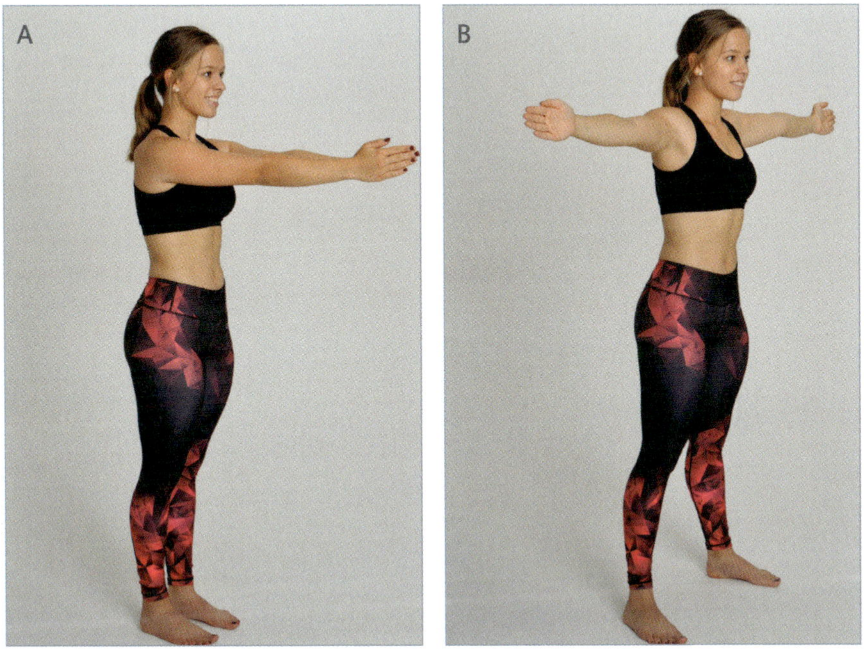

Ziel der Übung: Kräftigung der Beinmuskulatur; Herz-Kreislauf-Training und fördert die Koordination.

Ausführung: Stellen Sie sich mit geschlossenen Beinen und nach vorne gestreckten Armen hin [A]. Beginnen Sie zu hüpfen und schließen Sie Ihre Beine, dabei klatschen Sie gleichzeitig die Hände vor dem Körper zusammen [B]. Hüpfen Sie ohne Pause weiter und schließen Sie die Arme vor dem Körper sowie die Beine, und beim nächsten Hüpfer öffnen Sie die Arme und Beine wieder.

+ Variation: Die Beine beim Schließen abwechselnd vorne und hinten überkreuzen.

SEILSPRINGEN

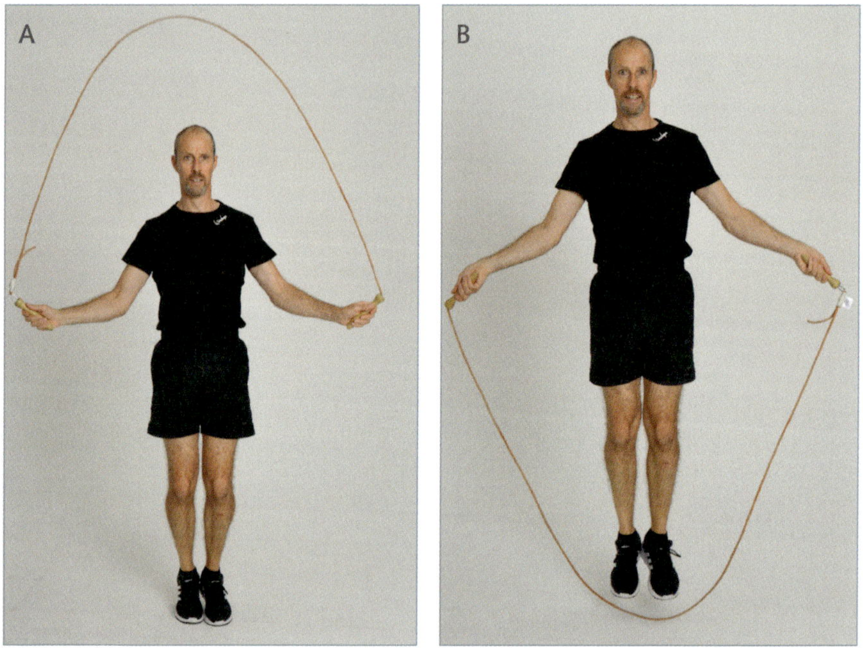

Ziel der Übung: Kräftigung der Bein- und Fußmuskulatur; Cardio-Training sowie Schulung der Koordination.

Material: Springseil

Ausführung: Die optimale Seilsprungtechnik für den beidbeinigen Basissprung sieht folgendermaßen aus: Stellen Sie sich aufrecht und locker hin. Bringen Sie die Füße in eine parallele, nicht ganz hüftbreite Position. Die Knie sind leicht gebeugt. Legen Sie die Oberarme dicht an den Körper. Die Unterarme zeigen leicht schräg nach vorn. Während des Springens wird diese Position der Arme beibehalten. Nehmen Sie das Seil fest, aber nicht verkrampft in die Hände. Springen Sie immer dann ab, wenn sich das Seil über Ihrem Kopf befindet. Der Sprung muss nur so hoch sein, dass das Seil unter Ihren Füßen hindurchkommt. Der Schwung des Seils wird ausschließlich über die Handgelenke reguliert. Alle anderen Körperteile bleiben in der Ausgangsposition. Achten Sie beim Springen darauf, dass Ihre Fersen nicht auf dem Boden aufkommen. Lediglich die Fußballen sind an dieser Aktivität beteiligt.

+/− Variation: Diverse Sprungvariationen sind möglich.

SPOT JUMP

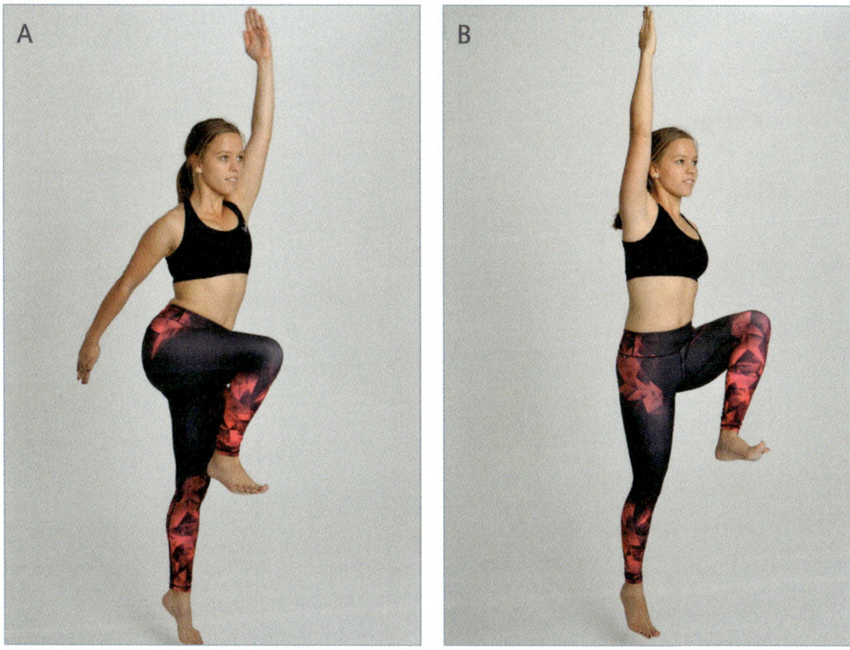

Ziel der Übung: Kräftigung des Hüftstreckmuskulatur (Gesäßmuskel), Beinmuskulatur (Beinstreckmuskeln), Hüftbeugemuskulatur (Hüftbeuger), Rückenmuskulatur (Rückenstrecker) und der Schultergürtelmuskulatur.

Ausführung: Sie stehen aufrecht in einem schulter- bis hüftbreiten Stand. Ihre Arme befinden sich seitlich neben dem Rumpf. Drücken Sie sich nun dynamisch mit Ihrem linken Bein kraftvoll vom Boden ab. Zeitgleich führen Sie zur Verstärkung der Bewegung Ihren rechten Arm nach hinten und ziehen parallel Ihren linken Arm nach vorne oben [A]. Zunächst landen Sie wieder auf Ihrem linken Fuß, um dann mit dem rechten Bein abzuspringen, den linken Arm nach hinten zu bewegen und den rechten Arm mit Schwung nach vorne oben zu ziehen [B]. Diese Sprungbewegung ohne Pause im Wechsel ausführen.

SPRUNG-KNIEBEUGE

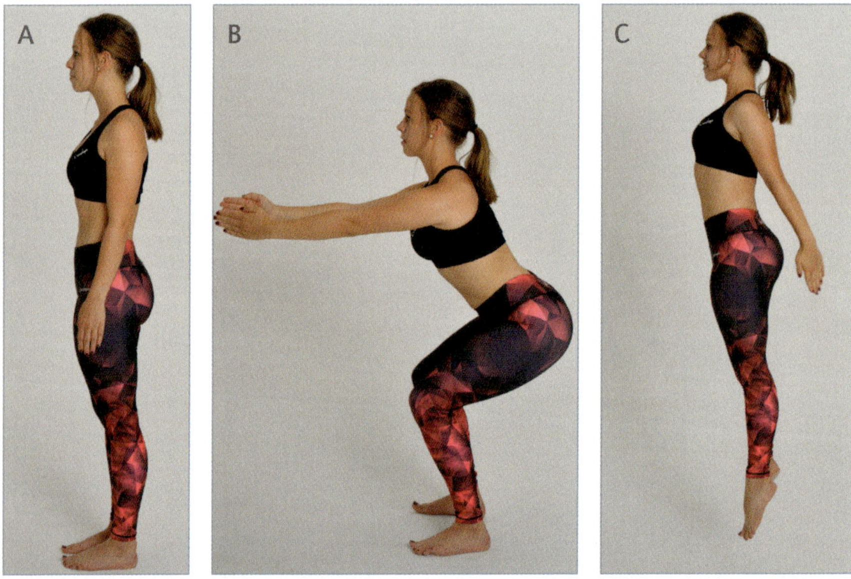

Ziel der Übung: Kräftigung der Hüft- und Kniestreckmuskulatur; Schnellkrafttraining und Herz-Kreislauf-Training.

Ausführung: Stand. Aus einem mehr als schulterbreiten Stand [A] langsam in eine tiefe Squatposition gehen und die Arme vorne halten [B]. Anschließend mit einem schnellkräftigen Absprung in die Körperstreckung gelangen [C]. Zur Unterstützung der Bewegung ziehen Sie Ihre Arme kraftvoll nach hinten, so, als wollten Sie sich damit „abdrücken". Sie kommen anschließend in einer tiefen Squatposition wieder zur Landung. Nach einer kurzen „Halte"-Pause (ca. 1-2 Sekunden) in dieser Position kommen Sie zurück nach oben in die Ausgangsposition. Danach leiten Sie den nächsten Sprung mit maximaler Sprunghöhe ein.

SPRUNG-AUSFALLSCHRITT

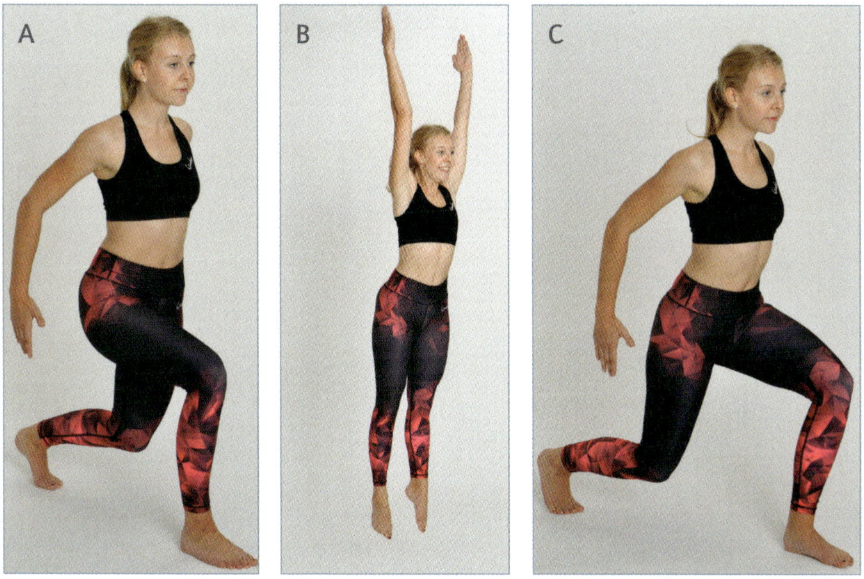

Ziel der Übung: Kräftigung der Hüftstreckmuskulatur (Gesäß), Beinmuskulatur (Beinstreckmuskulatur, Wadenmuskulatur) und der Rückenmuskulatur (Rückenstrecker); Gleichgewicht.

Ausführung: Stand. Aus dem schulterbreiten Stand machen Sie einen Schritt nach vorne. Beugen Sie das vordere Bein, bis der Oberschenkel parallel zum Boden steht. Der Blick ist geradeaus und die Arme befinden sich seitlich etwas hinter dem Körper [A]. Drücken Sie sich explosiv mit dem vorderen Bein ab, zeitgleich ziehen Sie Ihre Arme dynamisch nach vorne oben und wechseln Sie in der Luft die Schrittstellung [B]. Landen Sie so, dass Ihr anderes Bein vorne ist [C]. Danach wieder hochspringen, um erneut die Schrittstellung zu wechseln.

SUMO-KNIEBEUGE-STRECKSPRUNG

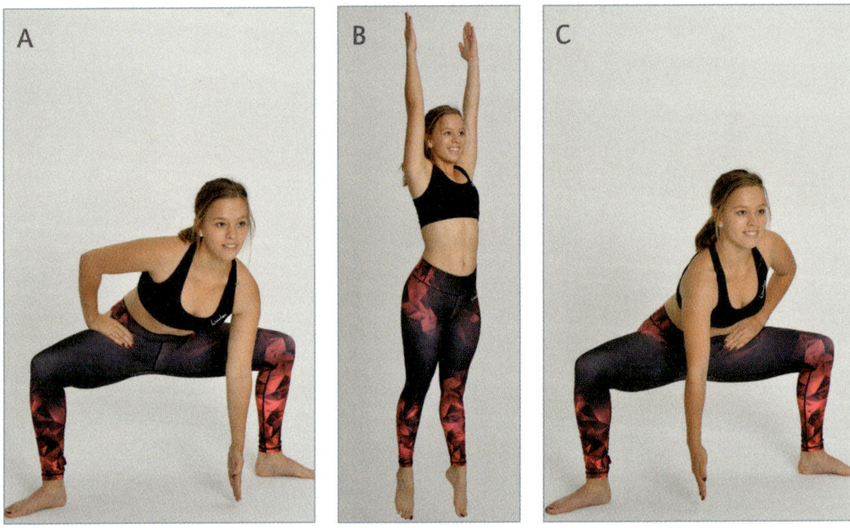

Ziel der Übung: Kräftigung der Hüftstreckmuskulatur (Gesäßmuskel), Beinmuskulatur (Beinstreckmuskeln), Rückenmuskulatur (Rückenstrecker) und der Schultergürtelmuskulatur.

Ausführung: Sie stehen in einem Grätschstand, die rechte Hand ist an der Hüfte und der linke Arm hängt seitlich an Ihrem Körper. Das Körpergewicht liegt auf den gesamten Fußsohlen. Die Fußspitzen zeigen in die gleiche Richtung wie Ihre Knie. Jetzt die Beine beugen und das Gesäß möglichst weit nach hinten unten führen in eine tiefe Sumo-Kniebeuge-Position, sodass die Oberschenkel parallel zum Boden sind. Dabei führen Sie Ihren gestreckten linken Arm mit den Fingerspitzen in Richtung Boden [A]. Kraftvoll aus den Beinen heraus in einen Strecksprung abspringen und zeitgleich beide Arme senkrecht nach oben ziehen [B]. Anschließend in der breiten Sumo-Kniebeuge landen, aber dieses Mal führen Sie Ihren gestreckten rechten Arm mit den Fingerspitzen zum Boden, wobei Sie Ihre linke Hand in die Hüfte stemmen [C]. Mit jedem weiteren Strecksprung führen Sie im Wechsel einmal die rechte und einmal die linke Hand zum Boden.

8.2 Übungspool Dehnübungen

Dehnung: Beinbeugemuskulatur

Ausführung: Stand. Die Füße in Schrittweite aufstellen und den Oberkörper nach vorn beugen. Die Dehnung wird intensiver, wenn man den Abstand zwischen den Füßen vergrößert. Den Rücken gerade halten (nach vorn unten schauen).

Dehnung: Wadenmuskulatur

Ausführung: Liegestützposition. Die Hände werden ca. 1 m vor den Füßen auf den Boden gestützt und die Beine gestreckt. Dann rutscht man mit den Händen in Richtung der Füße, bis man ein Dehngefühl in den Waden spürt. Nun abwechselnd die Beine beugen.

Dehnung: Hüftstreckmuskulatur (Gesäßmuskel)

Ausführung: In Rückenlage das gebeugte Bein am Knie zur Brust ziehen. Die Dehnung wird bei dieser Übung intensiver, wenn das Knie nach außen neben den Körper gezogen wird.

Dehnung: Abduktoren

Ausführung: Rückenlage. Man legt den linken Fuß auf das rechte Knie, umgreift den rechten Oberschenkel mit beiden Händen und zieht ihn zum Oberkörper.

Dehnung: Kniestrecker

Ausführung: In Seitenlage den vorderen Oberschenkel dehnen. Den Fuß oberhalb des Sprunggelenks greifen. Das Knie wird gebeugt, die Hüfte überstreckt und man sollte versuchen, das Becken aufzurichten.

Dehnung: Streckmuskeln des Arms

Ausführung: Stand. Den Arm hinter dem Kopf maximal beugen und mit der Gegenhand den Ellbogen zur Seite ziehen. Dabei wird neben dem Trizeps auch der breite Rückenmuskel gedehnt.

Dehnung: Brustmuskulatur

Ausführung: Kniestand. Im Knien werden die Arme gestreckt und auf die Matte gelegt. Die Brust zum Boden drücken und mit den Fingern nach vorne „krabbeln".

Dehnung: schräge Bauchmuskulatur

Ausführung: Rückenlage. Legen Sie sich mit angewinkelten Beinen auf die Matte. Die gebeugten Beine für 2-3 Sekunden neben der Hüfte ablegen, sodass man die Dehnung in den schrägen Bauchmuskeln spürt.

Dehnung: Rücken und hintere Schultermuskeln

Ausführung: Stand. Die Arme werden im aufrechten Stand nach oben ausgestreckt, sodass die rechte Hand die linke Hand greifen kann. Der linke Fuß wird vorne über Kreuz rechts neben dem rechten Fuß abgestellt. Der Oberkörper wird nach rechts gebeugt, während man die Hüfte nach links schiebt. Durch Zug des rechten Arms am linken Arm wird die Dehnung der seitlichen Rumpfmuskeln und des breiten Rückenmuskels unterstützt.

KAPITEL 9

Kapitel 9

PARTNERÜBUNGEN

9.1 Vorteile von Partnerübungen

Partnerübungen sind eine gute Wahl, um das Zusammengehörigkeitsgefühl der Gruppe positiv zu beeinflussen. Sie bereiten Freude und fördern den Teamgeist.

Zudem bieten sie obendrein neue Herausforderungen, auf die sich die jeweiligen Partner einstellen müssen. Sobald nicht mehr nur der Teilnehmer selbst seine Übungen vollzieht, sondern eine andere Person mit Körperkontakt oder ein Gerät miteingebunden wird, wird insbesondere Reaktions-, Umstellungs- und Antizipationsfähigkeit als grundlegende koordinative Fähigkeiten gefördert. Dadurch wird der Schwierigkeitsgrad von Übungen zusätzlich erhöht. Wird diese zusätzliche Herausforderung gemeinsam gemeistert, stärkt dies somit das „Wir"-Gefühl. Ein oft unbewusster Vergleich mit seinem unmittelbaren Partner kann dem Teilnehmer helfen, „über sich hinauszuwachsen".

Ein weiterer Motivationspluspunkt ist das gegenseitige „Anfeuern" während einer Übung. Beginnt der eine langsam zu „schwächeln", unterstützt ihn sein Partner mit – positiven – verbalen Zurufen, weiterzumachen und dranzubleiben. Gemeinsam den inneren Schweinehund zu überwinden, führt die Teilnehmer an ihre Grenzen. Diese Grenzerfahrungen fördern die Weiterentwicklung von Selbstvertrauen.

Einige Partnerübungen stellen auch eine interessante Alternative dar, um ohne Geräteeinsatz zu trainieren. Jedoch ist zu beachten, dass deren Einsatz immer von einer geraden Anzahl von Teilnehmern abhängig ist. Damit sind Partnerübungen eine wenig planbare Größe, da die tatsächliche Teilnehmerzahl nicht im Vorfeld, sondern erst im Training bekannt ist.

9.2 Übungspool von Partnerübungen im Functional Training

BAUCHBREMSE

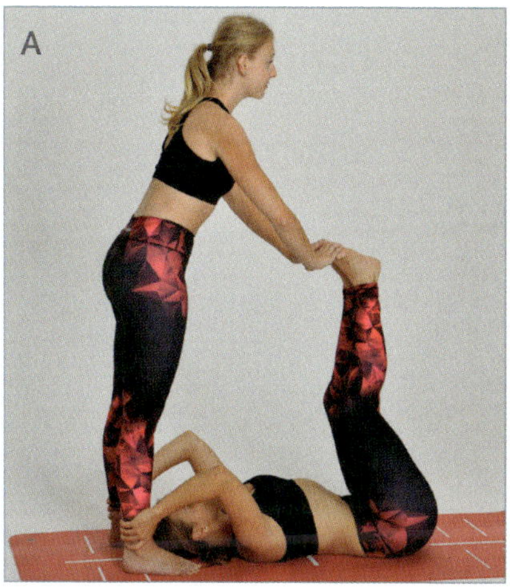

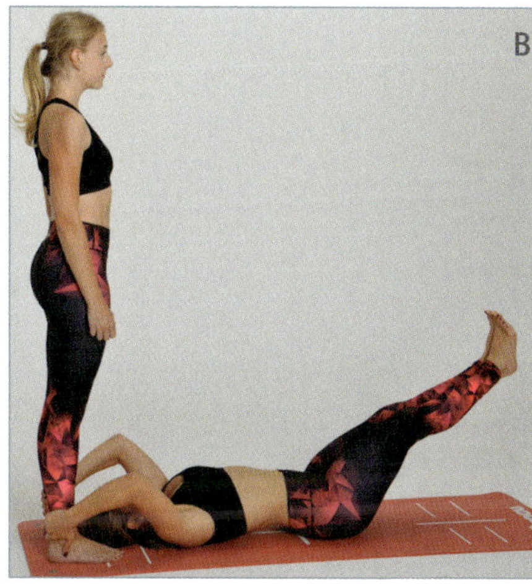

9

Ziel der Übung: Kräftigung der Bauchmuskulatur (gerade, innere und äußere schräge, quere Abdominalemuskulatur), Hüftbeugemuskulatur und der Beinmuskulatur (Beinstreckmuskel).

Material: Gymnastikmatte

Ausführung: Ein Partner steht schulterbreit auf der Gymnastikmatte und der zweite Partner legt sich in Rückenlage so auf die Matte, dass sein Kopf nahe den Füßen des Partners liegt und er dessen Knöchel umgreifen kann. Der liegende Partner zieht sanft seinen Bauchnabel nach innen. Dann hebt er die gestreckten Beine nach oben an, sodass die Beine etwa senkrecht zum Boden stehen. Der stehende Partner ergreift die Füße [A]. Nun stößt der stehende Partner die Beine des Liegenden kraftvoll nach vorne ab. Der Liegende sollte dies zunächst zulassen, jedoch dann seine Beine während der Abwärtsbewegung mittels seiner Rumpfmuskulatur so abbremsen, dass sie spätestens kurz vor dem Boden zum Halten kommen [B]. Anschließend die Beine wieder anheben in die Ausgangsposition.

Wichtig: Beim Abbremsen der Beine auf die natürliche Lordose achten. Kein Ausweichen im Kreuzbereich!

DECKENSCHIEBER

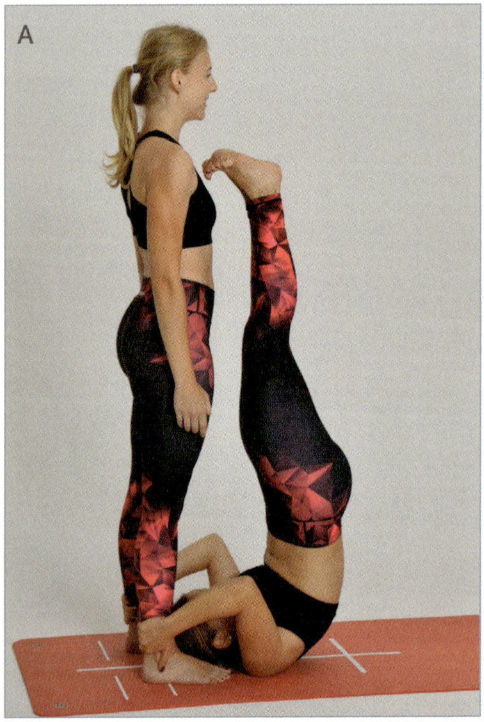

Ziel der Übung: Kräftigung der Bauchmuskulatur (quere, gerade, innere und äußere schräge Abdominalmuskulatur), Rückenmuskulatur (breiter Rückenmuskel), Beinmuskulatur, Schultermuskulatur, Armstreckmuskulatur (Trizeps) und der Brustmuskulatur.

Material: Gymnastikmatte

Ausführung: Ein Partner steht schulterbreit auf der Gymnastikmatte und der zweite Partner legt sich in Rückenlage so auf die Matte, dass sein Kopf nahe den Füßen des Partners liegt und er dessen Knöchel umgreifen kann. Der liegende Partner zieht sanft seinen Bauchnabel nach innen. Dann die Beine und den Rumpf so weit anheben, dass nur noch der obere Rücken auf der Matte liegt, die Beine jedoch senkrecht nach oben zeigen. Nun die Beine parallel zum Körper des stehenden Partners nach oben schieben, bis nur noch die Schultern auf dem Boden liegen [Bild]. Anschließend wieder langsam den Rumpf absenken, bis der ganze obere Rücken auf der Matte liegt.

ISCHIOS-DELUXE

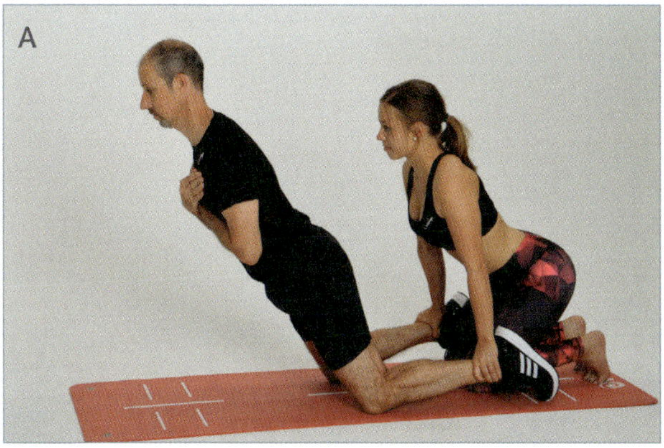

Ziel der Übung: Kräftigung der Beinbeugemuskulatur, Gesäßmuskeln, Wadenmuskulatur und des langen Rückenstreckers.

Material: Gymnastikmatte

Ausführung: Ein Partner ist im Kniestand auf der Gymnastikmatte und hält seine Arme vor dem Körper über Kreuz. Der andere Partner kniet dahinter und hält den Partner an den Füßen fest. Die Bauch- und Gesäßmuskeln anspannen, um mit geradem Oberkörper und gestreckter Hüfte langsam den Rumpf so weit nach vorne zu neigen [Bild], dass man aus eigener Kraft wieder nach oben in die Startposition gelangt.

+/– Variation: Die Intensität wird dadurch bestimmt, inwieweit man den Oberkörper nach vorne absenken kann.

KNIEBEUGE MAL ZWEI

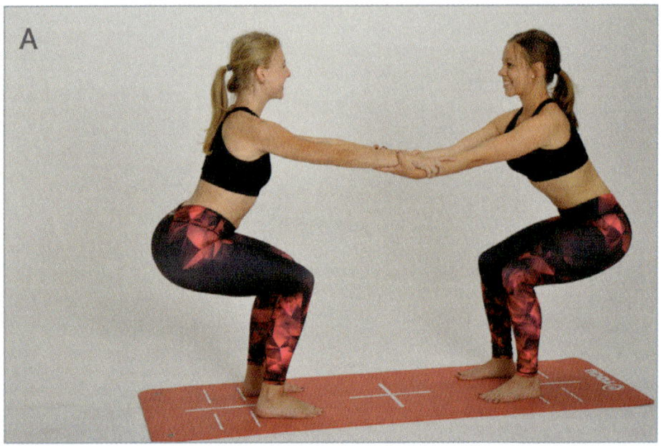

Ziel der Übung: Kräftigung der Hüftstreckmuskulatur (Gesäßmuskel), Beinmuskulatur (Beinstreckmuskeln), Wadenmuskulatur und der Rückenmuskulatur (Rückenstrecker).

Ausführung: Zwei Partner stehen sich schulterbreit mit zwei Armlängen Abstand zueinander auf der Matte gegenüber. Beide greifen sich gegenseitig an den Handgelenken. Der Kopf ist in Verlängerung zur Wirbelsäule, der Rücken ist gerade. Beide beugen nun die Knie so weit wie möglich, als wollten Sie sich absetzen [Bild]. Dabei drücken Sie die Knie leicht nach außen, sodass sie aber immer senkrecht über den Füßen bleiben. Anschließend strecken Sie wieder Ihre Beine und kommen in die Ausgangsposition zurück.

KNIE-DIP-CRUNCH

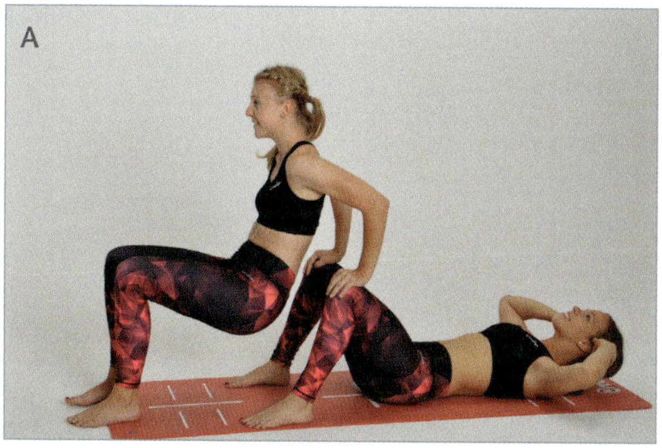

Ziel der Übung: Kräftigung der Armstreckmuskulatur (Trizeps) für den stützenden Partner und der Bauchmuskulatur für den liegenden Partner.

Material: Gymnastikmatte

Ausführung: Ein Partner liegt in Rückenlage auf der Gymnastikmatte mit angewinkelten Beinen und den Händen seitlich an den Schläfen. Der zweite Partner stützt sich rücklings mit seinen Händen auf den Knien des liegenden Partners ab [Bild]. Dabei ruht der Großteil des Körpergewichts auf den Händen. Der obere Partner führt „Dips"-Bewegungen durch, indem er seine Ellbogen beugt und wieder streckt. Zeitgleich führt der liegende Partner klassische Crunchbewegungen durch.

LIEGESTÜTZ ABKLATSCHEN

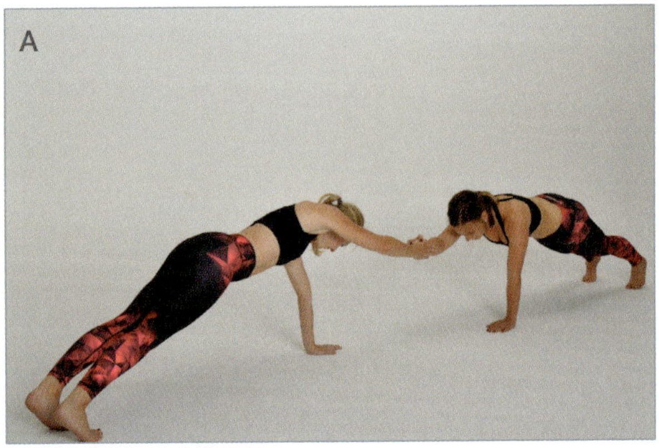

Ziel der Übung: Kräftigung der Bauchmuskulatur (quere, gerade, innere und äußere schräge Abdominalmuskulatur), Rückenmuskulatur, des Gesäßmuskels, der Beinmuskulatur, der Schultermuskeln und der Brustmuskulatur.

Ausführung: Liegestützposition. Zwei Partner begeben sich in die klassische Liegestützposition, sodass sie sich gegenüber befinden. Nun im Wechsel jeweils die rechte Hand vom Boden lösen, um die rechte Hand des Partners abzuklatschen. Nach dem Abstützen der rechten Hand klatschen sich beide mit der linken Hand vor sich ab. Im Wechsel ohne Pause in die Hände klatschen.

+ Variation: Im Liegestütz versucht immer einer, dem anderen auf die Hand zu klopfen, der Partner ist jedoch bemüht, seine Hand noch rechtzeitig wegzuziehen, bevor er getroffen wird.

PARTNER-LATZIEHEN

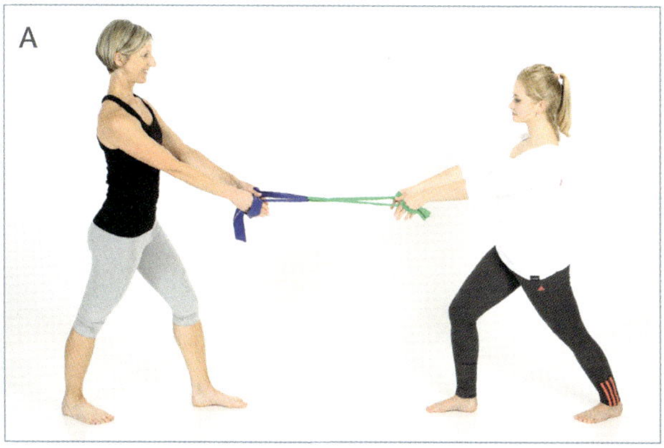

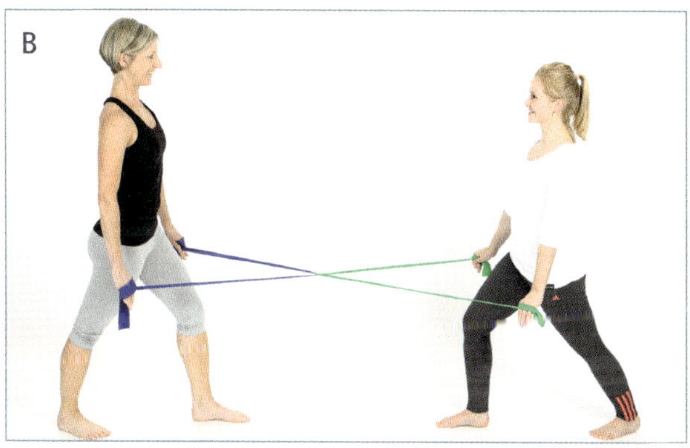

Ziel der Übung: Kräftigung der Rückenmuskulatur (breiter Rückenmuskel, Kapuzenmuskel, Rautenmuskel, Rückenstrecker), des Schultermuskels (Deltamuskel, hinterer Anteil) und der Armstreckmuskulatur (Trizeps).

Material: Zwei Theragym®-Powerbänder

Ausführung: Stand. Die beiden Partner stehen sich in Schrittstellung gegenüber. Die Theragym®-Powerbänder sind über Kreuz gespannt und werden jeweils an den Bandenden festgehalten. Sie strecken den Rücken und neigen ihn leicht nach vorne, dabei sind die Arme nach vorne gestreckt [A]. Nun ziehen beide Partner das Powerband mit langem Arm seitlich am Körper vorbei nach hinten, so weit es geht, ohne dabei mit dem Oberkörper ausweichen zu müssen! Anschließend wieder nachgeben und mit den Armen nach vorne in die Ausgangsposition gelangen.

+/− Variation: Unterschiedlich starke Bänder verwenden.

KAPITEL 10

Kapitel 10

TRAININGSPLÄNE

DAS MINIMALWORKOUT				
Hampelmann (s. S. 240)	2 Sätze	45-60 s Belastung	30 s Pause	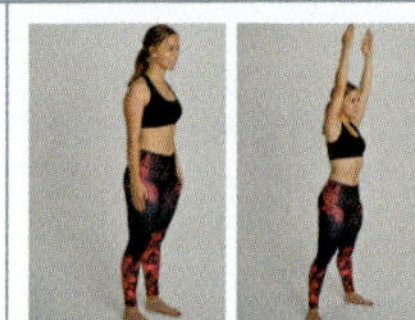
Kniebeuge mit den Armen über dem Kopf (s. S. 158)	1 Satz	25-35 Wdh.	30 s Pause	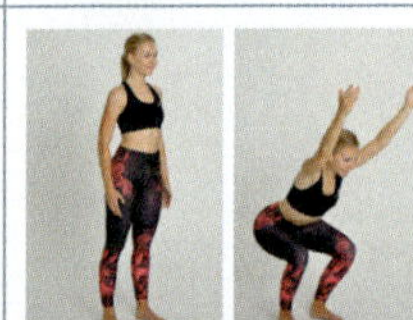
Unterarmstütz – Plank (s. S. 227)	1 Satz	30-45 s Position halten	30 s Pause	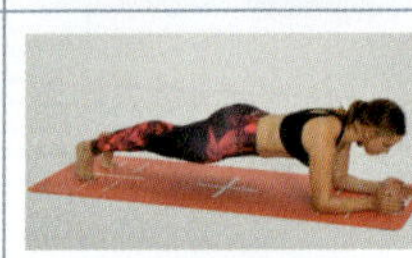
Afrikanischer Tanz (s. S. 172)	1 Satz	25-35 Wdh.	30 s Pause	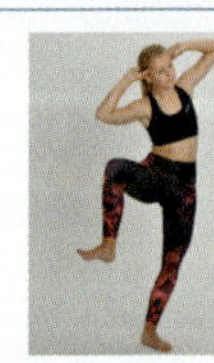
Seitlicher Ausfallschritt (s. S. 165)	1 Satz	30 Wdh. zur rechten Seite	30 s Pause	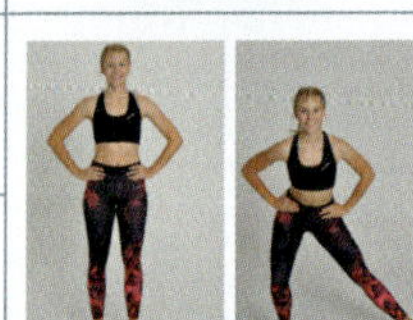
	1 Satz	30 Wdh. zur linken Seite	30 s Pause	
Arm-Rückheber (s. S. 130)	1 Satz	25-35 Wdh.	30 s Pause	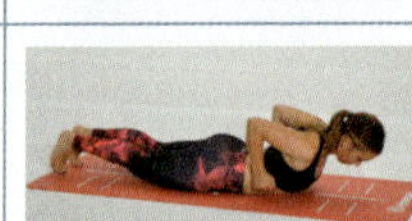
Postraffer (s. S. 164)	1 Satz	30 Wdh. rechten Seite	30 s Pause	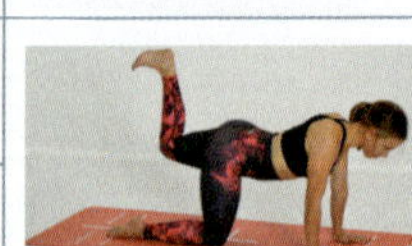
	1 Satz	30 Wdh. linken Seite	30 s Pause	

DAS RÜCKENWORKOUT				
Side-to-Side (s. S. 167)	2 Sätze	20 Wdh. pro Seite	45-60 s Pause	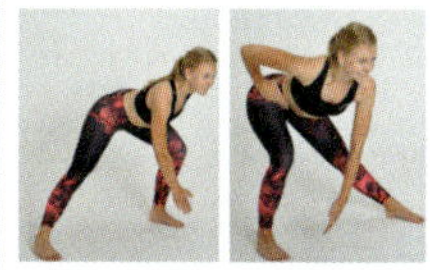
Good Morning (s. S. 157)	2 Sätze	20 Wdh.	45-60 s Pause	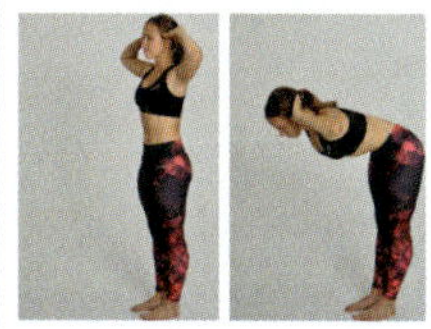
Y-Rücken-Workout (s. S. 146)	2 Sätze	20 s	45-60 s Pause	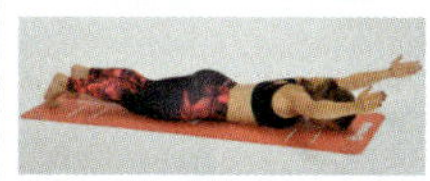
Unterarmstütz – Plank (s. S. 227)	2 Sätze	45 s Position halten	45-60 s Pause	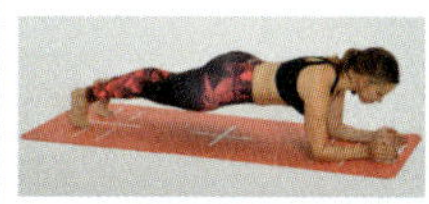
Kapuzenmuskel PUR (s. S. 136)	2 Sätze	20 Wdh.	45-60 s Pause	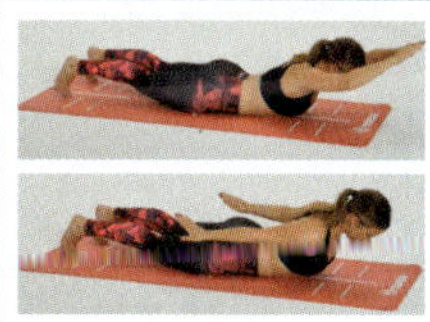
Afrikanischer Tanz (s. S. 172)	2 Sätze	20 Wdh. pro Seite	45-60 s Pause	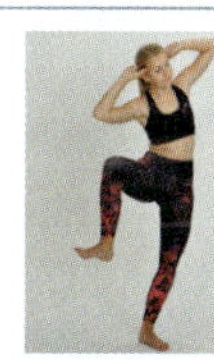
Schulterstütz mit Rotation (s. S. 219)	2 Sätze	20 Wdh. pro Seite	45-60 s Pause	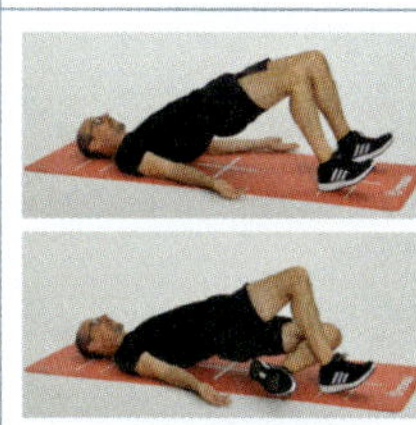
Rückenpower (s. S. 216)	2 Sätze	20 Wdh. pro Diagonale	45-60 s Pause	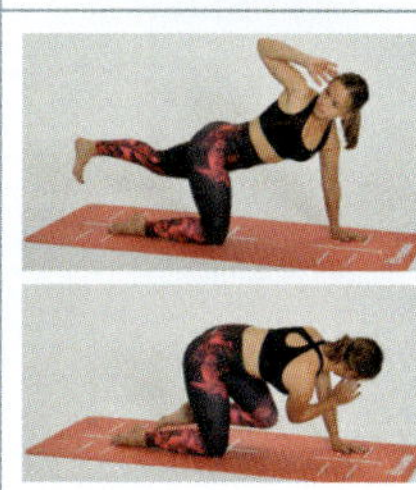

FITNESSWORKOUT LEVEL 1				
Hampelmann (s. S. 240)	Woche 1-4			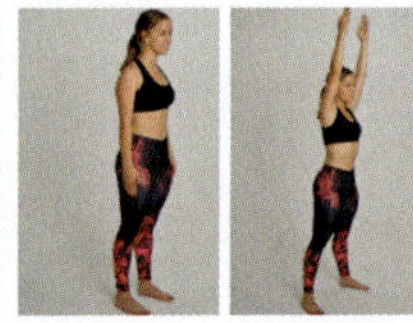
	2 Sätze	25 Wdh.	45 s Pause	
	Woche 5-8			
	3 Sätze	35 Wdh.	30 s Pause	
Kniebeuge-Flieger (s. S. 212)	Woche 1-4			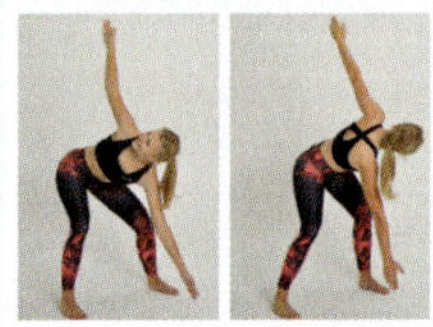
	2 Sätze	15 Wdh. pro Seite	45 s Pause	
	Woche 5-8			
	3 Sätze	20 Wdh. pro Seite	30 s Pause	
Kniebeuge, tief (s. S. 161)	Woche 1-4			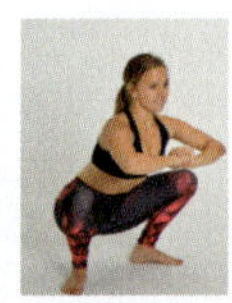
	2 Sätze	25 Wdh.	45 s Pause	
	Woche 5-8			
	3 Sätze	35 Wdh.	30 s Pause	
Plank mit Hüftrotation (s. S. 214)	Woche 1-4			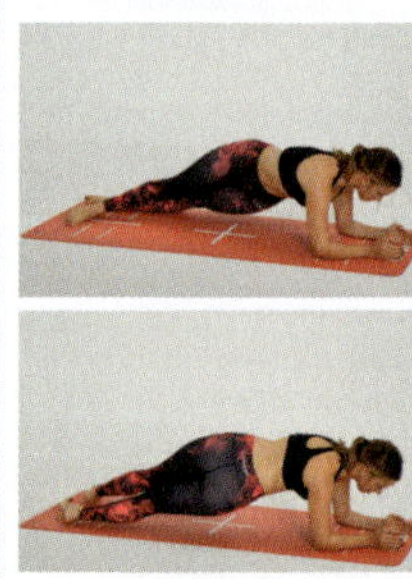
	2 Sätze	15 Wdh. pro Seite	45 s Pause	
	Woche 5-8			
	3 Sätze	20 Wdh. pro Seite	30 s Pause	
Käfer (s. S. 225)	Woche 1-4			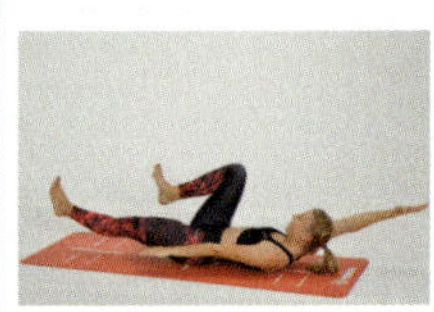
	2 Sätze	15 Wdh. pro Diagonale	45 s Pause	
	Woche 5-8			
	3 Sätze	20 Wdh. pro Diagonale	30 s Pause	

<table>
<tr><td rowspan="4">Y-Rücken-Workout
(s. S. 146)</td><td colspan="3">Woche 1-4</td><td rowspan="4">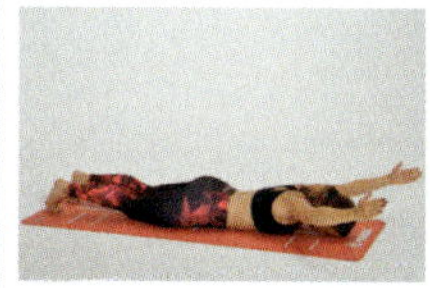</td></tr>
<tr><td>2 Sätze</td><td>25 Wdh.
pro Seite</td><td>45 s Pause</td></tr>
<tr><td colspan="3">Woche 5-8</td></tr>
<tr><td>3 Sätze</td><td>35 Wdh.
pro Seite</td><td>30 s Pause</td></tr>
<tr><td rowspan="4">Schwebesitz
(s. S. 234)</td><td colspan="3">Woche 1-4</td><td rowspan="4">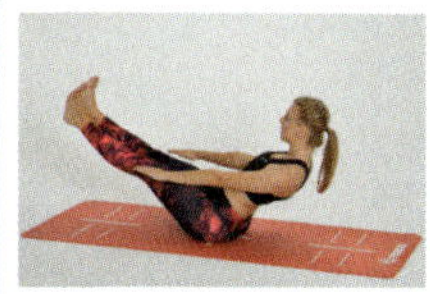</td></tr>
<tr><td>2 Sätze</td><td>30-40 s</td><td>45 s Pause</td></tr>
<tr><td colspan="3">Woche 5-8</td></tr>
<tr><td>3 Sätze</td><td>40-60 s</td><td>30 s Pause</td></tr>
<tr><td rowspan="4">Seitlicher Ausfallschritt
(s. S. 165)</td><td colspan="3">Woche 1-4</td><td rowspan="4">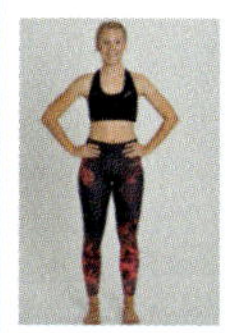 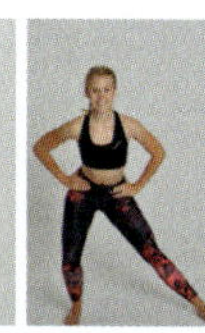</td></tr>
<tr><td>2 Sätze</td><td>15 Wdh.
pro Seite</td><td>45 s Pause</td></tr>
<tr><td colspan="3">Woche 5-8</td></tr>
<tr><td>3 Sätze</td><td>20 Wdh.
pro Seite</td><td>30 s Pause</td></tr>
</table>

FITNESSWORKOUT LEVEL 2				
Negativer Liegestütz (s. S. 124)	Woche 1-4			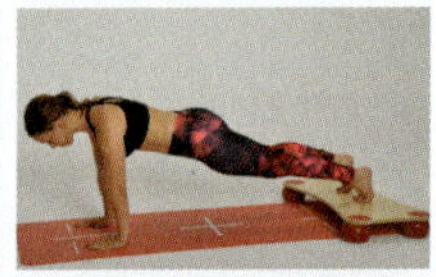
	2 Sätze	20 Wdh.	45 s Pause	
	Woche 5-8			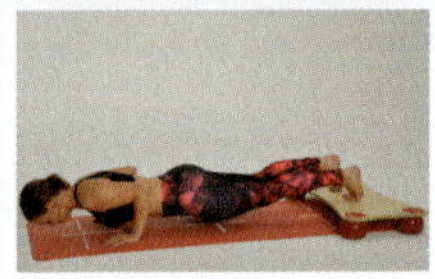
	3 Sätze	30 Wdh.	30 s Pause	
Kniebeuge mit Beinheben zur Seite (s. S. 159)	Woche 1-4			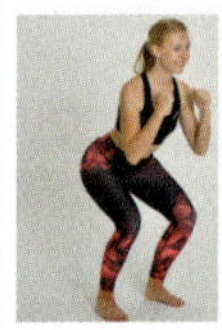 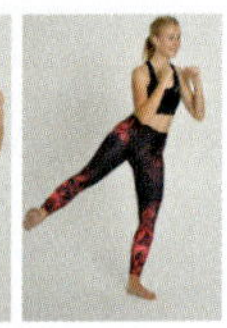
	2 Sätze	15 Wdh. pro Seite	45 s Pause	
	Woche 5-8			
	3 Sätze	20 Wdh. pro Seite	30 s Pause	
Über-Kopf-Kniebeuge (s. S. 171)	Woche 1-4			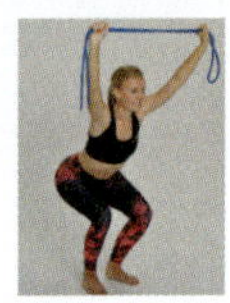
	2 Sätze	25 Wdh.	45 s Pause	
	Woche 5-8			
	3 Sätze	35 Wdh.	30 s Pause	
Plank-Dreieck (s. S. 194)	Woche 1-4			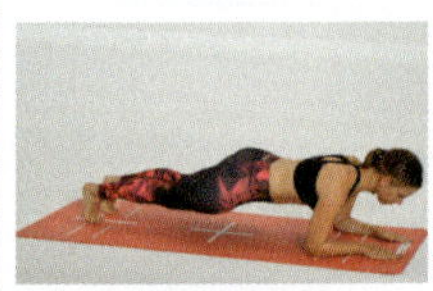
	2 Sätze	25 Wdh.	45 s Pause	
	Woche 5-8			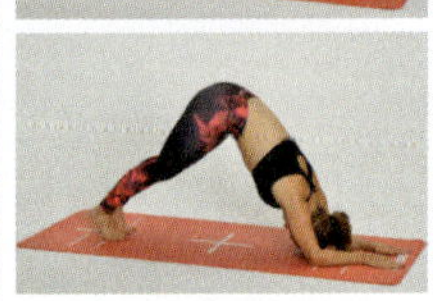
	3 Sätze	35 Wdh.	30 s Pause	
Postraffer (s. S. 164)	Woche 1-4			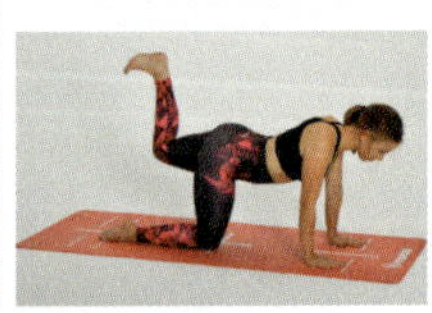
	2 Sätze	15 Wdh. pro Seite	45 s Pause	
	Woche 5-8			
	3 Sätze	20 Wdh. pro Seite	30 s Pause	

<table>
<tr><td rowspan="4">Armzug, liegend
(s. S. 132)</td><td colspan="3">Woche 1-4</td><td rowspan="4">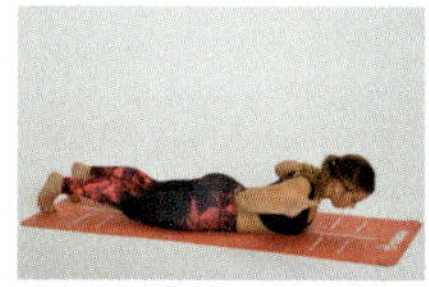</td></tr>
<tr><td>2 Sätze</td><td>25 Wdh.</td><td>45 s Pause</td></tr>
<tr><td colspan="3">Woche 5-8</td></tr>
<tr><td>3 Sätze</td><td>35 Wdh.</td><td>30 s Pause</td></tr>
<tr><td rowspan="4">V-Sitz Flow
(s. S. 238)</td><td colspan="3">Woche 1-4</td><td rowspan="4">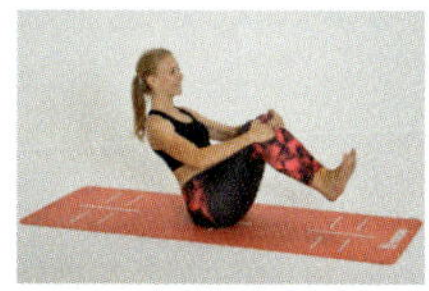
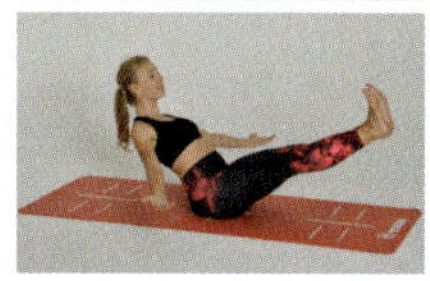</td></tr>
<tr><td>2 Sätze</td><td>30-40 s</td><td>45 s Pause</td></tr>
<tr><td colspan="3">Woche 5-8</td></tr>
<tr><td>3 Sätze</td><td>40-60 s</td><td>30 s Pause</td></tr>
<tr><td rowspan="4">Lord-Ausfallschritt
(s. S. 162)</td><td colspan="3">Woche 1-4</td><td rowspan="4">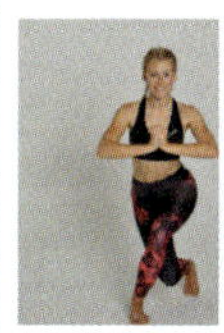 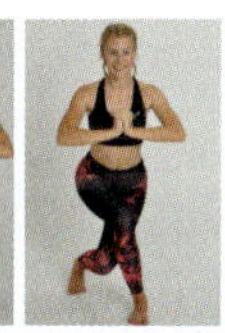</td></tr>
<tr><td>2 Sätze</td><td>15 Wdh.
pro Seite</td><td>45 s Pause</td></tr>
<tr><td colspan="3">Woche 5-8</td></tr>
<tr><td>3 Sätze</td><td>20 Wdh.
pro Seite</td><td>30 s Pause</td></tr>
</table>

ULTIMATIVES FATBURNER-WORKOUT				
Burpee Basic (s. S. 176)	Woche 1-4			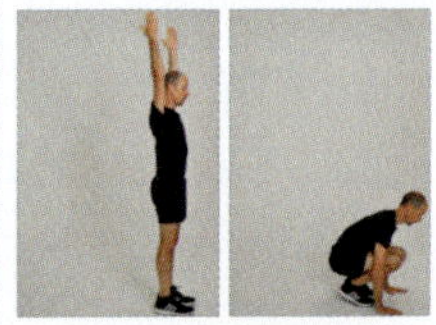
	2 Sätze	20 Wdh.	45 s Pause	
	Woche 5-8			
	3 Sätze	30 Wdh.	30 s Pause	
Tip rechts, Tip links… (s. S. 127)	Woche 1-4			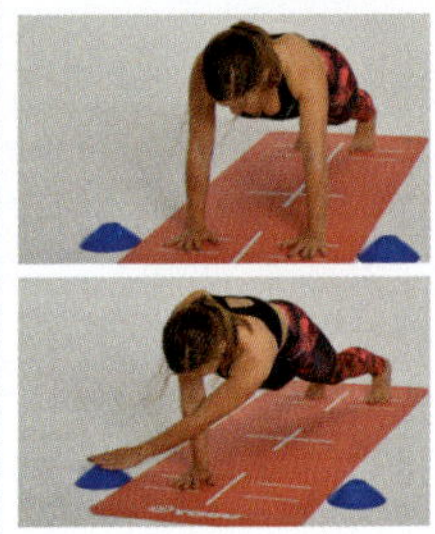
	2 Sätze	15 Wdh.	45 s Pause	
	Woche 5-8			
	3 Sätze	20 Wdh.	30 s Pause	
Sumo-Kniebeuge-Strecksprung (s. S. 250)	Woche 1-4			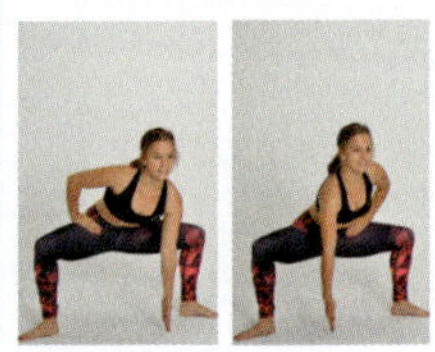
	2 Sätze	15 Wdh.	45 s Pause	
	Woche 5-8			
	3 Sätze	20 Wdh.	30 s Pause	
Ausfallschritt mit Medizinball über dem Kopf (s. S. 148)	Woche 1-4			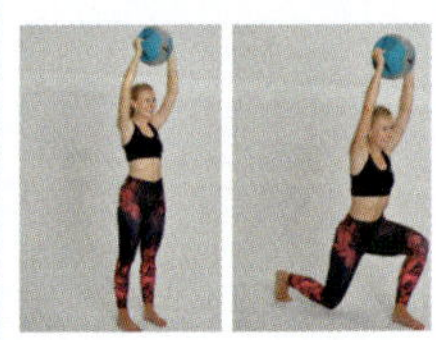
	2 Sätze	15 Wdh. pro Seite	45 s Pause	
	Woche 5-8			
	3 Sätze	20 Wdh. pro Seite	30 s Pause	
Bankwechsel (s. S. 203)	Woche 1-4			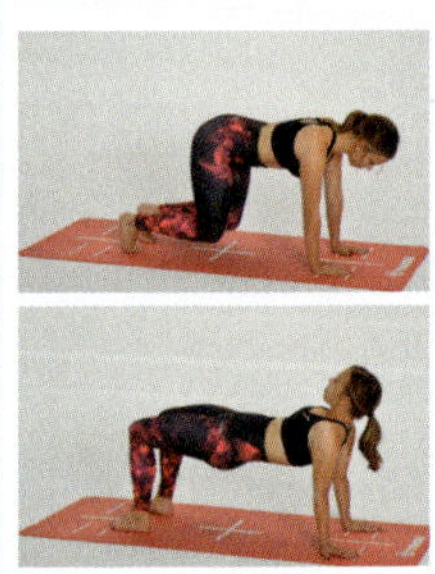
	2 Sätze	15 Wdh. pro Seite	45 s Pause	
	Woche 5-8			
	3 Sätze	20 Wdh. pro Seite	30 s Pause	

<table>
<tr><td rowspan="4">Taillenformer
(s. S. 199)</td><td colspan="3">Woche 1-4</td><td rowspan="4">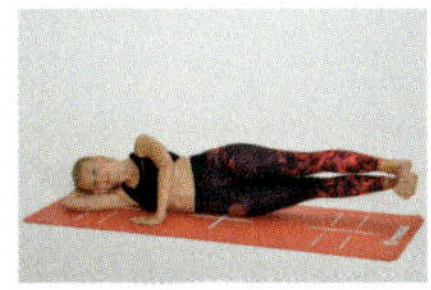</td></tr>
<tr><td>2 Sätze</td><td>15 Wdh.
pro Seite</td><td>45 s Pause</td></tr>
<tr><td colspan="3">Woche 5-8</td></tr>
<tr><td>3 Sätze</td><td>20 Wdh.
pro Seite</td><td>30 s Pause</td></tr>
<tr><td rowspan="4">Skorpion, liegend
(s. S. 220)</td><td colspan="3">Woche 1-4</td><td rowspan="4">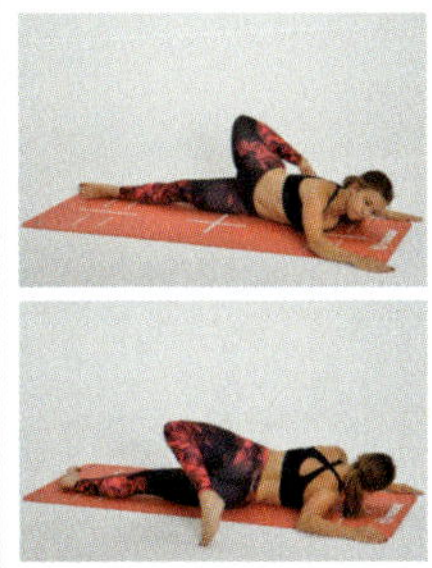</td></tr>
<tr><td>2 Sätze</td><td>15 Wdh.</td><td>45 s Pause</td></tr>
<tr><td colspan="3">Woche 5-8</td></tr>
<tr><td>3 Sätze</td><td>20 Wdh.</td><td>30 s Pause</td></tr>
<tr><td rowspan="4">Spot Jump
(s. S. 247)</td><td colspan="3">Woche 1-4</td><td rowspan="4">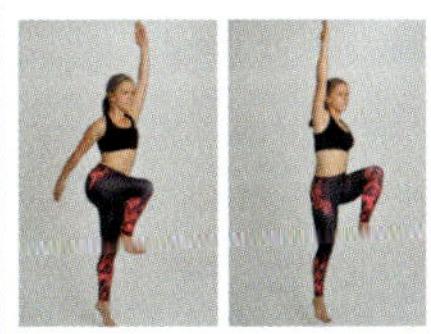</td></tr>
<tr><td>2 Sätze</td><td>15 Wdh.
pro Seite</td><td>45 s Pause</td></tr>
<tr><td colspan="3">Woche 5-8</td></tr>
<tr><td>3 Sätze</td><td>20 Wdh.
pro Seite</td><td>30 s Pause</td></tr>
</table>

BASIC-FASZIEN-WORKOUT				
Seilspringen (s. S. 246)	Woche 1-4			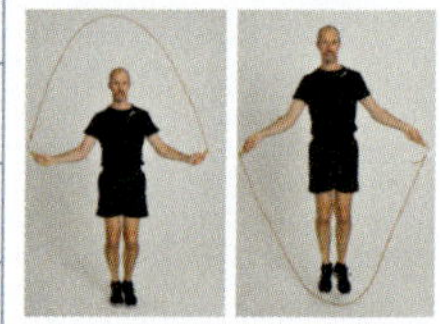
	2 Sätze	60 s Belastung	45 s Pause	
	Woche 5-8			
	3 Sätze	90 s Belastung	30 s Pause	
Ausfallschritt Latflex (s. S. 174)	Woche 1-4			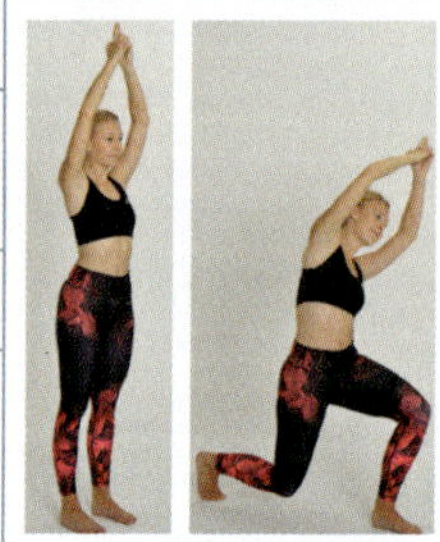
	2 Sätze	10 Wdh. pro Seite	45 s Pause	
	Woche 5-8			
	3 Sätze	15 Wdh. pro Seite	30 s Pause	
Bankwechsel (s. S. 203)	Woche 1-4			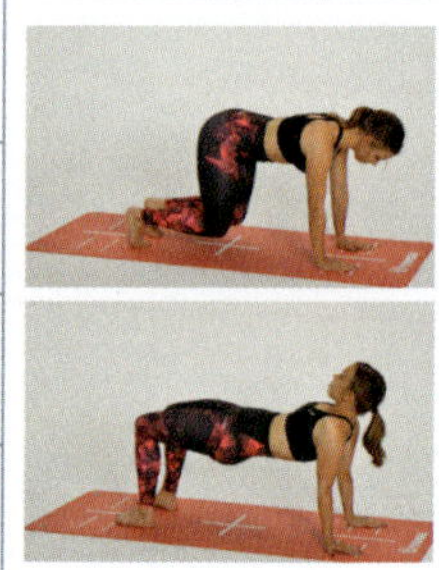
	2 Sätze	15 Wdh.	45 s Pause	
	Woche 5-8			
	3 Sätze	20 Wdh.	30 s Pause	
Good Morning, einbeinig (s. S. 156)	Woche 1-4			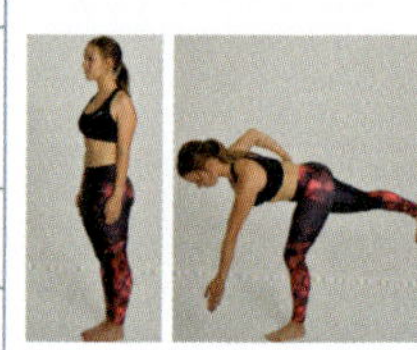
	2 Sätze	10 Wdh. pro Seite	45 s Pause	
	Woche 5-8			
	3 Sätze	10 Wdh. pro Seite	30 s Pause	
Käfer (s. S. 225)	Woche 1-4			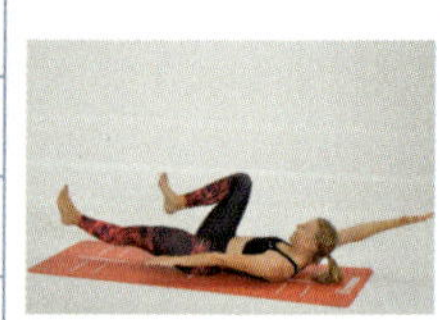
	2 Sätze	15 Wdh.	45 s Pause	
	Woche 5-8			
	3 Sätze	20 Wdh.	30 s Pause	

<table>
<tr><td rowspan="4">Korkenzieher
(s. S. 117)</td><td colspan="3">Woche 1-4</td><td rowspan="4">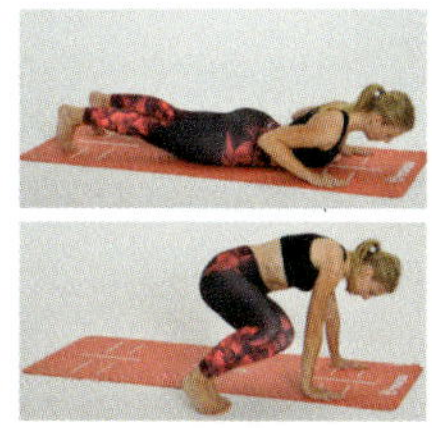</td></tr>
<tr><td>2 Sätze</td><td>15 Wdh.</td><td>45 s Pause</td></tr>
<tr><td colspan="3">Woche 5-8</td></tr>
<tr><td>3 Sätze</td><td>20 Wdh.</td><td>30 s Pause</td></tr>
<tr><td rowspan="4">Krabbendehnung
(s. S. 118)</td><td colspan="3">Woche 1-4</td><td rowspan="4">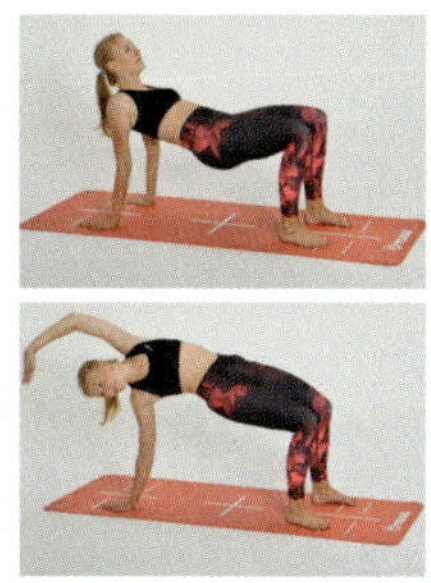</td></tr>
<tr><td>2 Sätze</td><td>10 Wdh.
pro Seite</td><td>45 s Pause</td></tr>
<tr><td colspan="3">Woche 5-8</td></tr>
<tr><td>3 Sätze</td><td>15 Wdh.
pro Seite</td><td>30 s Pause</td></tr>
<tr><td rowspan="4">Raupengang
(s. S. 195)</td><td colspan="3">Woche 1-4</td><td rowspan="4">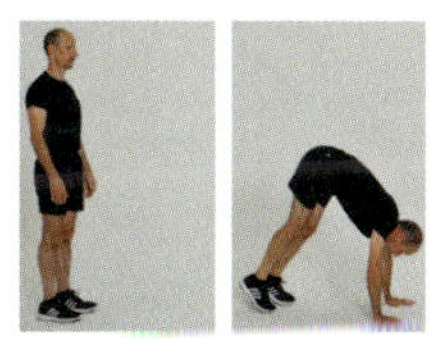</td></tr>
<tr><td>2 Sätze</td><td>10 Wdh.</td><td>45 s Pause</td></tr>
<tr><td colspan="3">Woche 5-8</td></tr>
<tr><td>3 Sätze</td><td>15 Wdh.</td><td>30 s Pause</td></tr>
</table>

<table>
<tr><th colspan="5">CORE-WORKOUT LEVEL 1</th></tr>
<tr><td rowspan="4">Ausfallschritt mit Drehung
(s. S. 201)</td><td colspan="3">Woche 1-4</td><td rowspan="4">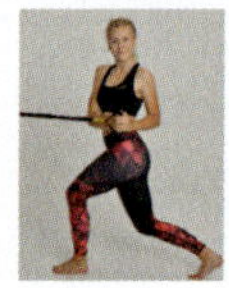</td></tr>
<tr><td>2 Sätze</td><td>10 Wdh.
pro Seite</td><td>45 s Pause</td></tr>
<tr><td colspan="3">Woche 5-8</td></tr>
<tr><td>3 Sätze</td><td>15 Wdh.
pro Seite</td><td>30 s Pause</td></tr>
<tr><td rowspan="4">Bankschieber
(s. S. 202)</td><td colspan="3">Woche 1-4</td><td rowspan="4">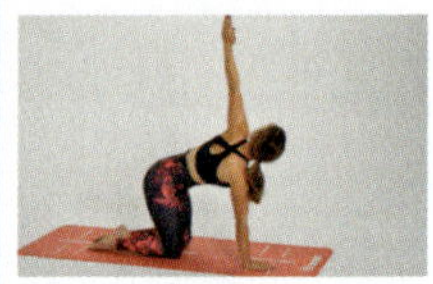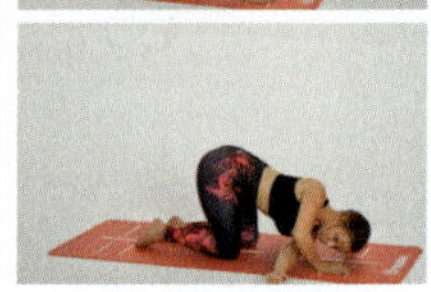</td></tr>
<tr><td>2 Sätze</td><td>10 Wdh.
pro Seite</td><td>45 s Pause</td></tr>
<tr><td colspan="3">Woche 5-8</td></tr>
<tr><td>3 Sätze</td><td>15 Wdh.
pro Seite</td><td>30 s Pause</td></tr>
<tr><td rowspan="4">Einarmiges Rudern im Einbeinstand
(s. S. 133)</td><td colspan="3">Woche 1-4</td><td rowspan="4">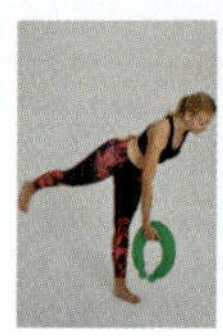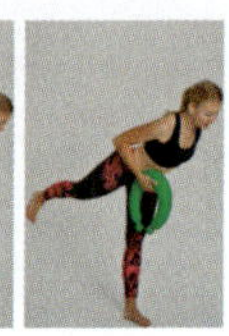</td></tr>
<tr><td>2 Sätze</td><td>10 Wdh.
pro Seite</td><td>45 s Pause</td></tr>
<tr><td colspan="3">Woche 5-8</td></tr>
<tr><td>3 Sätze</td><td>15 Wdh.
pro Seite</td><td>30 s Pause</td></tr>
<tr><td rowspan="4">Plank mal vier
(s. S. 192)</td><td colspan="3">Woche 1-4</td><td rowspan="4">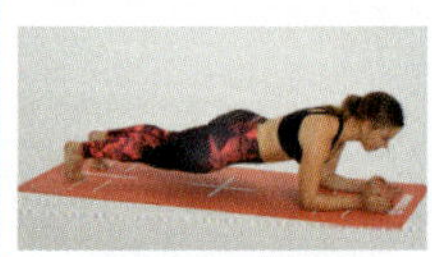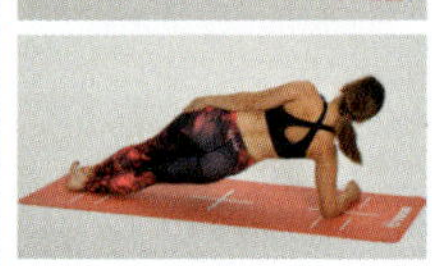</td></tr>
<tr><td>2 Sätze</td><td>15 Wdh.</td><td>45 s Pause</td></tr>
<tr><td colspan="3">Woche 5-8</td></tr>
<tr><td>3 Sätze</td><td>20 Wdh.</td><td>30 s Pause</td></tr>
<tr><td rowspan="4">Hacker
(s. S. 224)</td><td colspan="3">Woche 1-4</td><td rowspan="4">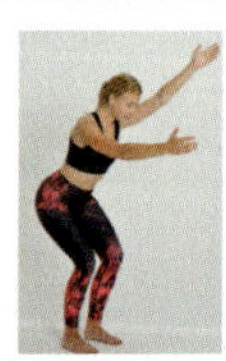</td></tr>
<tr><td>2 Sätze</td><td>60 s</td><td>45 s Pause</td></tr>
<tr><td colspan="3">Woche 5-8</td></tr>
<tr><td>3 Sätze</td><td>60 s</td><td>30 s Pause</td></tr>
</table>

<table>
<tr><td rowspan="4">Medizinball-kreisel
(s. S. 226)</td><td colspan="3">Woche 1-4</td><td rowspan="4">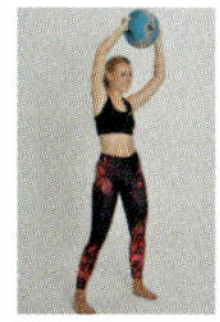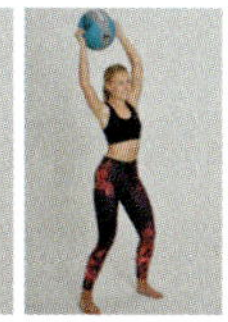</td></tr>
<tr><td>2 Sätze</td><td>15 Wdh.</td><td>45 s Pause</td></tr>
<tr><td colspan="3">Woche 5-8</td></tr>
<tr><td>3 Sätze</td><td>20 Wdh.</td><td>30 s Pause</td></tr>
<tr><td rowspan="4">Plank, Drei-Punkt-Stütz
(s. S. 231)</td><td colspan="3">Woche 1-4</td><td rowspan="4">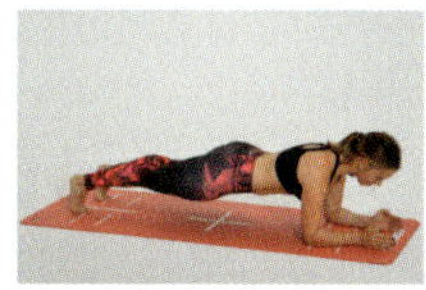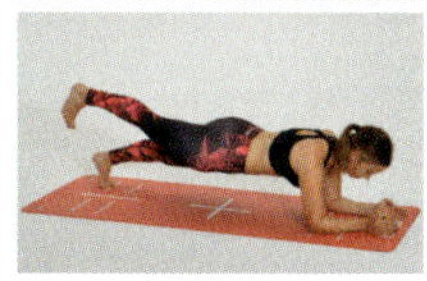</td></tr>
<tr><td>2 Sätze</td><td>10 Wdh.</td><td>45 s Pause</td></tr>
<tr><td colspan="3">Woche 5-8</td></tr>
<tr><td>3 Sätze</td><td>15 Wdh.</td><td>30 s Pause</td></tr>
<tr><td rowspan="4">Rumpf-Stabi in der Kniebeuge
(s. S. 232)</td><td colspan="3">Woche 1-4</td><td rowspan="4">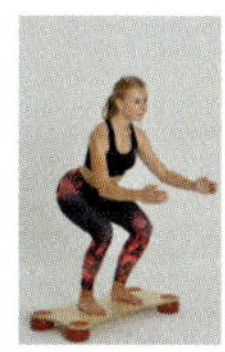</td></tr>
<tr><td>2 Sätze</td><td>15 Wdh.</td><td>45 s Pause</td></tr>
<tr><td colspan="3">Woche 5-8</td></tr>
<tr><td>3 Sätze</td><td>20 Wdh.</td><td>30 s Pause</td></tr>
</table>

<table>
<tr><th colspan="5">CORE-WORKOUT LEVEL 2</th></tr>
<tr><td rowspan="4">Ausfallschritt mit Einbeinrotation
(s. S. 149)</td><td colspan="3">Woche 1-4</td><td rowspan="4">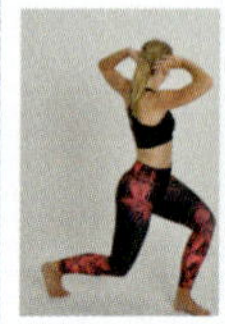 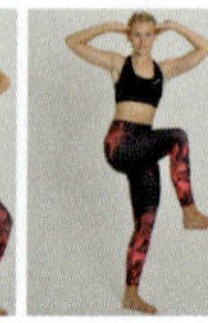</td></tr>
<tr><td>2 Sätze</td><td>10 Wdh.
pro Seite</td><td>45 s Pause</td></tr>
<tr><td colspan="3">Woche 5-8</td></tr>
<tr><td>3 Sätze</td><td>15 Wdh.
pro Seite</td><td>30 s Pause</td></tr>
<tr><td rowspan="4">Bank-Power
(s. S. 175)</td><td colspan="3">Woche 1-4</td><td rowspan="4">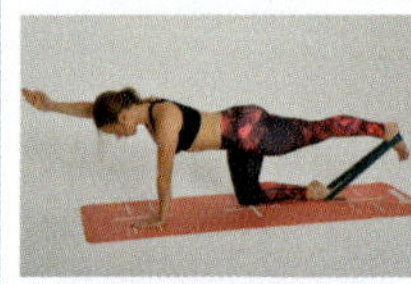 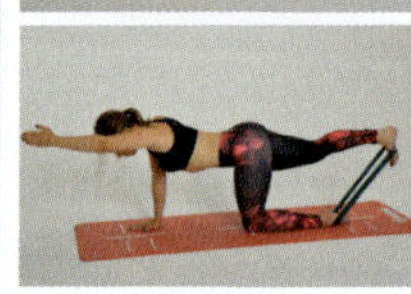</td></tr>
<tr><td>2 Sätze</td><td>10 Wdh.
pro Seite</td><td>45 s Pause</td></tr>
<tr><td colspan="3">Woche 5-8</td></tr>
<tr><td>3 Sätze</td><td>15 Wdh.
pro Seite</td><td>30 s Pause</td></tr>
<tr><td rowspan="4">Die Beine absenken in Rückenlage
(s. S. 222)</td><td colspan="3">Woche 1-4</td><td rowspan="4">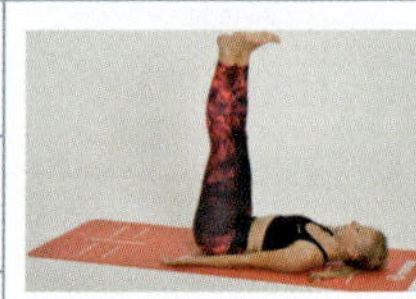 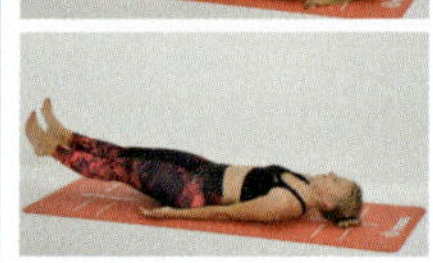</td></tr>
<tr><td>2 Sätze</td><td>15 Wdh.</td><td>45 s Pause</td></tr>
<tr><td colspan="3">Woche 5-8</td></tr>
<tr><td>3 Sätze</td><td>20 Wdh.</td><td>30 s Pause</td></tr>
<tr><td rowspan="4">Core-Performance
(s. S. 206)</td><td colspan="3">Woche 1-4</td><td rowspan="4">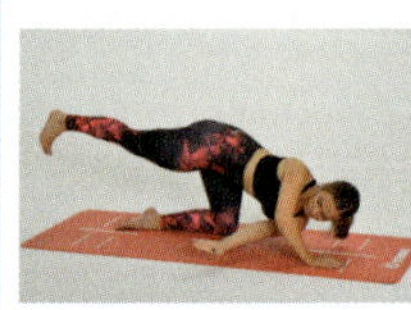</td></tr>
<tr><td>2 Sätze</td><td>10 Wdh.
pro Seite</td><td>45 s Pause</td></tr>
<tr><td colspan="3">Woche 5-8</td></tr>
<tr><td>3 Sätze</td><td>15 Wdh.
pro Seite</td><td>30 s Pause</td></tr>
<tr><td rowspan="4">Core PUR im Einbeinstand
(s. S. 181)</td><td colspan="3">Woche 1-4</td><td rowspan="4">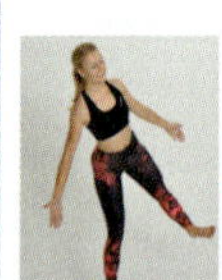 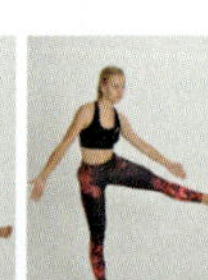</td></tr>
<tr><td>2 Sätze</td><td>10 Wdh.
pro Seite</td><td>45 s Pause</td></tr>
<tr><td colspan="3">Woche 5-8</td></tr>
<tr><td>3 Sätze</td><td>15 Wdh.
pro Seite</td><td>30 s Pause</td></tr>
</table>

Crunchrotation (s. S. 208)	Woche 1-4			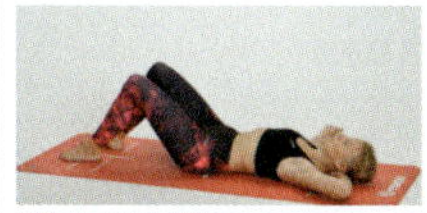 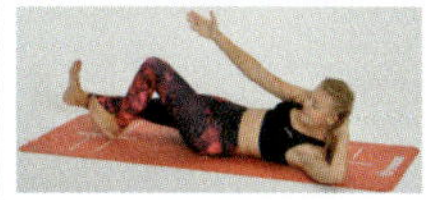
	2 Sätze	10 Wdh. pro Seite	45 s Pause	
	Woche 5-8			
	3 Sätze	15 Wdh. pro Seite	30 s Pause	
Einbeinige Brücke, erhöht (s. S. 152)	Woche 1-4			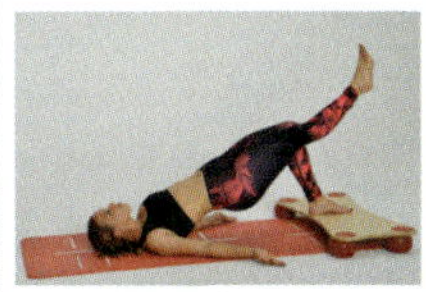
	2 Sätze	10 Wdh.	45 s Pause	
	Woche 5-8			
	3 Sätze	15 Wdh.	30 s Pause	
Medizinball-Liegestütz plus Tipp (s. S. 123)	Woche 1-4			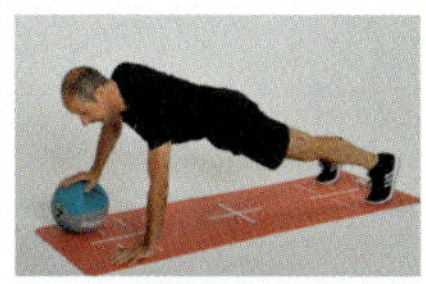 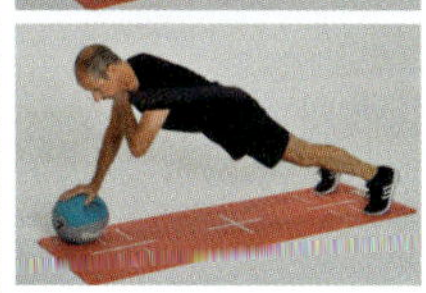
	2 Sätze	15 Wdh.	45 s Pause	
	Woche 5-8			
	3 Sätze	20 Wdh.	30 s Pause	

<table>
<tr><th colspan="5">DAS ZEHNKÄMPFERWORKOUT</th></tr>
<tr><td rowspan="4">Allrad mit Loop®
(s. S. 173)</td><td colspan="3">Woche 1-4</td><td rowspan="4">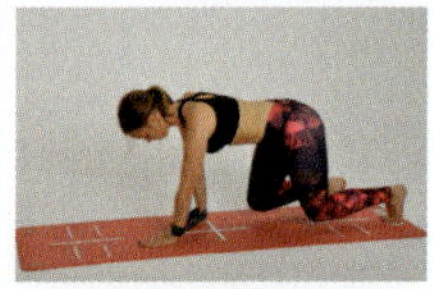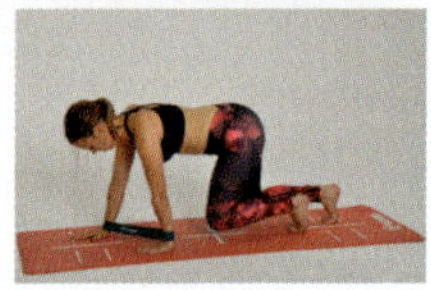</td></tr>
<tr><td>2 Sätze</td><td>60 s</td><td>45 s Pause</td></tr>
<tr><td colspan="3">Woche 5-8</td></tr>
<tr><td>3 Sätze</td><td>90 s</td><td>30 s Pause</td></tr>
<tr><td rowspan="4">Beckenheben, einbeinig
(s. S. 150)</td><td colspan="3">Woche 1-4</td><td rowspan="4">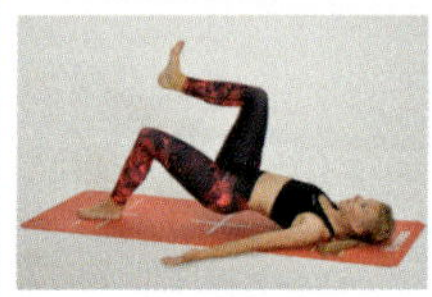</td></tr>
<tr><td>2 Sätze</td><td>20 Wdh.
pro Bein</td><td>45 s Pause</td></tr>
<tr><td colspan="3">Woche 5-8</td></tr>
<tr><td>3 Sätze</td><td>30 Wdh.
pro Bein</td><td>30 s Pause</td></tr>
<tr><td rowspan="4">Burpee
(s. S. 178)</td><td colspan="3">Woche 1-4</td><td rowspan="4">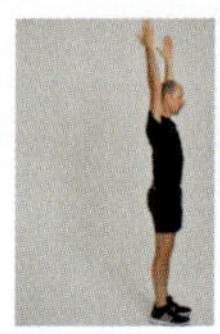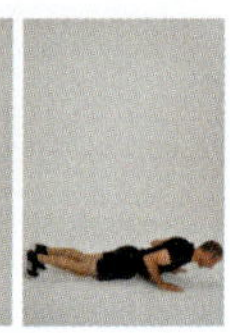</td></tr>
<tr><td>2 Sätze</td><td>15 Wdh.</td><td>45 s Pause</td></tr>
<tr><td colspan="3">Woche 5-8</td></tr>
<tr><td>3 Sätze</td><td>20 Wdh.</td><td>30 s Pause</td></tr>
<tr><td rowspan="4">Crunch Reverse
(s. S. 183)</td><td colspan="3">Woche 1-4</td><td rowspan="4">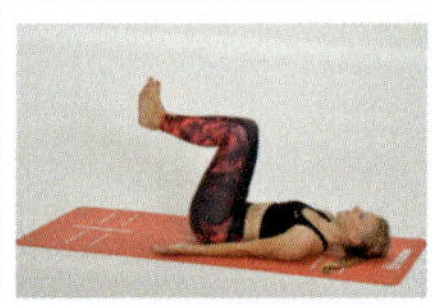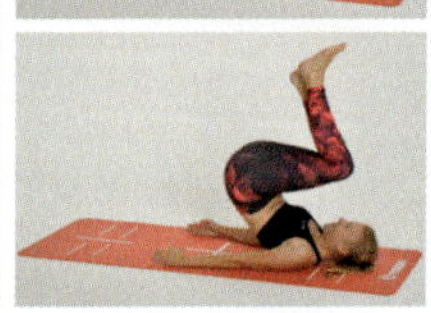</td></tr>
<tr><td>2 Sätze</td><td>20 Wdh.</td><td>45 s Pause</td></tr>
<tr><td colspan="3">Woche 5-8</td></tr>
<tr><td>3 Sätze</td><td>30 Wdh.</td><td>30 s Pause</td></tr>
<tr><td rowspan="4">Eisläufer
(s. S. 239)</td><td colspan="3">Woche 1-4</td><td rowspan="4">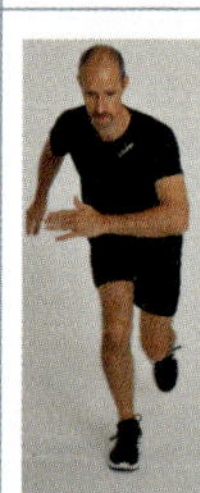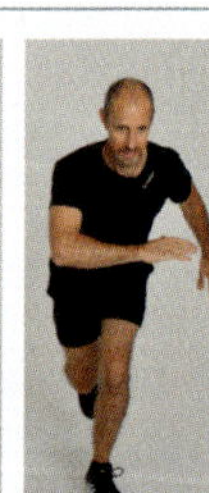</td></tr>
<tr><td>2 Sätze</td><td>15 Wdh.
pro Seite</td><td>45 s Pause</td></tr>
<tr><td colspan="3">Woche 5-8</td></tr>
<tr><td>3 Sätze</td><td>20 Wdh.
pro Seite</td><td>30 s Pause</td></tr>
</table>

<table>
<tr><td rowspan="4">Hocke – halber Handstand
(s. S. 116)</td><td colspan="3">Woche 1-4</td><td rowspan="4">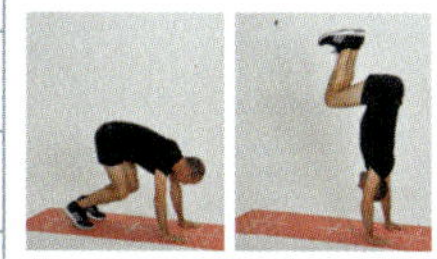</td></tr>
<tr><td>2 Sätze</td><td>20 Wdh.</td><td>45 s Pause</td></tr>
<tr><td colspan="3">Woche 5-8</td></tr>
<tr><td>3 Sätze</td><td>30 Wdh.</td><td>30 s Pause</td></tr>
<tr><td rowspan="4">Hocksprung
(s. S. 241)</td><td colspan="3">Woche 1-4</td><td rowspan="4">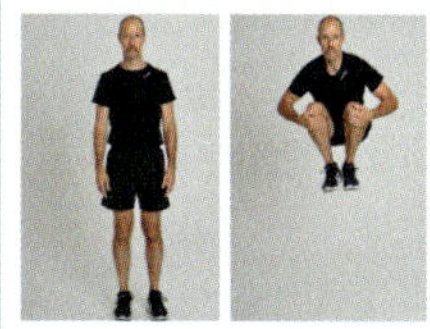</td></tr>
<tr><td>2 Sätze</td><td>15 Wdh.</td><td>45 s Pause</td></tr>
<tr><td colspan="3">Woche 5 bis 8</td></tr>
<tr><td>3 Sätze</td><td>20 Wdh.</td><td>30 s Pause</td></tr>
<tr><td rowspan="4">Seitlicher Unterarmstütz plus Rotation
(s. S. 213)</td><td colspan="3">Woche 1-4</td><td rowspan="4">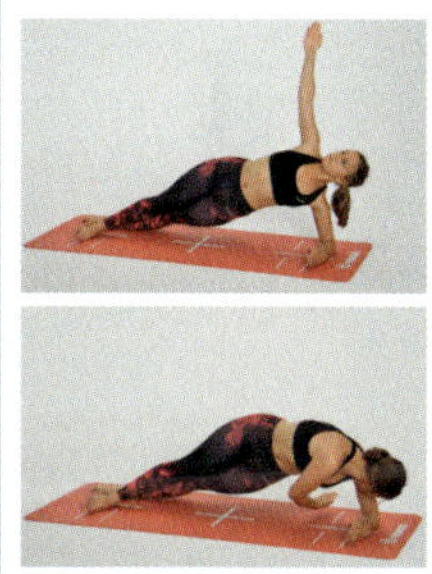</td></tr>
<tr><td>2 Sätze</td><td>15 Wdh.
pro Seite</td><td>45 s Pause</td></tr>
<tr><td colspan="3">Woche 5-8</td></tr>
<tr><td>3 Sätze</td><td>20 Wdh.
pro Seite</td><td>30 s Pause</td></tr>
</table>

HIT-WORKOUT LEVEL 1				
Sprung-Kniebeuge (s. S. 248)		Woche 1-4		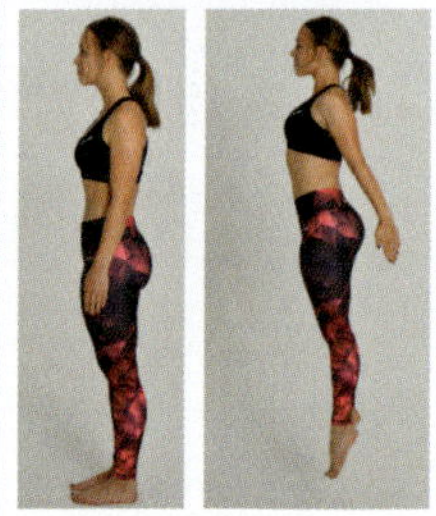
	2 Sätze	15 Wdh.	45 s Pause	
		Woche 5-8		
	3 Sätze	20 Wdh.	30 s Pause	
Skorpion-Liegestütz (s. S. 126)		Woche 1-4		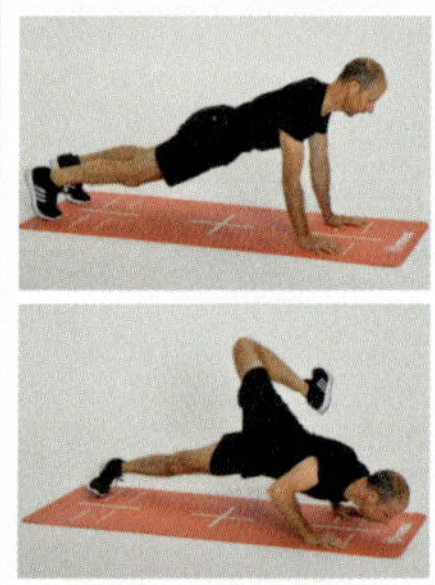
	2 Sätze	15 Wdh.	45 s Pause	
		Woche 5-8		
	3 Sätze	20 Wdh.	30 s Pause	
Seilspringen (s. S. 246)		Woche 1-4		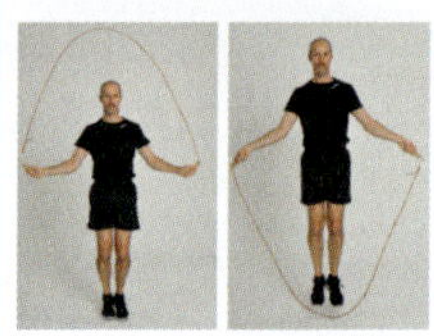
	2 Sätze	60 s	45 s Pause	
		Woche 5-8		
	3 Sätze	60 s	30 s Pause	
Schwebesitz-Übergabe (s. S. 235)		Woche 1-4		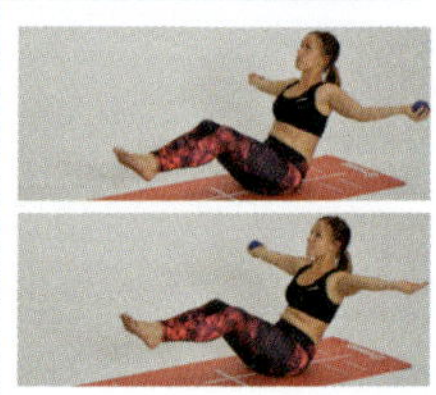
	2 Sätze	60 s	45 s Pause	
		Woche 5-8		
	3 Sätze	60 s	30 s Pause	
Roll-up (s. S. 196)		Woche 1-4		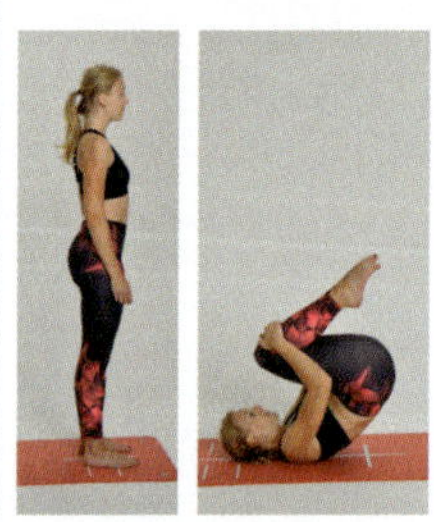
	2 Sätze	15 Wdh.	45 s Pause	
		Woche 5-8		
	3 Sätze	20 Wdh	30 s Pause	

<table>
<tr><td rowspan="4">Hüftdrehen im Liegestütz, erhöht
(s. S. 210)</td><td colspan="3">Woche 1-4</td><td rowspan="4">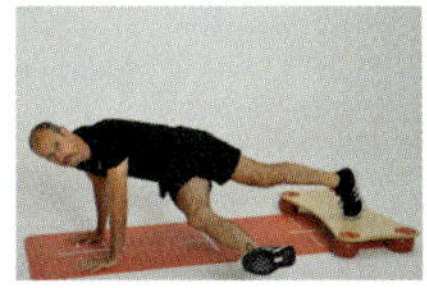</td></tr>
<tr><td>2 Sätze</td><td>15 Wdh.</td><td>45 s Pause</td></tr>
<tr><td colspan="3">Woche 5-8</td></tr>
<tr><td>3 Sätze</td><td>20 Wdh.</td><td>30 s Pause</td></tr>
<tr><td rowspan="4">Einbeinige Kniebeuge
(s. S. 153)</td><td colspan="3">Woche 1-4</td><td rowspan="4">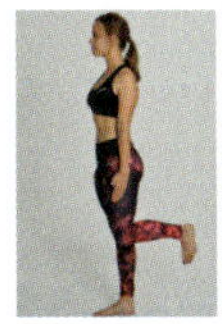 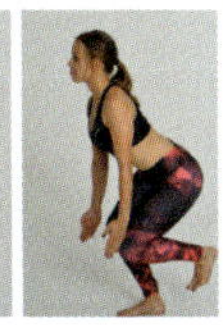</td></tr>
<tr><td>2 Sätze</td><td>15 Wdh.
pro Seite</td><td>45 s Pause</td></tr>
<tr><td colspan="3">Woche 5-8</td></tr>
<tr><td>3 Sätze</td><td>20 Wdh.
pro Seite</td><td>30 s Pause</td></tr>
<tr><td rowspan="4">Bergsteiger, diagonal
(s. S. 113)</td><td colspan="3">Woche 1-4</td><td rowspan="4">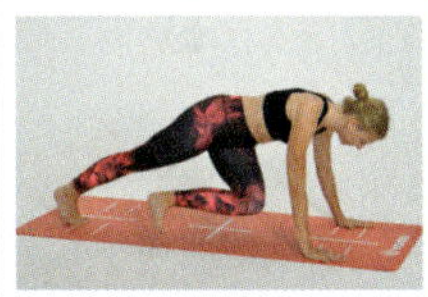
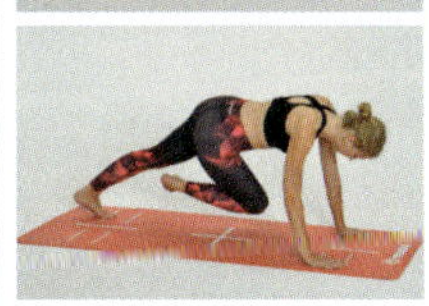</td></tr>
<tr><td>2 Sätze</td><td>15 Wdh.</td><td>45 s Pause</td></tr>
<tr><td colspan="3">Woche 5-8</td></tr>
<tr><td>3 Sätze</td><td>20 Wdh.</td><td>30 s Pause</td></tr>
</table>

<table>
<tr><th colspan="5">HIT-WORKOUT LEVEL 2</th></tr>
<tr><td rowspan="4">Seilspringen
(s. S. 246)</td><td colspan="3">Woche 1-4</td><td rowspan="4">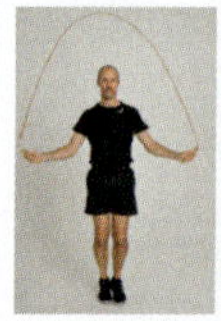 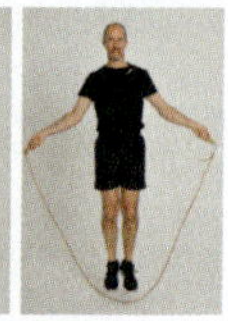</td></tr>
<tr><td>2 Sätze</td><td>2-3 min</td><td>45 s Pause</td></tr>
<tr><td colspan="3">Woche 5-8</td></tr>
<tr><td>3 Sätze</td><td>3-4 min</td><td>30 s Pause</td></tr>
<tr><td rowspan="4">Front-Kniebeuge mit Medizinball
(s. S. 155)</td><td colspan="3">Woche 1-4</td><td rowspan="4">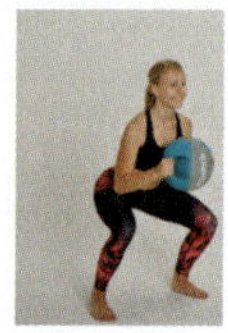</td></tr>
<tr><td>2 Sätze</td><td>25 Wdh.</td><td>45 s Pause</td></tr>
<tr><td colspan="3">Woche 5-8</td></tr>
<tr><td>3 Sätze</td><td>30 Wdh.</td><td>30 s Pause</td></tr>
<tr><td rowspan="4">Sprung-Ausfallschritt
(s. S. 249)</td><td colspan="3">Woche 1-4</td><td rowspan="4">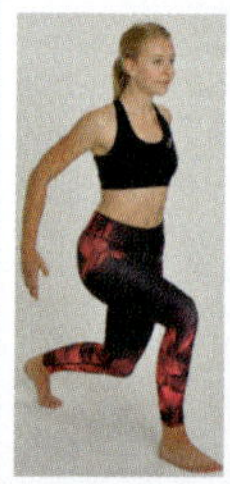 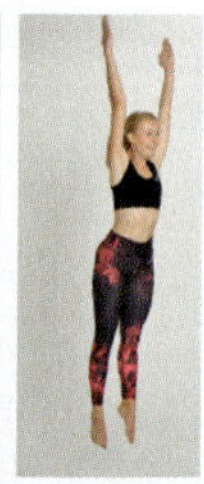</td></tr>
<tr><td>2 Sätze</td><td>15 Wdh.
pro Seite</td><td>45 s Pause</td></tr>
<tr><td colspan="3">Woche 5-8</td></tr>
<tr><td>3 Sätze</td><td>20 Wdh.
pro Seite</td><td>30 s Pause</td></tr>
<tr><td rowspan="4">Schwimmen
(s. S. 236)</td><td colspan="3">Woche 1-4</td><td rowspan="4">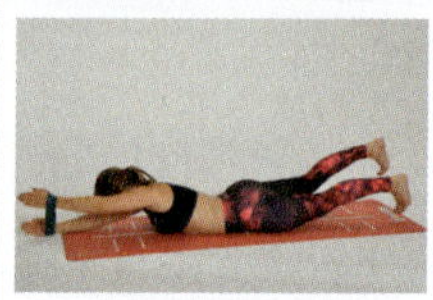 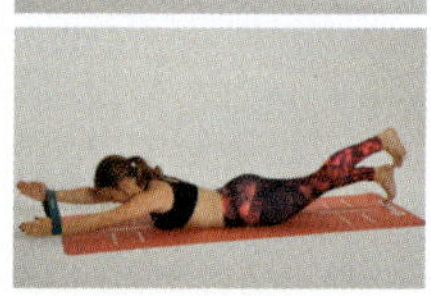</td></tr>
<tr><td>2 Sätze</td><td>60 s</td><td>45 s Pause</td></tr>
<tr><td colspan="3">Woche 5-8</td></tr>
<tr><td>3 Sätze</td><td>60 s</td><td>30 s Pause</td></tr>
<tr><td rowspan="4">Unterarmschieber
(s. S. 237)</td><td colspan="3">Woche 1-4</td><td rowspan="4">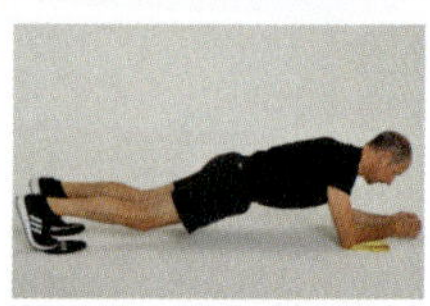 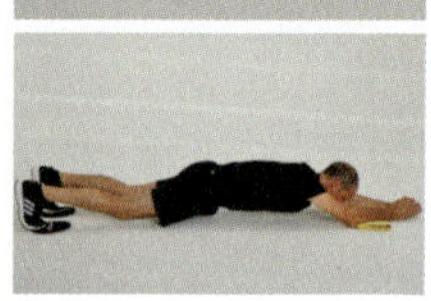</td></tr>
<tr><td>2 Sätze</td><td>20 Wdh.</td><td>45 s Pause</td></tr>
<tr><td colspan="3">Woche 5-8</td></tr>
<tr><td>3 Sätze</td><td>30 Wdh.</td><td>30 s Pause</td></tr>
</table>

Rückenpower (s. S. 216)	Woche 1-4			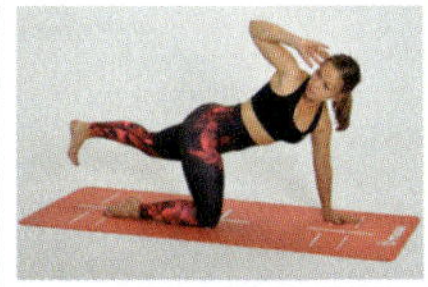 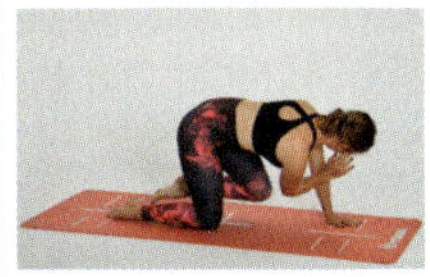
	2 Sätze	20 Wdh. pro Seite	45 s Pause	
	Woche 5-8			
	3 Sätze	20 Wdh. pro Seite	30 s Pause	
Handlauf (s. S. 186)	Woche 1-4			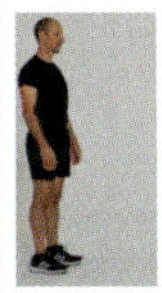 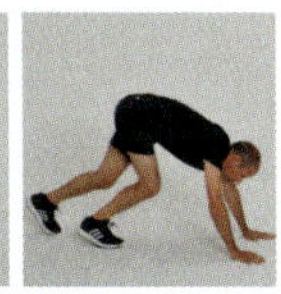
	2 Sätze	15 Wdh.	45 s Pause	
	Woche 5-8			
	3 Sätze	20 Wdh.	30 s Pause	
Beckenheben, einbeinig (s. S. 150)	Woche 1-4			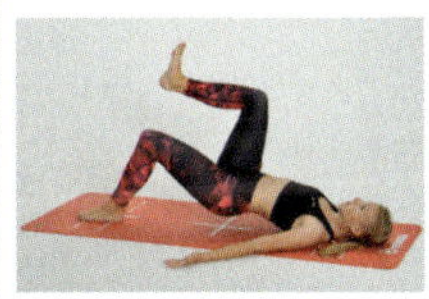
	2 Sätze	15 Wdh. pro Seite	45 s Pause	
	Woche 5-8			
	Sätze	20 Wdh. pro Seite	30 s Pause	

Das 20-Minuten-Workout-Programm

Pro Übung und Minute immer 15 Wiederholungen, d. h. jede Übung 15-mal (pro Seite) durchführen, anschließend warten, bis die „Zeit"-Minute „abgelaufen" ist. Erst mit Beginn der nächsten Minute eine weitere Übung absolvieren. Die angegebenen fünf Übungen der Reihe nach trainieren und diesen Ablauf viermal durchlaufen.

ONLY-SIXPACK-WORKOUT	
A) Die Beine absenken in Rückenlage (s. S. 222)	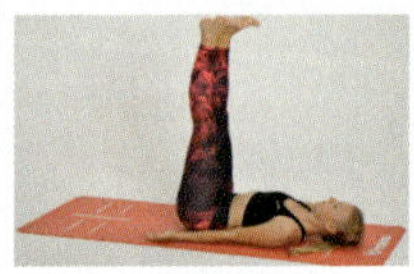 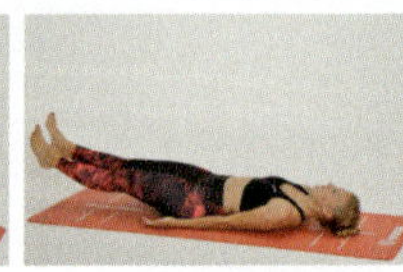
B) Bergsteiger, diagonal (s. S. 113)	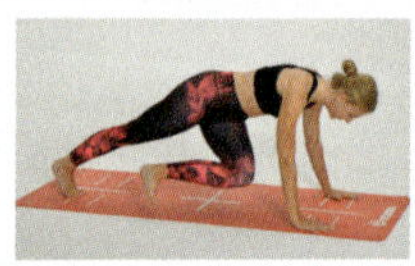 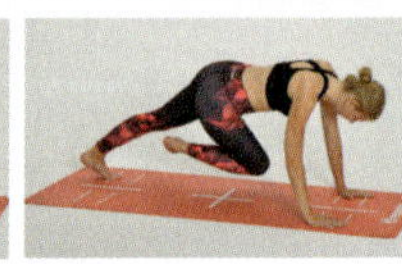
C) Crunch Power (s. S. 182)	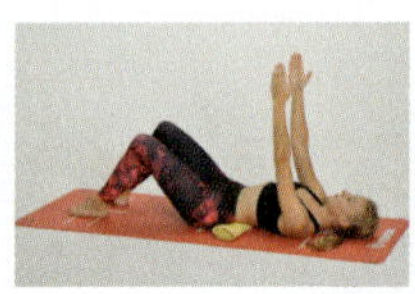 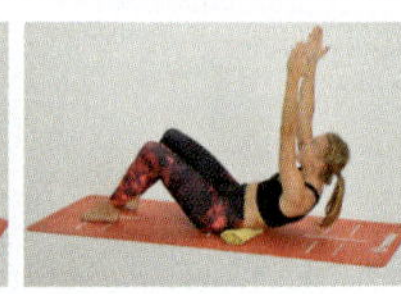
D) Afrikanischer Tanz (s. S. 172)	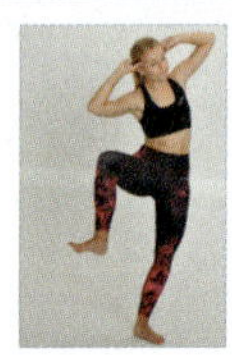
E) Seemann-Liegestütz (s. S. 144)	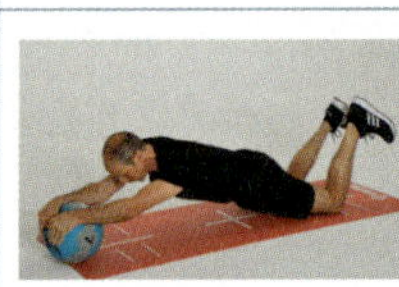 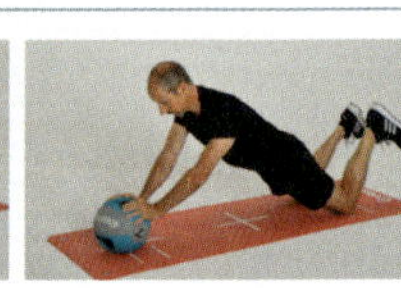

Runde 1	Runde 2	Runde 3	Runde 4
Übung A (15 Wdh.)	Übung A (15 Wdh.)	Übung A (15 Wdh.)	Übung A (15 Wdh.)
Übung B (15 Wdh.)	Übung B (15 Wdh.)	Übung B (15 Wdh.)	Übung B (15 Wdh.)
Übung C (15 Wdh.)	Übung C (15 Wdh.)	Übung C (15 Wdh.)	Übung C (15 Wdh.)
Übung D (15 Wdh.)	Übung D (15 Wdh.)	Übung D (15 Wdh.)	Übung D (15 Wdh.)
Übung E (15 Wdh.)	Übung E (15 Wdh.)	Übung E (15 Wdh.)	Übung E (15 Wdh.)

ONLY-RÜCKEN-WORKOUT	
A) Beckenheben, einbeinig (s. S. 150)	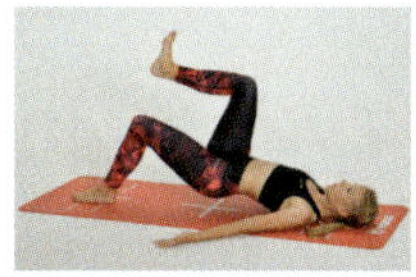
B) Flieger-Liegestütz (s. S. 185)	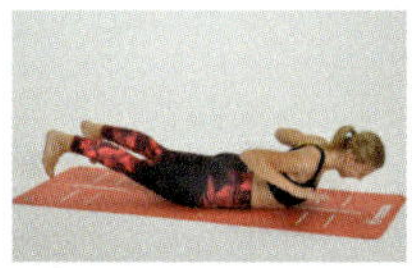 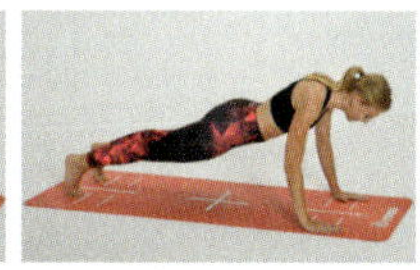
C) Lat-Rudern in Rückenlage (s. S. 137)	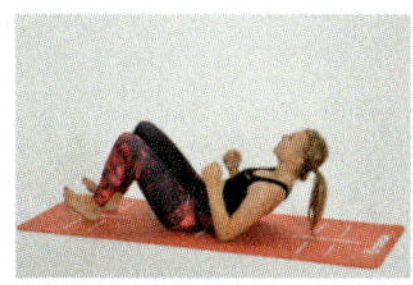
D) Skorpion, liegend (s. S. 220)	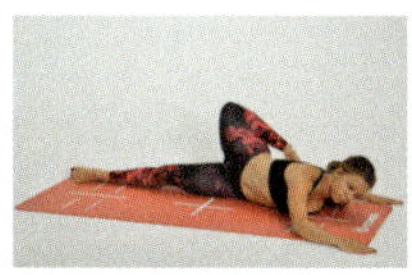 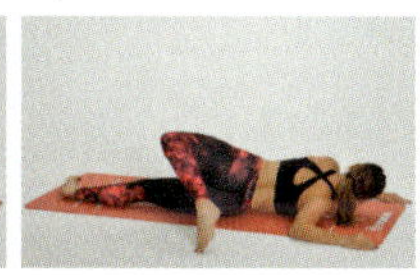
E) Schulterbrücke, einbeinig, plus Rotation (s. S. 218)	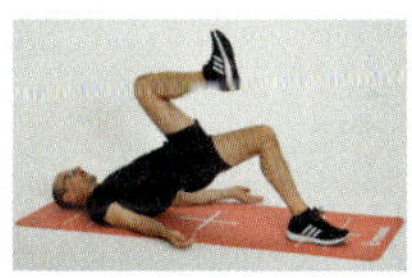 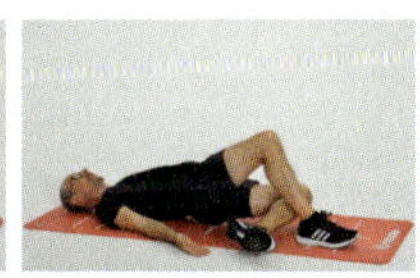

Runde 1	Runde 2	Runde 3	Runde 4
Übung A (15 Wdh.)	Übung A (15 Wdh.)	Übung A (15 Wdh.)	Übung A (15 Wdh.)
Übung B (15 Wdh.)	Übung B (15 Wdh.)	Übung B (15 Wdh.)	Übung B (15 Wdh.)
Übung C (15 Wdh.)	Übung C (15 Wdh.)	Übung C (15 Wdh.)	Übung C (15 Wdh.)
Übung D (15 Wdh.)	Übung D (15 Wdh.)	Übung D (15 Wdh.)	Übung D (15 Wdh.)
Übung E (15 Wdh.)	Übung E (15 Wdh.)	Übung E (15 Wdh.)	Übung E (15 Wdh.)

ONLY-BEINE-WORKOUT	
A) Ausfallschritt mit Einbeinrotation (s. S. 149)	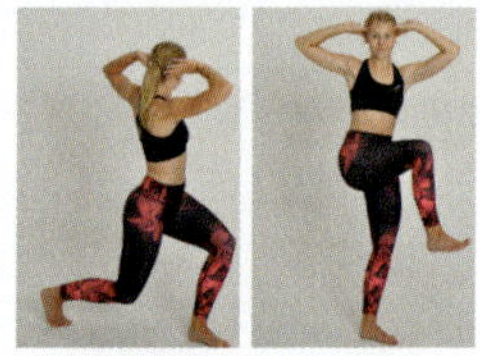
B) Hocksprung (s. S. 241)	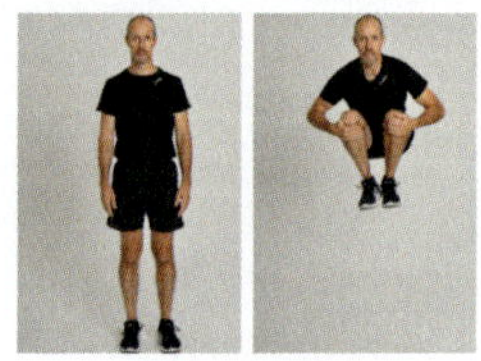
C) Teilkniebeuge (s. S. 170)	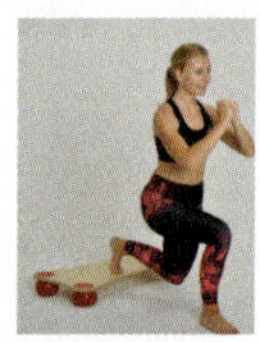
D) Sumo-Kniebeuge-Strecksprung (s. S. 250)	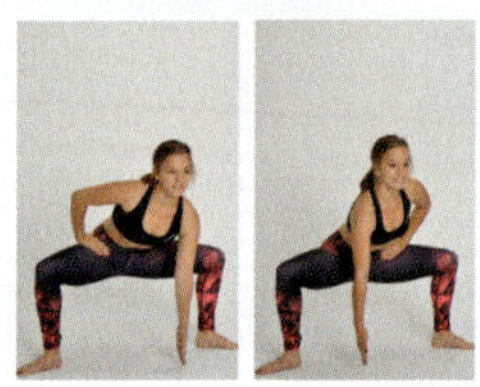
E) Taillenwippe (s. S. 198)	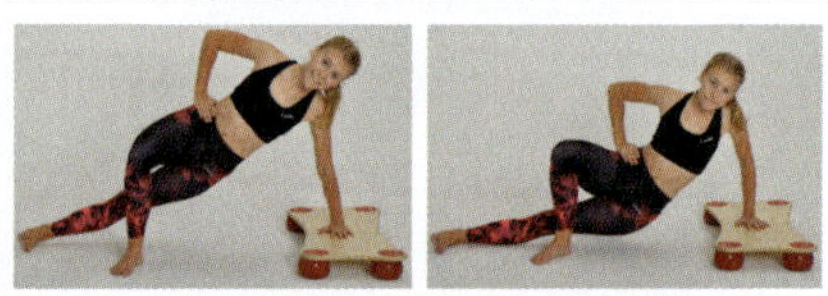

Runde 1	Runde 2	Runde 3	Runde 4
Übung A (15 Wdh.)	Übung A (15 Wdh.)	Übung A (15 Wdh.)	Übung A (15 Wdh.)
Übung B (15 Wdh.)	Übung B (15 Wdh.)	Übung B (15 Wdh.)	Übung B (15 Wdh.)
Übung C (15 Wdh.)	Übung C (15 Wdh.)	Übung C (15 Wdh.)	Übung C (15 Wdh.)
Übung D (15 Wdh.)	Übung D (15 Wdh.)	Übung D (15 Wdh.)	Übung D (15 Wdh.)
Übung E (15 Wdh.)	Übung E (15 Wdh.)	Übung E (15 Wdh.)	Übung E (15 Wdh.)

ONLY-CORE-WORKOUT	
A) Sumo-Armpower (s. S. 221)	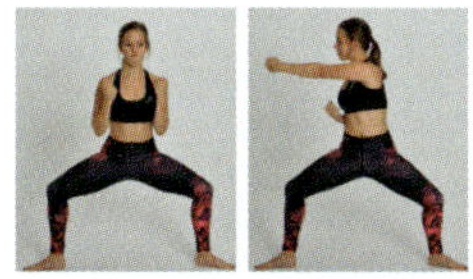
B) V-Sitz Flow (s. S. 238)	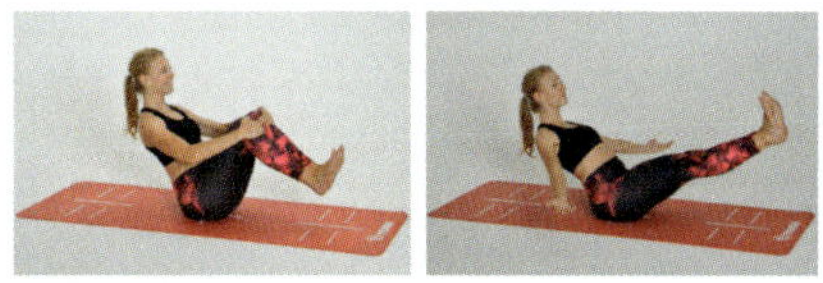
C) Rollendes Klappmesser (s. S. 197)	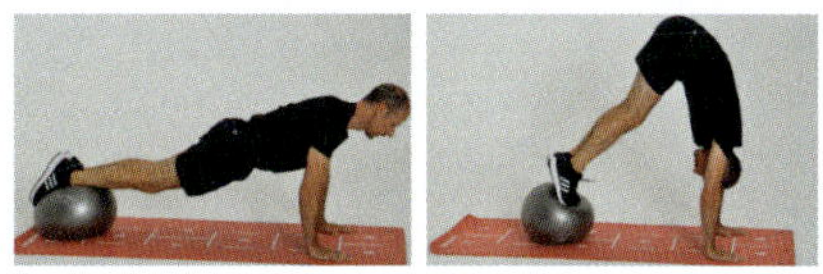
D) Plank mit Drehung (s. S. 215)	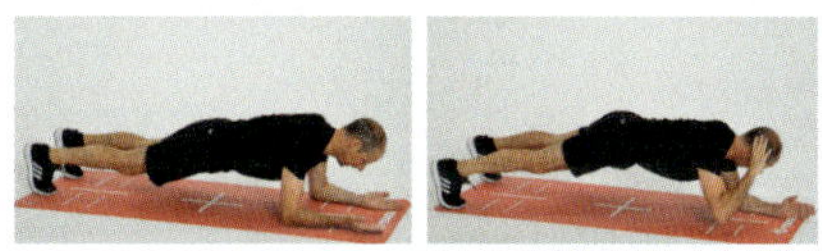
E) Core Pur im Einbeinstand (s. S. 181)	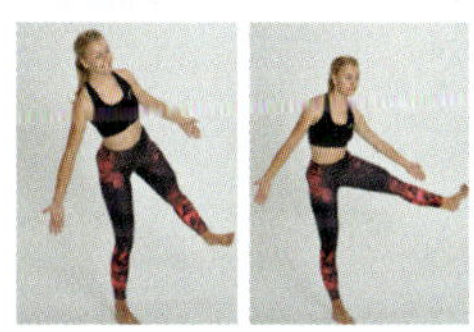

Runde 1	Runde 2	Runde 3	Runde 4
Übung A (15 Wdh.)	Übung A (15 Wdh.)	Übung A (15 Wdh.)	Übung A (15 Wdh.)
Übung B (15 Wdh.)	Übung B (15 Wdh.)	Übung B (15 Wdh.)	Übung B (15 Wdh.)
Übung C (15 Wdh.)	Übung C (15 Wdh.)	Übung C (15 Wdh.)	Übung C (15 Wdh.)
Übung D (15 Wdh.)	Übung D (15 Wdh.)	Übung D (15 Wdh.)	Übung D (15 Wdh.)
Übung E (15 Wdh.)	Übung E (15 Wdh.)	Übung E (15 Wdh.)	Übung E (15 Wdh.)

PYRAMIDEN-WORKOUT 1		
1)	40 Wdh.	**Kniebeuge, tief**
2)	15 Wdh. pro Seite	**Seitliche Kniebeuge**
3)	20 Wdh.	**Kastensprung**
4)	10 Wdh. pro Bein	**Einbeinige Kniebeuge**
5)	90 s	**Seilspringen**

PYRAMIDEN-WORKOUT 2		
1)	40 Wdh.	**Beckenlift**
2)	40 Wdh.	**Schwebesitz-Übergabe**
3)	15 Wdh. pro Seite	**Schulterstütz mit Rotation**
4)	30 Wdh.	**V-Sitz Flow**
5)	10 Wdh. pro Seite	**Einbeinige Brücke, erhöht**
6)	20 Wdh.	**Butterfly Sit-up**

PYRAMIDEN-WORKOUT 3		
1)	40 Wdh.	**Positiver Liegestütz**
2)	2 min	**Hampelmann**
3)	30 Wdh.	**Liegestütz, Diamant**
4)	2 min	**Hampelmann**
5)	20 Wdh.	**Skorpion-Liegestütz**
6)	2 min	**Hampelmann**
7)	10 Wdh.	**Liegestütz-Gleitzug**
8)	2 min	**Hampelmann**

ZIRKELTRAINING 1	
Acht Stationen mit zwei Runden bei einer Belastungszeit von 70 Sekunden und einer Pausenlänge von 30 Sekunden	
1)	**Armheber in der Bankstellung**
2)	**Bauchwippe**
3)	**Beinkraulen, liegend**
4)	**Brücke**
5)	**Dips**
6)	**Einarmiges Rudern im Einbeinstand**
7)	**Crunchrotation**
8)	**Lunge Front-Kick**

ZIRKELTRAINING 2	
Acht Stationen mit zwei Runden bei einer Belastungszeit von 45 Sekunden und einer Pausenlänge von 15 Sekunden	
1)	**Seitliche Kniebeuge**
2)	**Schiffchen**
3)	**Seitlicher Unterarmstütz plus Rotation**
4)	**Lat-Rudern**
5)	**Hüftdrehen im Liegestütz, erhöht**
6)	**Kniebeuge Plus**
7)	**Rudern, zur Brust vorgebeugt**
8)	**Scheibenwischer**

ANHANG

ANHANG

1 Glossar: Fachbegriffe Deutsch ↔ Englisch

A

Afrikanischer Tanz ↔ African Dance

Aufstehen aus der Rückenlage mit Kettlebell ↔ Turkish Get-up

Aufsteiger seitlich auf einen Kasten ↔ Side Step-up

Aufsteiger ↔ Step-up

Ausfallschritt (vorwärts/rückwärts) ↔ Lunge (forward/backward)

Ausfallschritt rückwärts mit Oberkörperrotation ↔ Lunge Backward with Upper Body Rotation

Ausfallschritt vorwärts mit Oberkörperrotation ↔ Lunge Forward with Upper Body Rotation

B

Ball-Liegestütz ↔ Medball Push-up

Ballwechsel-Liegestütz ↔ Medball Change Push-up

Beckenlift (beidbeinig) ↔ Supine Hip Extension

Beidbeiniges Hüpfen rechts/links ↔ Base Side-to-Side

Beinheben, liegend ↔ Lift a Leg Reclining

Bergsteiger mit Knie diagonal zum Ellbogen ↔ Cross Climber

Bergsteiger ↔ Mountain Climber

Bodenwurf im Stand (Medizinball) ↔ Ball Slam

Brückenzirkel (Vier-Punkt-Stabilisationsserie) ↔ Bridge Circuit

Burpee mit Medizinball ↔ Medball Burpee

D

Den Rumpf anheben (gerade, Twisted, total, Reverse) ↔ Crunch

Den Rumpf aufrichten ↔ Sit-up

E

Ein Tau schwingen ↔ Battlerope-Swing

Einbeinige Kastenkniebeuge ↔ Single Leg Box Squat (Box Squat)

Einbeinige Kniebeuge ↔ Pistols

Einbeiniger Beckenlift ↔ Single Supine Hip Extension

Einbeiniges Hüftstrecken ↔ Single Leg Good Morning

Einbeiniges Kreuzheben mit gestrecktem Bein ohne Gewicht ↔ Inverted Flyers

Einbeiniges Kreuzheben ↔ Single Leg Dead Lift

Einfacher Seilsprung vorwärts mit Doppeldurchschlag ↔ Easy – Double Under

Eins, zwei, stoppen ↔ Lateral Bound

Eisläufer ↔ Ice Skater

F

Fliegende Bewegung rückwärts ↔ Butterfly Reverse

Fußgelenksprung ↔ Ankle Jump

G

Ganzkörperbrücke ↔ Body Bridge

Gehen mit Gewicht ↔ Farmers Walk

H

Hampelmann ↔ **Jumping Jack**

Handlauf ↔ **Handwalk**

Hock-Sprung ↔ **Tuck Jump**

Hüftdrehen ↔ **Base Rotation (Twist)**

Hüftrolle ↔ **Hip Crossover**

Hürdensprung mit Stoppen ↔ **Hurdle Jump with Stopping**

I

In Bauchlage die Arme und Beine anheben ↔ **Superman**

K

Käfer ↔ **Crunch Variation**

Kastensprung seitlich ↔ **Side Box Jump**

Kastensprung ↔ **Box Jump**

Klappmesser ↔ **V-Sit-up**

Klappmesser-Liegestütz ↔ **Jackknife Push-up**

Klimmzug im Kammgriff ↔ **Pull-up comb handle**

Klimmzug im Ristgriff ↔ **Pull-up**

Kniebeuge in Schrittstellung ↔ **Split Squat**

Kniebeuge mit Gewicht vor der Brust ↔ **Front Squat**

Kniebeuge ohne Gewicht ↔ **Air Squat**

Kniebeuge über Kopf ↔ **Overhead Squat**

Knie-Liegestütz ↔ **Knee Push-up**

Kreisel mit Gewicht ↔ **Roundabout**

Kreuz-Ausfallschritt ↔ **Cross Lunge**

Kreuzheben ↔ **Deadlift**

L

Laufen ↔ **Running**

Lenkrad ↔ **Druck Driver**

Liegestütz mit Absprung ↔ **Push-up Jump**

Liegestütz mit Beinschub ↔ **Skorpion with Push-up**

Liegestütz ↔ **Push-up**

Liegestützgang ↔ **Push-up Walk**

Liegestütz-Hocke-Stand mit nach oben gestreckten Armen ↔ **Burpee Basic**

Liegestütz-Hocke-Strecksprung mit Lösen der Hände ↔ **Hand Release Burpee**

Liegestütz-Hocke-Strecksprung ↔ **Burpee**

Liegestützposition mit Beinschub ↔ **Skorpion**

Liegestützposition-Hocke-Stand mit nach oben gestreckten Armen ↔ **Burpee „Solo"**

Liegestützposition-Hocke-Strecksprung ↔ **Burpee „Solo"-Jump**

N

Nackendrücken mit einer Langhantel ↔ **Back Press**

Nackendrücken mit Kurzhantel ↔ **Back Press**

O

Oberkörperrotation im Schwebesitz ↔ **Russian Twist**

R

Raupe ↔ **Inchworm**

Reißen mit Kettlebell ↔ **Snatch**

Rudern ↔ **Renegade Row**

Rudern ↔ **Rowing**

Rumpf anheben mit Rotation ↔ Crunch with upper body rotation

Rumpfbeugen im Stand ↔ Good Morning

Rumpfstreckung in Bauchlage (Supermann) ↔ Superman (Back Extension)

S

Säge (Planke „dynamisch") ↔ Body Saw

Säge im Unterarmstütz ↔ Plank Saw

Scheibenwischer ↔ Windshield Wipers

Schulterbrücke ↔ Shoulder Bridge

Schwebesitz (V-Sitz) ↔ V-Seat

Schwingen mit Kettlebell ↔ Swing

Seemann-Liegestütz ↔ Sailor's Push-up

Seilspringen ↔ Rope Jump

Seit-Aufsteiger ↔ Step-up Laterally

Seit-Ausfallschritt ↔ Side Lunge

Seitlicher Unterarmstütz ↔ Side Plank

Seitlicher Unterarmstütz mit Armrotation ↔ Side Plank with Poor Rotation

Seitunterarmstütz mit Bein abheben ↔ Side Plank Lift-off Leg

Skatersprung ↔ siehe „Eisläufer"

Skorpion ↔ The Scorpion

Spinnensprung ↔ Spiderman

Sprinten ↔ Sprint

Sprung-Aufsteiger ↔ Jump Step-up/Reactive Jump Step-up

Sprung-Ausfallschritt ↔ Jump Lunge

Sprung-Kniebeuge ↔ Jump Squat

Strecker (Unterarmstütz rücklings) ↔ Strecker

Stützbeuge ↔ **Dips**

Sumo-Kniebeuge ↔ **Sumo-Squat**

T

Taucher ↔ **Diver**

Tauklettern ↔ **Rope Climb**

Teil-Kniebeuge ↔ **Bulgarien Split Squat**

T-Liegestütz ↔ **T-Push-up**

U

Überkreuzt Seilspringen vorwärts ↔ **Criss-Cross**

Umgekehrter Tisch ↔ **Reverse Table**

Umteramstütz ↔ **Plank**

V

Vierfüßlerstand (Bankstellung) ↔ **Quatro Stand**

Vorgeneigtes Schulterdrücken mit erhöhten Füßen (Klappmesser-Liegestütz) ↔ **Jackknife Push-up**

W

Wandklettern rückwärts ↔ **Wall Climb**

W-Ausfallschritt ↔ **W-Lunge**

Wechseln zwischen Liegestütz und Unterarmstütz ↔ **Change Push-up/Plank**

2 Literaturverzeichnis

- Albrecht, K. & Meyer, S. (2015). *Stretching und Beweglichkeit – Das neue Expertenhandbuch.* Stuttgart: Karl F. Haug Verlag.
- Albrecht, K. (2006). *Funktionelles Training mit dem großen Ball.* Stuttgart: Karl F. Haug Verlag.
- Berget, A. & Krohn-Hansen, L. (2014). *Schlingentraining – Das moderne Ganzkörpertraining 100 Übungen und 800 Variationen.* Aachen: Meyer & Meyer Verlag.
- Boyle, (2012). *Fortschritte im Functional Training – Neue Trainingstechniken für Trainer und Athleten.* München: riva Verlag.
- Boyle, M. (2012). *Functional Training.* München: riva Verlag.
- Bruscia, G. (2017). *Handbuch Functional Training.* Aachen: Meyer & Meyer Verlag.
- Burgerstein, U., Schurgast, H. & Zimmermann, M. (2012). *Handbuch Nährstoffe.* Stuttgart: Trias Verlag.
- Delp, C. (2015). *Medizinball Training.* München: riva Verlag.
- Die Säule – Rückengesundheit aktuell, Functional Training ISSN 1432 – „Functional Training – Ursprünge und Nutzen für die Rückenschule", Jan Grieshammer, 6043, 3/2013, Forum Gesunder Rücken – besser leben e.V., September 2013, Wiesbaden.
- Fastner, G. (2016). *Full Body Workout.* Aachen: Meyer & Meyer Verlag.
- Freiwald, J. & Greiwing, A. (2016) *Optimales Krafttraining: Sport – Rehabilitation – Prävention.* Balingen: Spitta Verlag.
- Freiwald, J. (2013). *Optimales Dehnen – Sport Prävention Rehabilitation.* Balingen: Spitta Verlag GmbH & Co KG.
- Froböse, I. (2016). *Das Muskel-Workout.* München: Gräfe und Unzer Verlag GmbH.
- GEOkompakt, Fitness SPORT Gesundheit, Tim Tadder „Was uns stark macht – Das beste Training für schnellen Muskelaufbau" (S. 36-43), Alexander Rigos „Das Wunder der Faszien – Warum Bindegewebe viel wichtiger ist als lange gedacht" (S.80-85), Verlag Gruner + Jahr, Hamburg, Ausgabe Nr. 46, 12. Februar 2016.

- GEOkompakt, Fitness Sport Gesundheit, Ralf Bernhorst „Die Kraft-Pakete“ (S.40-51), Verlag Gruner + Jahr, Hamburg, Ausgabe Nr. 34 / 2013
- Gießing, J. (2014). *HIT-Fitness.* München: riva Verlag.
- Krempel, O. (2001). *Balancetraining für einen Superbody.* München: Midena Verlag.
- Meier, H. (2007). *Medizinische Trainingstherapie in der Praxis – Methodik der MTT.* Nürnberg: AMS Verlag.
- Müller, S. (2014). *Betreuungshandbuch Stoffwechsel.* Ettlingen: Health and Beauty.
- Müller, S. (2016). *Richtig essen für die Faszien.* München: Südwest Verlag.
- Petrik, M. & Dannheimer, J. (2016). *Quäl Dich – Das Workout.* München: Gräfe und Unzer Verlag GmbH.
- Petrik, M. (2014). *CrossFit Powerworkouts.* München: BLV Buchverlag.
- Radclife, J. & Thies, H. (2014). *Functional Training für Einsteiger.* München: riva Verlag.
- Raschka, C. & Ruf, S. (2017). *Sport und Ernährung.* Stuttgart: Thieme Verlag.
- Rühl, J. & Binias, J. (2014). *4XF Outdoor FitCamp – Natur, Spaß und hartes Training.* Aachen: Meyer & Meyer Verlag.
- Rühl, J. & Laubach, V. (2015). *Funktionelles Zirkeltraining – Das moderne Sensomotoriktraining für alle.* Aachen: Meyer & Meyer Verlag.
- Rühl, J. (2016). *4XF Cross Training.* Aachen: Meyer & Meyer Verlag.
- Stengele, M. (2018). *Functional Faszien-Fitness.* Stuttgart: Neuer Sportverlag.
- Stern, Gesund leben – Das Magazin für Körper, Geist und Seele, Ingo Froboese „Bewegt Euch!“ (S. 16-18) Nr. 4/2012, Gruner- Jahr AG & Co KG, Hamburg
- Stübel, K. (2004). *Grundlagen der Trainingslehre, Trainingslehreskript (Teil 1).* GluckerSchule Stuttgart.
- Sukopp, T. (2014). *Das große Kettlebell-Trainingsbuch.* München: riva Verlag.
- Toigo, M. (2019). *Muskel Revolution – Konzepte und Rezepte zum Muskel- und Kraftaufbau.* Berlin: Springer Verlag GmbH.
- Weineck, J. (16. Auflage 2009). *Optimales Training – Leistungsphysiologische Trainingslehre unter besonderer Berücksichtigung des Kinder- und Jugendtrainings.* Balingen: Spitta Verlag GmbH & Co.KG

- Wirhed, R. (1997). *Sport-Anatomie und Bewegungslehre.* Stuttgart: F. K. Schattauer Verlagsgesellschaft mbH.
- World Health Organization. https://apps.who.int/iris/handle/10665/44203
- Zippel, C & Fischer, A. (2016). *Animal. Moves. Tierisch fit mit intensivem Ganzkörpertraining.* München: Gräfe und Unzer Verlag.
- http://www.tennis-weblog.de/grundlagen/aufschlag-weltrekorde/
- https://de.wikipedia.org/wiki/Funktionelles_Training
- https://www.personalwirtschaft.de/der-job-hr/arbeitswelt/artikel/immer-mehr-deutsche-arbeiten-im-buero.html
- https://www.zentrum-der-gesundheit.de

3 Bildnachweis

Coverfoto: Adobe Stock

Coverdesign: Annika Naas

Fotos Innenteil: Herb Allgaier – www.herballgaier.com und Gordon Koemel, Stuttgart www.ftgrf.de; Seite 91, 103: AdobeStock; S. 11: DTB-Akademie; S. 46 und 58 Grafik Superkompensation aus: Iwan, Sandmann & Treuholz (2019). Rugby - Athletiktraining, S. 376, Abb. 16.8, Aachen: Meyer & Meyer Verlag.

Sonstige Bilder und Illustrationen: Martin Stengele

Ausrüstung und Sport Equipment: Kübler Sport GmbH und TOGU GmbH

Bekleidung: Winshape GmbH

Lektorat: Katrin Thiele/Dr. Irmgard Jaeger

Innenlayout: Anja Elsen

Satz: www.satzstudio-hilger.de